Pediatric and Adolescent Andrology

儿童和青少年男科学

主　编　[意] 卡洛·福雷斯塔（Carlo Foresta）
　　　　达尼埃莱·詹弗里利（Daniele Gianfrilli）
主　译　谢远志　沙艳伟
副主译　周辉良　李　涛

U0301512

中国出版集团有限公司

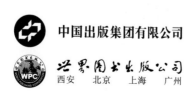

世界图书出版公司
西安　北京　上海　广州

图书在版编目（CIP）数据

儿童和青少年男科学 /（意）卡洛·福雷斯塔 (Carlo Foresta)，（意）达尼埃莱·詹弗里利 (Daniele Gianfrilli) 主编；谢远志，沙艳伟主译 . -- 西安：世界图书出版西安有限公司，2024. 10. --ISBN 978-7-5232-1340-7

Ⅰ. R726.97

中国国家版本馆 CIP 数据核字第 20244DT336 号

First published in English under the title
Pediatric and Adolescent Andrology, edition: 1
edited by Carlo Foresta and Daniele Gianfrilli
Copyright © Carlo Foresta and Daniele Gianfrilli, 2021
This edition has been translated and published under licence from
Springer Nature Switzerland AG.

书　　名	儿童和青少年男科学 ERTONG HE QINGSHAONIAN NANKEXUE	
主　　编	[意]卡洛·福雷斯塔（Carlo Foresta） [意]达尼埃莱·詹弗里利（Daniele Gianfrilli）	
主　　译	谢远志　沙艳伟	
责任编辑	岳姝婷	
装帧设计	新纪元文化传播	
出版发行	世界图书出版西安有限公司	
地　　址	西安市雁塔区曲江新区汇新路 355 号	
邮　　编	710061	
电　　话	029-87214941　029-87233647（市场营销部） 029-87234767（总编室）	
网　　址	http://www.wpcxa.com	
邮　　箱	xast@wpcxa.com	
经　　销	新华书店	
印　　刷	陕西金和印务有限公司	
开　　本	787mm×1092mm　　1/16	
印　　张	16.5	
字　　数	300 千字	
版次印次	2024 年 10 月第 1 版　2024 年 10 月第 1 次印刷	
版权登记	25-2024-176	
国际书号	ISBN 978-7-5232-1340-7	
定　　价	188.00 元	

医学投稿　xastyx@163.com　‖　029-87279745　029-87285296
☆如有印装错误，请寄回本公司更换☆

主 译

  谢远志（福建医科大学附属第二医院）

  沙艳伟（厦门大学附属妇女儿童医院 / 厦门市妇幼保健院）

副主译

  周辉良（福建医科大学附属第一医院）

  李 涛（福州大学附属省立医院）

译 者（按姓氏笔画排序）

  王 雄（烟台毓璜顶医院）

  王 锦（厦门大学公共卫生学院）

  王璟萱（武汉大学人民医院）

  王宇林（厦门医学院）

  尹太郎（武汉大学人民医院）

  朱宝平（厦门大学附属妇女儿童医院 / 厦门市妇幼保健院）

  刘 成（武汉大学人民医院）

  刘文生（昆明理工大学附属医院 / 云南省第一人民医院）

  刘红丽（厦门大学附属妇女儿童医院 / 厦门市妇幼保健院）

  江小华（中国科学技术大学附属第一医院）

  纪智勇（厦门大学附属第一医院）

  李 姝（厦门大学医学院）

  李 涛（福州大学附属省立医院）

  李 清（厦门大学附属妇女儿童医院 / 厦门市妇幼保健院）

  李友筑（厦门大学附属第一医院）

  李林林（厦门大学医学院）

吴进锋（福州大学附属省立医院）

辛美姣（厦门医学院）

杨晓玉（江苏省人民医院／南京医科大学第一附属医院）

杨慎敏（南京医科大学附属苏州医院／苏州市立医院）

何昊南（福建医科大学附属第一医院）

汪文荣（厦门大学附属妇女儿童医院／厦门市妇幼保健院）

沙艳伟（厦门大学附属妇女儿童医院／厦门市妇幼保健院）

张　艳（武汉大学人民医院）

张为茜（武汉大学人民医院）

陈　杰（烟台毓璜顶医院）

陈　珏（厦门大学附属妇女儿童医院／厦门市妇幼保健院）

陈　晶（厦门大学附属妇女儿童医院／厦门市妇幼保健院）

陈厚仰（江西省妇幼保健院）

陈清汾（福建省妇幼保健院）

林典梁（福建省妇幼保健院）

罗　韬（南昌大学）

周晓亚（武汉大学人民医院）

周辉良（福建医科大学附属第一医院）

赵妍秋（厦门大学医学院）

柯珣瑜（厦门大学附属妇女儿童医院／厦门市妇幼保健院）

洪志伟（福州大学附属省立医院）

袁宇峰（江西省儿童医院）

徐　波（厦门大学附属妇女儿童医院／厦门市妇幼保健院）

唐松喜（福建医科大学附属第一医院）

谢远志（福建医科大学附属第二医院）

谢琳娜（厦门大学公共卫生学院）

魏晓利（云南大学医学院）

据估计，约有 1/3 的男性受到生殖疾病和性功能障碍的影响，其发病率因年龄和国家而异。许多在成年期发生的男性疾病，有 50% 起源于 18 岁以前，有的甚至起自母亲妊娠期和新生儿期。

早期诊断和治疗男科疾病至关重要，特别是一些在儿童期就发生的疾病，如果未能及时发现，等到由成年内分泌学家或男科医生来处理时会更困难。儿童和青春期男性可能面对生殖和性问题，特别是隐睾、精索静脉曲张、性腺功能减退、睾丸萎缩、泌尿生殖系统先天性异常及感染性传播疾病。这类疾病的预防应及早开始——在儿童期，甚至在胎儿期。确定其发展过程中涉及的早期危险因素是极其重要的。男性的生殖系统在胎儿期、出生后直至青春期，都极易受到外界的伤害。青春期是儿童期和成年之间的重要过渡时期，涉及许多生理和心理变化。儿科医生和其他专业人员在预防和早期诊断男性生殖疾病方面发挥着关键作用，这具有重要的社会效益。事实上，向年轻患者的父母提供合理的预防知识，可以降低某些疾病的发病率。

尽管现代医学已取得了惊人的进步，但男性健康问题因许多历史和文化的原因，仍然没有得到很好的解决。在一些国家，男科疾病的预防和早期诊断一直被忽视，由于诊断时间延误而导致疾病的发病率和流行率增加，而如果及早诊断，这些疾病本来是很容易预防和治疗的。许多年轻人在他们的身体、性心理和情感发展过程中没有得到专业医生的正确随访指导，因此诊断往往延迟，导致预后恶化。

本书对儿童期和青春期的主要男科疾病进行了全面的概述，其中还包含男性生殖系统疾病的遗传学和生理学基本知识，主要的危险因素，以及诊断和临床管理的实用指导。我们希望为儿科医生、内分泌科医生、男科医生、泌尿科医生、成人性学家以及基础和临床科学家，提供一本治疗儿童和青少年男科疾病的重要参考书。

Carlo Foresta
Padova, Italy

Daniele Gianfrill
Roma, Italy

目 录
Contents

第 1 章　男性生殖系统发育过程中的遗传学基础与异常：诊断和临床管理　　/1

第 2 章　内分泌干扰物对男性性发育的影响　　/26

第 3 章　从遗传学到表观遗传学：男性生殖相关新见解　　/41

第 4 章　男性生殖道先天畸形的药物和手术治疗　　/56

第 5 章　青春期发育障碍：从低促性腺激素性性腺功能减退到

体质性青春期延迟　　/70

第 6 章　青春期发育障碍：性早熟　　/84

第 7 章　青少年精索静脉曲张的临床管理与治疗　　/101

第 8 章　高促性腺激素性性腺功能减退症的先天性病因：

无睾症和克兰费尔特综合征　　/112

第 9 章　获得性睾丸疾病　　/130

第 10 章　影响青春期的风险因素：环境、肥胖和生活方式　　/151

第 11 章　青少年性传播感染和危险性行为　　/179

第 12 章　青少年和青年性障碍　　/190

第 13 章　儿童和青少年睾丸肿瘤的诊断与治疗　　/205

第 14 章　性别焦虑：过渡时期的管理　　/230

第 15 章　青少年生育力保存　　/240

郑重声明

由于医学是不断更新拓展的领域，因此相关实践操作、治疗方法及药物都有可能会改变，希望读者审查书中提及的器械或药物制造商所提供的信息资料，以及相关手术及药物的适应证和禁忌证。本书不能替代基于卫生保健专业人员对患者的检查，以及考虑年龄、体重、性别、当前或以前的医疗状况、用药史、实验室数据及其他特殊因素的个体化评估。出版商不提供医疗建议或指导，这本书只是一个参考工具。作者、编辑、出版者或经销商不对书中的错误或疏漏及应用其中信息产生的任何后果负责，关于出版物的内容不作任何明确或暗示的保证。作者、编辑、出版者和经销商不就由本出版物所造成的人身或财产损害承担任何责任。

男性生殖系统发育过程中的遗传学基础与异常：诊断和临床管理

第 **1** 章

Csilla Krausz, Viktoria Rosta

1.1 男性性别决定和性别分化的生理学

人类有 46 条染色体，包括 22 对常染色体和 1 对性染色体。性染色体分为 X 或 Y 染色体，以明确哪种性别决定途径将被启动。通常，女性的染色体核型是 46，XX；男性是 46，XY。但也存在一些例外，如性染色体单体（45，X0 或 45，Y0）、性染色体多倍体（47，XXX，47，XYY 或 47，XXY）、易位、重排或其他的基因突变类型。

性别决定受不同基因的时空表达的调节，这些基因具有关键剂量效应。性腺发育是一个特别复杂的过程，包括由不同的基因进行调控整个发育过程中不同甚至相反的信号转导通路，调节各类细胞的增殖和凋亡，最终达到同步的发育轨迹。

性腺从胎儿时期开始发育，大约在妊娠第 4 周，胚胎开始分化形成原始的泌尿生殖嵴，同时包括两套不同的导管系统，分别是中肾（Wolffan）和副肾（Müllerian）导管系统（图 1.1）。它们由中胚层发展而来，并且在 1 周后被原始生殖细胞定殖。双潜能性腺形成过程中的基因分为两类：同源基因和转录因子。

C. Krausz (✉) · V. Rosta
Department of Experimental and Clinical Biomedical Sciences "Mario Serio", University of Florence, Florence, Italy
e-mail: csilla.krausz@unifi.it

©Springer Nature Switzerland AG 2021
C. Foresta, D. Gianfrilli (eds.), Pediatric and Adolescent Andrology, Trends in Andrology and Sexual Medicine, https://doi.org/10.1007/978-3-030-80015-4_1

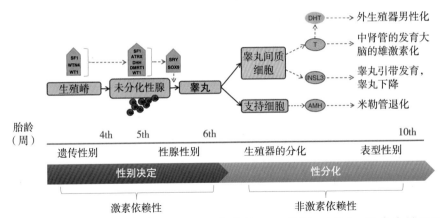

图 1.1　男性性发育过程示意图。DHT：双氢睾酮；T：睾酮；INSL3：胰岛素样因子 3；AMH：抗米勒管激素

虽然男性和女性基因的表达方式在性腺发育的未分化阶段是相同的，但是从妊娠第 41 天开始，基因的表达谱将在两性中发生根本变化。

事实上，Y 染色体上与 Y 染色体相关的性别决定基因（*SRY*）的存在与否将会决定双潜能性腺的命运，即变为睾丸或者卵巢。*SRY* 包含 1 个单外显子，保留了 79 个氨基酸结构域，与一种 DNA 结合结构域相似，即所谓的高迁移家族基团片段（HMG）。除 *SRY* 外，含 HMG 的蛋白质家族（SOX）还包含其他 20 个转录因子。

男性性腺发育的第一步与 *SRY* 基因的表达上调有关。发生上调的具体机制尚待阐明，但是已经有许多因素被确定为 SRY 表达的调控环节之一。其中，有些对 SRY 表达产生积极影响，有些对 SRY 表达产生负面影响。正向调控通路蛋白是 Wilms 肿瘤 1（WT1）蛋白，特别是其同工型 WT1（KTS+）蛋白，这个蛋白含有 3 个氨基酸，赖氨酸（Lys）- 苏氨酸（Thr）- 丝氨酸（Ser）（KTS）。该基因编码的转录因子参与细胞发育和细胞存活，也被认为是肿瘤抑制因子。WT1 在原始性腺中转录，随后在睾丸的支持细胞或卵巢的颗粒和上皮细胞中表达。WT1 表达早于 SRY，之后在相同的细胞系中表达。这种蛋白质具有几种亚型，其中一种在未分化的性腺中发挥作用，而另一种对于睾丸发育至关重要。这两个亚型是外显子 9 末端选择性剪接的结果，它们的区别主要在于 3 个氨基酸的合成（-KTS）或缺失（+KTS）。+KTS 亚型上调 SRY 的表达是通过与 SRY mRNA 结合来实现的，充当转录后的稳定剂。其他正向调控转录因子包括 GATA4 及其辅助因子 [被称为 GATA2 结合蛋白 4（FOG2）] 和 *MAP3K4* 基因，*MAP3K4* 是丝裂原活化蛋白激酶（MAPK）途径的成员。*MAP3K4* 途径调节 GATA4 的磷酸化，并允许其与 SRY 启动子结合，随后启动 *SRY* 基因表达。类固醇生成因子 1（SF-1，又称 NR5A1）被称为具有多种功能的关键基因，它是启动和维持男性性别决定和分化途径所需的几种基因表达的早期修饰因子。此外，它还参与下丘脑—垂体轴的调节。

在过去，女性性别决定被认为是在没有 *SRY* 的情况下的默认途径。一些证据证明了卵巢特异性基因及其表达途径的存在。这些基因（*WNT4*、*RSPO1*、*β-catenin*、*FOXL2*）也充当 SRY 表达的负向调节剂。

在 SRY 男性特异性基因级联表达和正向蛋白修饰的协同作用下，睾丸开始进入发育阶段。双潜能性腺中的 SRY 信号通过激活 SRY-Box 9（SOX9）充当前支持细胞分化和生精小管形成的启动剂。该基因是正常男性性腺发育的关键启动基因。SOX9 在女性和男性中均以低水平表达，其上调从支持细胞中的 SRY 表达开始。支持细胞对于睾丸的生理发育和随后的间质细胞分化至关重要，间质细胞是产生必需雄性激素睾丸激素的细胞。SRY 诱发的 SOX9 表达后，由于具有成纤维细胞生长因子 9（FGF9）的自动调节和正向基因调控路径，该蛋白保持了自身的表达，从而激活了由 PTGDS 编码的 FGF 受体 2（FGFR2）和前列腺素 D2（PGD2）。SOX9 直接抑制 *β-catenin*，并通过 FGF9 间接抑制另一个女性特异性基因 *WNT4*。果蝇和 Mab3- 相关转录因子 1（DMRT1）中的双性基因，是人类基因中激活 SOX9、SOX8 和 PTGSD 并抑制促卵巢形成基因的其他性别决定基因。SOX9 表达最重要的负调节剂之一是 X 染色体 1（DAX1，又称 NR0B1）基因上的核受体 DSSAHC 临界区。预计 SOX9 的调控有未知的基因和辅因子参与。

总之，在性别决定过程中，通过一系列相反的基因信号转导调控路径，女性和男性性别决定通路之间发生了复杂的内部作用。其中，最关键的拮抗作用是 SRY/SOX9/FGF9 和 WNT4/RSPO1/β-catenin 信号通路之间[1]。

性别决定之后是性别分化。此过程的特征是发育中的性腺分泌性类固醇激素，导致内部和外部生殖器的逐步分化。

分化的支持细胞产生抗米勒管激素（AMH），从而促使米勒管消退，而间质细胞产生的睾丸激素则诱导中肾管衍生物分化为附睾、输精管和精囊。此外，由于类固醇激素合成酶，睾丸激素被转化为双氢睾酮（DHT），这对于外生殖器的正常发育和男性化至关重要。多功能 NR5A1 刺激胰岛素样因子 3（INSL3）、母体人绒毛膜促性腺激素（hCG）及胎儿黄体生成素（LH）的表达。INSL3 参与睾丸在腹腔内的形成时期，而睾丸激素对于睾丸自腹腔下降至腹股沟这个发育时期是必需的。

1.2 男性性别决定和性别分化的病理生理学

根据 Lee 等人（2006，2016）的芝加哥共识声明，性发育障碍（DSD）被定义为先天性疾病，包括染色体、性腺或解剖学上性别的发育异常[2-3]。DSD 可能源于与性别决定或性别分化相关的信号转导通路存在缺陷，具有复杂的临床表型。

46，XY 和 46，XX 核型 DSD 患者的表型表现取决于疾病的病因，可能是女性男性化、两性化、正常男性发育。根据核型的不同，性腺发育障碍可能与睾丸表型为主的 DSD（T-DSD）、卵 – 睾共表型的 DSD（OT-DSD）及完全 / 部分性腺发育不全（GD）有关，或者是以其他罕见的综合征表型出现。在 46，XX 和 46，XY DSD 患者中都可以观察到与雄激素生物合成和作用相关的障碍，而米勒管永存综合征影响 46，XY DSD 患者。

1.3 性别决定相关基因突变的临床表现

1.3.1 46,XX T/OT-DSD

T/OT-DSD 的临床表型在很大程度上取决于疾病的病因。46，XX 男性性反转综合征是 De la Chapelle 等人[4]于 1964 年首次报道的一种罕见的临床异质性疾病，在男性新生儿中的发病率为 1∶20 000~ 1∶25 000[5]。大多数 46，XX T-DSD 的病例性别决定基因为 *SRY*+，85% 的病例具有完全分化的男性外生殖器和内生殖器。SRY 阴性的患儿存在外生殖器发育受限、男性化差和 OT-DSD。OT-DSD 的发病率约为 1∶100 000，根据阴茎形态的大小，这类儿童通常会被当成男孩来抚养。OT-DSD 的病理特征是在同一性腺中同时存在卵巢和睾丸组织，偶可见同一个体中存在不同的性腺。由于 OT-DSD 患者的卵巢部分功能通常是正常的，因此青春期可因卵泡生长和雌二醇产生而发生乳房发育。由于激素水平分泌不正常，46，XX DSD 患者的其他临床表型改变可包括小阴茎、尿道下裂、隐睾及男性乳房发育。由于缺乏 Y 染色体连锁的生长控制基因，身材矮小也是常见的临床表现（表 1.2）。同样地，无精子症伴高卵泡刺激素（FSH）血症也是其常见的临床表现。这是由于缺乏 Y 染色体连锁的 AZF 区，而 AZF 区是产生精子的必需基因编码区。根据睾丸间质细胞的分泌功能障碍情况，睾酮水平可以表现为降低或正常，但在大多数情况下，LH 是增高的。

参与男性性别决定通路的基因

Y 染色体性别决定基因（*SRY*）

在父源细胞减数分裂过程中，含有 *SRY* 基因的 Y 染色体片段易位到 X 染色体是导致绝大多数（约 90%）XX 核型临床表型男性化病例的遗传机制。46，XX 伴有 SRY+ 的男性化患者临床表现主要是身材矮小、男性乳房发育、外 / 内生殖器男性化、睾丸体积小等 [1]。

SRY 阴性同源基因（SOX）

SRY 阴性（SRY－）46，XX 男性性反转综合征可由导致睾丸分化的关键通路基因的常染色体基因突变 / 过表达引发。*SOX9* 基因片段重复引起的异位表达是导致本病病理表型最常见的机制。此外，*SOX3* 和 *SOX10* 在小鼠模型和人类 46，XX 男性性反转病例中也有罕见的基因片段重复的报道 [6]。2 个基因均与 *SOX9* 基因具有高度的同源性；因此，提出的致病机制都是基于它们的过表达，产生与 *SOX9* 基因相同的编码转录功能，导致睾丸发育的启动。这是极其罕见的遗传缺陷类型，具有广泛的表型谱。患者可表现为正常男性外 / 内生殖器或外生殖器性别表征不明显、假两性化，也可表现为 T/OT-DSD。

成纤维细胞生长因子 9

在 1 例 46，XX 核型 SRY 阴性的男性性反转患者中检测到了 *FGF9* 基因的大片段重复。这个基因参与男性性别决定通路，因此基因片段重复的剂量倍增效应解释了在 *SRY* 基因表达缺失的情况下观察到的男性化表型。患者的临床表型一般为男性化外生殖器伴尿道下裂和小睾丸 [7]。

参与女性性别决定通路的基因：R– 脊椎蛋白 1（*RSPO1*）和 Wnt 基因家族 4（*WNT4*）

女性性别决定相关通路的基因表达失活突变与一些特殊类型的 46，XX 性反转综合征相关。*RSPO1* 和 *WNT4* 基因突变会导致一系列人类罕见的常染色体隐性遗传病。除了性腺表型异常外，*RSPO1* 基因还与掌跖指皮肤角化过度（PPK）和鳞状细胞皮肤癌易感性相关，而 *WNT4* 基因与 SERKAL 综合征（性反转，肾脏、肾上腺和肺发育不全）相关 [8]。此外，在 1 例 46，XX DSD 女性患者中检测到了 *WNT4* 基因突变，临床表现为原发性闭经、米勒管结构缺失、单侧肾发育不全，生化检查的特点主要为高雄激素血症 [1]。

NR5A1 基因突变同时参与男性和女性性别决定通路

核受体亚家族 5A 组成员 1（NR5A1，又称 SF-1）

该基因的突变是 DSD 最常见的遗传原因之一 [9]。由于该基因片段内的突变可以使睾丸和卵巢的发育通路受阻，这些通路与各种性腺发育障碍有关，这取决于核型和其他的修饰基因表型（如其他的遗传变异）。46，XY 核型中 *NR5A1* 突变携带者个体的临床特征可从少精子症 / 无精子症到完全性性反转（OT-DSD）

等各种表型。虽然在刚出生时，患者表现出严重的男性外生殖器发育不良，但由于睾丸间质细胞的功能保守，他们中的大多数人在青春期仍会出现自发性的男性化发育过程。然而，少精子症表型的基因携带者存在迟发性睾酮生成缺乏和产精量进行性下降等潜在风险。出于这些原因，他们应该冷冻保存精子并定期进行内分泌检查随访。在更严重的表型中，约 24% 的病例由于滋养细胞中 AMH 生成受到干扰，米勒管残腔未退化消失。另一方面，在 46,XX 患者中，表型谱包括原发性卵巢功能不全（POI）和其他更加严重的类型，如 T-DSD 或 OT-DSD。外生殖器畸形是最常见的临床表现，包括从女性生殖器到小阴茎和阴囊处尿道下裂的广泛表型。在少数 OT-DSD 病例中，外部生殖器无法触及，只有子宫或发育不全的子宫组织存在。

1.3.2 46,XY 性腺发育不良 /OT-DSD

46，XY 患者中性腺发育受损是相关基因突变的结果，导致不同类型的性别决定基因的表达不足或过表达。它们可以引起一系列异质性疾病的病理变化，其特征是不同程度的性腺分化和形态结构异常，称为性腺发育不良（GD）。在 46，XY 完全型性腺发育不良（CGD，又称 Swyer 综合征或单纯性性腺发育不良）患者中，滋养细胞的形成和睾丸的分化过程中断，导致睾酮和 AMH 水平不足，从而使中肾管和内生殖器的发育过程受阻，并导致米勒管持续发育。因此，在这类患者可以看到正常的女性外生殖器、子宫和输卵管，但性腺组织被无功能的纤维组织所取代，称为条索状性腺。这些组织团块取代了睾丸组织，可以把它们看作是没有卵泡的卵巢间质组织。在部分型性腺发育不良（PGD）中，原始组织在一定程度上被保留。GD 可发生在单侧组织内或双侧性腺组织均发育不良。典型的临床表现为青春期延迟 / 不出现，缺乏第二性征，以及原发性闭经导致的不孕（表 1.1，图 1.2）。46，XY CGD 的发病率约为 1∶80 000，而 46，XY PGD 的发病率为 1∶20 000。根据其他潜在的基因缺陷风险，46，XY GD 患者也可能出现其他的病理变化和临床特征。只有 30%~40% 的病例能确定病因，这可能是因为 *SRY*、*MAP3K1*、*SOX9* 和其他的睾丸分化前相关基因缺陷及卵巢分化前相关基因的片段重复所造成的。

Y 染色体性别决定基因（*SRY*）

在 15%~20% 受影响的患者中，病因是 Y 染色体上 *SRY* 基因的突变 / 缺失。大多数 *SRY* 突变位于 HMG 区域，主要为新发突变。由于 *SRY* 基因是男性性别决定的启动器，该基因的突变 / 缺失导致患者发育出无功能的性腺，随后是睾丸激素的缺乏。最终的临床表型为女性化表型的完全型 GD。

表 1.1　46, XY 群体性别决定及类固醇激素分泌相关的基因破坏

	病理学	病理生理学	遗传学	外生殖器	内生殖器	可能相关的临床结果
性别决定	XY 女性综合征（完整型：Swyer 综合征）	性别决定改变	突变/缺失，导致 SRY、SOX 9、MAP3K1、NR1A（又称 SF1）、CBX2、DHH、WT-1、DMRT1、GATA4、FOG2、FGFR2、ATRX 表达不足；重复，导致 WNT4、RSPO、DAX1（又称 NR0B1）表达过量；未知遗传因素	46, XY：女性外生殖器	46, XY：正常子宫、输卵管，伴（完全/部分）性发育不全性腺（无功能性腺）	青春期延迟/缺失，第二性征缺乏/不足、乳房发育不足，性发育闭经（原质疏松症/骨质减少；性腺生殖细胞肿瘤的高风险；WT-1：肾母细胞瘤；DHH：多发性神经病综合征；SOX9：短指发育不良；WT-1：WAGR，Frasier 和 德尼斯－德拉什（Denys-Drash）综合征（DDS）；DMRT1：人类 9 p 单体综合征；GATA4 和 FOG2：先天性心脏缺陷；FGFR2：颅缝早闭；ATRX：ATR-X 综合征
性别分化	同质细胞发育不全	同质细胞分化破坏	LHCGR 的复合杂合或纯合突变	46, XY：完全：女性外生殖器，+/- 轻度阴蒂肥大或阴唇融合。部分：男性外生殖器 +/- 小阴茎，尿道下裂	46, XY：男性性腺，+/- 隐睾	完整形式：缺乏第二性征，乳房发育不足，不孕（原发性闭经）；部分形式：部分男性化，生育问题
	7-DHC-R 缺乏症（史－莱－奥综合征）	胆固醇合成中断	DHCR7 的复合杂合或纯合突变	46, XY：生殖器不明确，阴囊发育不全或双阴囊；小阴茎和尿道下裂/女性样外生殖器	46, XY：男性性腺，+/- 隐睾	胚胎死亡；先天性畸形（前脑无裂畸形，小头畸形，多指畸形，并指畸形）；典型的面部外观、心血管和胃肠道异常，肾发育不全，癫痫发作，智力迟钝，青春期正常，下丘脑－垂体－肾上腺（HPA）轴功能正常；病情较轻的病例生育能力未知

表 1.1（续）

病理学	病理生理学	遗传学	外生殖器	内生殖器	可能相关的临床结果
StAR 缺陷	胆固醇转移中断	STAR 复合杂合或纯合突变	46, XY: 女性或生殖器不明确伴盲阴道袋；轻度表型为小阴茎	46, XY: 小睾丸，+/- 隐睾	类脂 CAH，盐耗，低钠血症，低血容量，高钾血症，酸中毒，色素沉着过度，婴儿期死亡；青春期未发育；不育
P450scc 缺陷	胆固醇转化为双烯醇酮受损	CYP11A1 的杂合或纯合突变	46, XY: 女性生殖器或生殖器不明确，男性化不足	46, XY: 男性性腺，+/- 隐睾	重度早产；不伴 CAH 的早发性性腺上腺功能不全、完全性腺功能减退；轻度表型：不伴 CAH 的迟发性性腺上腺功能不全、轻度男性化
POR 缺陷	P450 酶活性受损	POR 的复合杂合或纯合突变	46, XY: 外生殖器不明确，男性化不足，尿道下裂，小阴茎	46, XY: 男性性腺，+/- 隐睾	CAH；皮质醇缺乏症；动脉高压；发育迟缓；高促性腺激素性性腺功能减退症，PCOS；生育能力未知安特利 - 比克斯勒（Antley Bixler）综合征；骨骼畸形；智力障碍
3β-HSD2 缺乏症	醛固酮、皮质醇和性激素分泌受损	HSD3B2 的复合杂合或纯合突变	46, XY: 生殖器不明确：小阴茎，会阴尿道下裂，双阴囊，盲阴道袋	46, XY: 男性生殖腺	CAH 或不伴盐耗，生育能力未知
P450c17 缺乏症（17α-羟化酶和 17, 20-裂解酶联合缺乏症）	干扰双烯醇酮向 17α-羟双烯醇酮和 DHEA 的转化	CYP17A1 的复合杂合或纯合突变	46, XY: 女性样或轻微男性化的外生殖器，盲阴道袋；假两性化表型的外生殖器	46, XY: 男性性腺发育不全，+/- 隐睾症	男性乳房发育症，腋毛 / 阴毛稀疏；不孕（原发性闭经）动脉高压；低钾血症
17, 20-lyase 缺乏症	睾酮生物合成中的酶缺陷	CYP17A1 的复合杂合或纯合突变	46, XY: 生殖器不明确伴小阴茎，会阴尿道下裂；青春期：男性化不良	46, XY: 男性性腺发育不全，+/- 隐睾症	男性乳房发育症；糖皮质激素和盐皮质激素分泌正常

表 1.1（续）

病理学	病理生理学	遗传学	外生殖器	内生殖器	可能相关的临床结果
17β-HSD3 缺乏症	雄烯二酮向睾酮转化受损	HSD17B3 的复合杂合或纯合突变	46, XY：完全或主要为女性外生殖器，盲阴道袋，+/- 双阴囊；青春期男性化	46, XY：男性性腺，+/- 隐睾	男性乳房发育症；社会性别改变；糖皮质激素和盐皮质激素正常产生，生育问题
5α-RD2 缺乏症	睾酮向双氢睾酮转化受损	SRD5A2 的复合杂合或纯合突变	46, XY：出生时：女性生殖器几乎正常/生殖器不明确 +/- 阴唇盲囊、双阴囊/男性生殖器发育不全 +/- 尿道下裂或孤立性小阴茎；青春期男性化	46, XY：男性性腺；+/- 前列腺发育不全；隐睾	青春期睾酮依赖性第二性征正常（社会性别改变），生育问题
雄激素不敏感综合征（AIS）：CAIS：莫里斯综合征；PAIS：赖芬斯坦综合征；MAIS：轻度雄激素不敏感综合征	雄激素不敏感	AR 突变（X 染色体连锁）	46, XY：CAIS：女性表型；PAIS：男性化不足的男性生殖器（小阴茎，重度尿道下裂，双阴囊）；MAIS：正常男性生殖器	46, XY：CAIS：隐睾丸；PAIS：+/-（双侧）隐睾；MAIS：主要为正常男性性腺	CAIS：腋毛/阴毛缺失；不孕症（原发性闭经）；PAIS：男性乳房发育；不孕症（无精子症）；MAIS：生育问题
米勒管永存综合征（PMDS）	AMH 合成或作用受损	AMH 或 AMHR2 的复合杂合或纯合突变	46, XY：正常男性外貌	46, XY：女性（子宫、输卵管、上阴道）和男性内部性腺；+/- 隐睾	生育问题

AMH：抗米勒管激素；AMHR2：抗米勒管激素受体 2 型基因；AR：雄激素受体；CAH：先天性肾上腺增生；CAIS：完全雄激素不敏感综合征；PAIS：部分雄激素不敏感综合征；MAIS：轻度雄激素不敏感综合征；PCOS：多囊卵巢综合征；POR：细胞色素 P450 氧化还原酶；P450scc：胆固醇侧链裂解酶；SRY：Y 染色体性别决定基因；StAR：类固醇生成急性调节蛋白；3β-HSD2：3β-羟基类固醇脱氢酶Ⅱ型；17β-HSD3：17β-羟基类固醇脱氢酶Ⅲ型；5α-RD2：5α-还原酶Ⅱ型；7-DHC-R：7-脱氢胆固醇还原酶；+/-：有或无

9

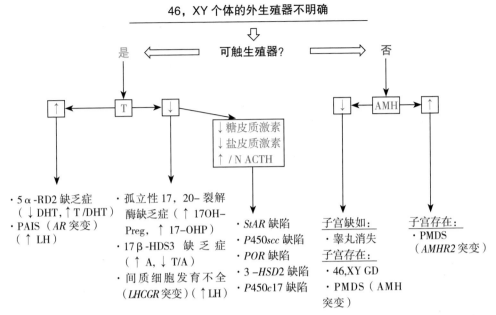

图 1.2　外生殖器性别表征不明显的 46,XY 核型个体的激素特征。AMH：抗米勒管激素；ACTH：肾上腺皮质激素；17OH-Preg：17- 羟基孕烯醇酮

丝裂原活化蛋白激酶 1 基因（*MAP3K1*）

在约 18% 的病例中，MAPK 通路的失调与性腺发育中断有关。*MAP3K1* 通路基因的有害突变可导致男性化通路相关基因的低表达，因为该基因在 SOX9/FGF9 和 WNT/β -catenin 信号传导之间起着重要的平衡作用。*MAP3K1* 通路基因突变携带者的临床表现为女性化表型 GD。

SRY 同源基因 9（*SOX9*）

如前所述，*SOX9* 基因在胚胎期还未开始出现性别分化的性腺中表达，并由 *SRY* 基因进行上调；由此可见，调控性腺分化基因的功能缺失突变是导致女性化性发育的主要原因。该基因也在睾丸以外的其他组织中表达，并参与其他组织器官分化形成过程（如软骨形成），这样就可以解释 *SOX9* 突变所出现的多系统畸形综合征样的临床表现。典型的病例中，可见短指发育不良畸形与该基因突变有关。该综合征的特征表现是典型的面部外观、严重的骨骼畸形及 46,XY GD 表型。

肾母细胞瘤 1 基因（*WT1*）

+KTS 基因亚型在睾丸的发育过程中具有一定的作用。多种综合征和疾病与 *WT1* 基因缺失 / 突变相关。该基因缺失可能导致一系列病理变化，称为 WAGR 综合征（肾母细胞瘤、无虹膜、泌尿生殖系统畸形和精神发育迟缓）。该基因的错义突变可导致 Denys-Drash 综合征，其临床特征为肾脏早期弥漫性系膜硬化（DMS）、肾母细胞瘤和男性假两性畸形（部分或完全 GD），核型为 46，XY。另一方面，9 号染色体外显子位点突变引起 +KTS 缺失，导致弗雷泽（Frasier）综合征，典型临床表现为伴完全 GD 的迟发性局灶性节段性肾小球硬化（FSGS），但无肾母细胞瘤。

其他参与 46，XY GD 致病的基因

其他在男性化性腺发育中具有重要作用的基因，如 DMRT1、DHH、CBX2、NR5A1（SF-1）、GATA4、FOG2、FGFR2 和 ATRX 的突变，很少报道。其中一些基因突变可引起严重的病理综合征。DMRT1 突变可导致人类 9p 单体综合征，其临床特征为不同程度的 46，XY GD 表型，精神发育迟缓和颅面部畸形。FGFR2 基因突变与 46，XY GD 表型和颅缝早闭相关。ATR-X 综合征，由于 ATRX 基因突变，与严重的精神发育迟缓、α 地中海贫血、特征性面部外观、骨骼畸形，以及肺部、胃肠道和泌尿生殖系统畸形有关。

此外，有一些文献报道了涉及女性性别决定通路的基因片段的重复，如 DAX1（NR0B1）、WNT4 和 RSPO1[10]。

1.4　性别分化相关基因突变的临床表现

与女性外生殖器的发育不需要胎儿卵巢激素的作用相反，男性外生殖器的分化需要睾酮及米勒管的衍生物 DHT 的作用。在胎儿睾丸间质细胞中通过 CYP11A1、CYP17A1、HSD3B2 和 HSD17B3 等多种酶的连续作用从原料胆固醇转化生成睾酮。此外，肾上腺也会产生雄激素。值得注意的是，一些蛋白质既参与了性别决定，也参与了性别分化，如 NR5A1（SF-1），而其他（如 HSD3B2、HSD17B3、SDR5A2）仅在性别分化过程中表达。

与雄激素产生过程中断相关的疾病可能源于睾丸或肾上腺中睾酮合成的任何环节，也可能源于外周组织（例如，生殖器官和皮肤、前列腺、毛囊、肝脏、大脑）中睾酮转化为双氢睾酮的缺陷。性别分化障碍表现出多样性的表型，具体的表型非常依赖于潜在的病因。临床常见表现为出生时外生殖器性别表征不明显，但在较轻表型中，只能看到外形较小的外生殖器，这导致 DSD 的诊断常被推迟到青春期，甚至成年期（表 1.1~ 表 1.3，图 1.2）。

1.4.1　雄激素合成障碍：雄激素水平降低

7- 脱氢胆固醇还原酶缺乏症（Smith-Lemli-Opitz 综合征，SLOS）

SLOS 是由于 DHCR7 基因的功能缺失突变导致的胆固醇先天合成缺陷，这

表 1.2 46, XX DSD 群体关于性别决定及类固醇激素分泌的基因被破坏

	病理学	病理生理学	遗传学	外生殖器	内生殖器	可能相关的临床结果
性别决定	XX 男性综合征 (SRY+)	性别决定改变	*SRY* 易位	46, XX: 男性外生殖器 (85%), 外生殖器不明确	46, XX: 男性生殖器	身材矮小、不育 (无精子症)
	XX 男性综合征 (SRY−)		重复, 引起以下基因过表达: *SOX9, SOX3, SOX10, FGF9*; 突变, 引起以下基因低表达: *RSPO1, WNT4, NR5A1 (SF1), WT-1*	46, XX: 生殖器不明确, 男性化不良, 小阴茎, 阴茎阴囊尿道下裂	46, XX: 睾丸/卵睾隐睾症	身材矮小、男性乳房发育、不育 (无精子症); *RSPO1*: 掌跖角化过度、鳞状细胞皮肤癌易感性; *WT-1*: 肾母细胞瘤综合征; *WNT4*: SERKAL综合征; *WT-1*: WAGR 综合征、德尼 - 德拉什综合征、弗雷泽综合征
性别分化	POR 缺陷	P450 酶活性受损	*POR* 的复合杂合或纯合突变	46, XX: 生殖器男性化或生殖器不明确, 阴蒂肥大, 阴唇融合	46, XX: 女性生殖器	CAH: 皮质醇缺乏症; 动脉高压; 发育迟缓; 多囊卵巢综合征; 生育能力不确定; 安特利 - 比克斯勒综合征; 智力障碍
	21-OH 缺陷	雄激素过多	*CYP21A2* 的复合杂合或纯合突变	46, XX: 完全男性化, 生殖器不明确, 轻微阴蒂肥大	46, XX: 女性生殖器	CAH: 发育迟缓; 低钠血症; 高钾血症; 酸中毒; 低血糖症; 性早熟; 多囊卵巢综合征; 痤疮; 身材矮小、毛发过度生长; 从正常到降低的生育力

表 1.2（续）

病理学	病理生理学	遗传学	外生殖器	内生殖器	可能相关的临床结果
11β-OH 缺陷	雄激素过多	*CYP11B1* 的复合杂合或纯合突变	46, XX: 完全男性化或生殖器不明确, 轻微阴蒂肥大	46, XX: 女性生殖器	CAH, 低肾素型高血压, 低钾血症, 身材矮小, 性早熟, 毛发过度生长, 多毛症; 痤疮; 多囊卵巢综合征, 从正常到降低的生育能力

CAH: 先天性肾上腺增生; POR: 细胞色素 P450 氧化还原酶; *SRY*: Y 染色体性别决定基因; 11β-OH: 11β-羟化酶; 21-OH: 21-羟化酶

主要是由于 7- 脱氢胆固醇还原酶缺乏，在体内不能将 7- 脱氢胆固醇（7DHC）转化为胆固醇。SLOS 的发病率为 1：20 000~1：40 000，在中欧和北欧最为常见。其临床表现多样且复杂，包括从早期胚胎致死到不同类型的畸形和出生后精神发育迟缓。通常，这些患者的临床表现为前脑无脑回畸形、小头畸形（80% 的病例），具有典型的面部外观，手或足后翻畸形，多指畸形，第二和第三趾并指畸形（95% 的病例），拇指近端短小，以及心血管和胃肠道畸形等。关于外生殖器发育的临床表现，在大多数患者（70%）中可观察到畸形的外生殖器，如小阴茎和尿道下裂[11]。

激素诊断：低血浆胆固醇和血浆 7- 脱氢胆固醇水平升高。

先天性类脂性肾上腺增生症 [类固醇快速调节蛋白（StAR）缺乏]

胆固醇通过线粒体膜转移合成孕烯醇酮的体内合成过程，是由类固醇快速调节（StAR）蛋白所介导的。StAR 磷蛋白可在肾上腺细胞和性腺细胞的线粒体中存在并发挥作用。编码 StAR 的基因突变导致先天性类脂性肾上腺增生症（类脂性 CAH），这是 CAH 中最严重的一种类型，是一种极其罕见的常染色体隐性遗传病，日本、韩国和巴勒斯坦的患病率较高。肾上腺皮质和性腺充满胆固醇和胆固醇酯，导致盐皮质激素、糖皮质激素和类固醇性激素缺乏。最严重的病理类型是肾上腺功能不全，表现为低渗性脱水、低钠血症、低血容量、高钾血症和酸中毒，容易危及生命。由于在宫内胚胎发育过程中产生的糖皮质激素缺乏，导致促肾上腺皮质激素（ACTH）水平升高，患儿在刚出生时可出现全身性色素沉着。就生殖器表型而言，在完全缺陷的情况下，46，XY 和 46，XX 患者均为女性化表型。临床上 46，XY 患者的睾丸主要表现为隐睾或无睾丸，由于 AMH 的存在，没有米勒管衍生物的产生。在部分缺陷和 46，XY 表型的情况下，可以看到外生殖器性别表征不明显的现象。

激素诊断：ACTH、肾素和促性腺激素水平升高，糖皮质激素、盐皮质激素和雄激素基础值低。在疾病的发展过程中，可以检测到部分类固醇的产生。

胆固醇侧链裂解酶（P450scc）缺乏

类固醇生物合成的下一步是通过 P450scc 酶将线粒体内胆固醇转化为孕烯醇酮。这种蛋白质被 *CYP11A1* 基因编码并且分布于生殖腺和肾上腺的线粒体中。*CYP11A1* 基因的复合杂合或纯合突变可导致 P450scc 酶的功能缺陷，其临床表型与 StAR 蛋白功能缺失突变（先天性肾上腺功能不全伴 46，XY DSD）患者相似。

激素诊断：ACTH、肾素和促性腺激素水平高，糖皮质激素、盐皮质激素和雄激素无法检测或水平较低。

细胞色素 P450 氧化还原酶（POR）缺乏

POR 是维持所有 P450 酶活性所必需的酶，如 P450c17、P450c21 和 P450aro，这些酶参与了类固醇生成的不同环节。*POR* 基因的纯合或复合杂合突变可导致一种罕见的 CAH 类型，这是由于 P450c17 酶和 P450c21 酶的联合缺乏和其所致类固醇代谢产物的累积。主要临床表现为一系列的病理综合征 [安特利 – 比克斯勒（Antley-Bixler）综合征] 或其他非综合征类型，主要临床特征为皮质醇缺乏、性类固醇合成受阻、DSD 和骨骼畸形。大多数 *POR* 缺乏症患者在出生时外生殖器性别表征不明显，这容易发生在两性化患者中。46，XX 患者的临床表现为外生殖器男性化、阴蒂增大、阴唇粘连；46，XY 核型患者的临床表现为外生殖器男性化不明显、尿道下裂、小阴茎。在某些情况下，会发生完全的性反转。DSD 患者的两性化表型可同时出现的这种不同寻常的现象揭示了人类雄激素合成的另一种途径，但这种合成途径仅存在于胎儿期，这也就解释了出生前雄激素过多和出生后雄激素缺乏的特异性临床现象 [12]。典型的特征性先天颅面及骨骼畸形的临床表现包括：面中部后缩畸形、颅缝早闭、手足畸形、大关节缝早闭等。较轻表型患者的盐皮质激素过多可能会导致高血压（表 1.1 和表 1.2）。

激素诊断：ACTH 血浆浓度正常或升高，皮质醇血浆浓度正常或降低。孕烯醇酮、孕酮、17– 羟基孕烯醇酮（17OH-Preg）和 17– 羟基孕酮值通常在基线和（或）ACTH 刺激后升高。雄激素血清浓度可能降低，对 ACTH 或 hCG 刺激无反应。

3β – 羟甾体脱氢酶Ⅱ型（3β-HSD2）缺乏症

3β-HSD 酶有两种亚型，二者约有 93% 的同源性。3β-HSD1 由 *HSD3B1* 基因编码，主要在胎盘和外周组织中表达；而 3β-HSD2 由 *HSD3B2* 基因编码，仅在肾上腺、卵巢和睾丸中表达。3β-HSD2 是合成类固醇性激素所必需的，其作用是将脱氢表雄酮（DHEA）转化为雄烯二酮，还可以合成盐皮质激素和糖皮质激素。*HSD3B2* 基因突变使酶活性降低，从而导致 CAH 出现严重的盐丢失，而 3β-HSD2 酶活性降低则症状较轻，导致 CAH 出现轻度或无失盐型表现。在46，XY 核型的个体中，由于雄激素合成受阻，会导致 DSD。46，XY DSD 患者的外生殖器发育畸形，特征为小阴茎、会阴部尿道下裂、阴囊双裂、盲肠阴道生殖膈残腔。在青春期，男性乳房发育也是一种常见的症状。

激素诊断：生化诊断的金标准是测量血清 17OH-Preg 基础值及 ACTH 激发后的血清值和 17OH-Preg/ 皮质醇比值。孕烯醇酮、17OH-Preg、DHEA 和硫酸脱氢表雄酮（DHEAS）的血清水平升高。

P450c17（联合 17α - 羟化酶和 17，20- 裂解酶）缺失

孕烯醇酮转化为 17α - 羟基孕烯醇酮和 DHEA 是由 P450c17 甾体生成酶催化的。它由 *CYP17* 基因编码，在肾上腺皮质和性腺的内质网中均有表达，并具有羟化和裂解酶的功能。*CYP*17 基因缺陷与联合 17α - 羟化酶和 17，20- 裂解酶缺陷有关。大多数 46，XY 核型中受影响的是女性化表型的患者，具有女性化或轻度男性化的外生殖器、盲肠阴道生殖膈残腔和隐睾。外生殖器性别表征不明显也与这种疾病有关。由于中肾管衍生物在生成过程中受阻，这些患者在青春期通常表现为男性乳房发育和腋毛 / 阴毛稀疏。通常，这些患者被认定为社会性别的女性，并因原发性闭经或乳房发育延迟来寻求治疗。高血压和低血钾是常见的临床表现。

激素诊断：通常，17- 脱氧类固醇皮质酮、去氧皮质酮和孕酮水平大幅升高，醛固酮、皮质醇、17- OH - 孕酮、雄激素和雌激素水平下降。过量产生的去氧皮质酮和皮质酮会导致高血压、肾素水平下降，醛固酮合成抑制。

单纯性 17，20- 裂解酶缺乏

CYP17 基因突变导致的 17，20- 裂解酶缺失可能会导致胎儿睾丸睾酮合成减少，而皮质醇生成无影响。46，XY 患者的临床表现有小阴茎、会阴部尿道下裂和隐睾。在青春期，男性乳房发育也可能发生。

激素诊断：血清 17- OH - 孕激素和 17-OH - 孕烯醇酮水平升高，雄烯二酮、DHEA 和睾酮水平低。

17β - 羟基甾体脱氢酶Ⅲ型（17β -HSD3）缺乏症

17β - 羟基甾体脱氢酶（17β -HSD）是作用于类固醇生成中一种重要的酶。17β -HSD 酶有 5 个同工酶。它们中的大多数参与雌激素平衡，如Ⅰ型在卵巢中表达，将雌二醇转化为雌二醇。Ⅲ型（17β -HSD3）是一个例外，因为它只在睾丸中表达，并催化雄烯二酮还原为睾酮。*HSD17B3* 基因纯合或复合杂合突变可引起 17β -HSD3 缺陷，也被称为 17β - 酮还原酶缺乏症，其特征是性激素产生受阻，而不影响糖皮质激素和盐皮质激素的分泌，是最常见的雄激素合成障碍病理类型。17β -HSD3 缺乏症的 46，XY 新生儿具有完整或部分完整的女性化外生殖器，并伴有盲肠阴道生殖膈残腔，睾丸通常位于腹股沟管或双阴囊内。尽管主要是女性化外生殖器，但也发现了男性化内生殖器，即附睾、输精管、精囊和射精管。最常见的情况是，受表型影响的男性患者被当作女性来抚养。在青春期，男性化发生，一些 17β -HSD3 缺乏的患者转为社会性别男性。睾丸的功能活性仍然可以保持正常，前提条件是尽早把它们放置在阴囊内。如果在未进行生化检查评估的情况下，受影响患者的表型在临床上几乎与其他病

因引起的 46，XY DSD 难以区分，如部分雄激素不敏感综合征（PAIS）或 5α- 还原酶Ⅱ型缺乏（这两种情况将在后文讨论）。

激素诊断：由于高水平的血清雄烯二酮和雌酮及低水平的睾酮，睾酮 / 雄烯二酮（T/A）和雌二醇 / 雌酮比值低。T/A 比值的临界值为 0.8。此外，hCG 检测被认为是一种有鉴别诊断价值的指标，显示比 T 增加 Δ4-A[13]。

1.4.2 雄激素生物合成障碍：雄激素增高血症

21- 羟化酶（21-OHD）缺乏

CYP21A2 基因编码 21- 羟化酶（P450c21 酶），该酶在醛固酮生物合成途径中将孕酮转化为去氧皮质酮，在皮质醇生物合成途径中将 17α- 羟孕酮转化为 11- 脱氧皮质醇。严重或完全型的 21- 羟化酶（21-OHD）缺乏症是最常见的 CAH 类型。21-OHD 有 3 种形式：①经典失盐型；②经典单纯男性化型；③非经典型。经典型在高加索女性新生儿人群中的发病率为 1 : 20 000~1 : 30 000。非经典型在高加索人群中更为常见，发病率约为 1 : 1000，在其他特定的种族群体中甚至更高，如希伯来德系犹太人（1 : 27）、西班牙人（1 : 53）或意大利人（1 : 300）[14]。重症的典型临床表现为低钠血症、高钾血症、高肾素血症和低血容量性休克。这些患者可以具有与核型相对应的表型，也可以表现为性别表征不明显的外生殖器或 DSD。在 46，XX 患者中，过多的肾上腺雄激素产生可能导致从轻微阴蒂肿大到外生殖器完全男性化的各类临床表型。在大多数严重男性化的女性患者当中，社会性别经常被错误地认为是男性。大多数 46，XY 21-OHD 新生儿在出生时外生殖器外观正常，没有任何临床症状可反映其疾病特点。在之后的生活中，这些患者可能会出现身材矮小、性早熟、多毛、痤疮和生育能力下降。非经典型男性患者的临床表现为胡须生长早、阴茎增大、睾丸小（表 1.2）。

激素诊断：17- OH - 孕酮增高，这是该类型的特征性病理生化标志，通过唯一体内生物合成途径转化为强效雄激素，如睾酮和双氢睾酮。此外，高雄激素血症是由于 CYP17A1 将累积的 17-OH- 孕烯醇酮迅速转化为 DHEA 所引起的。

11β- 羟化酶缺乏

CYP11B1 基因经编码转录合成 11β- 羟化酶，该酶存在于肾上腺中，将去氧皮质酮转化为皮质酮，将 11- 脱氧皮质醇转化为皮质醇。CYP11B1 基因突变导致 CAH 患者缺乏 11β- 羟化酶。本类型疾病的发病率为 1 : 100 000~1 : 200 000，生活在以色列的摩洛哥犹太人中更常见，发病率为 1 : 5000~1 : 7000。在所有 CAH 病例中，5%~8% 是由 11β-OHD 所引起的[14]。11β-OHD 的临床表现与 21-OHD 高度相似，但常伴有高血压。雄激素的过量产生导致非典型的性别分化，尤其是在女性。在严重的表型中，46，XX 新生儿可明显男性化，生殖器性别表征不明显，但女性内部性腺发育正常。46，XY 胎儿通常表现出正常的性发育，有些患者会出现肢端肥大症和性早熟（表 1.2）。

激素诊断：ACTH、11- 脱氧皮质醇、11- 去氧皮质酮、脱氢表雄酮二酮和睾酮水平高。

1.4.3 睾酮代谢紊乱

5α- 还原酶Ⅱ型（5α-RD2）缺乏

睾酮由 5α- 还原酶催化转化为 DHT，它有两个同工酶。同工酶 1 由 *SRD5A1* 基因编码，在胚胎组织中低水平表达，但它在出生后和发育期在大脑、肝脏和不可再生的皮肤组织中表达。同工酶 1 的具体作用机制至今仍未完全阐明。由 *SRD5A2* 基因编码的同工酶 2 主要在外生殖器组织和前列腺中表达。双氢睾酮是前列腺、阴茎和阴囊发育所必需的。*SRD5A2* 基因的纯合或复合杂合功能缺失突变导致 5α- 还原酶Ⅱ型（5α-RD2）缺乏，这是一种罕见的常染色体隐性遗传病，与 46，XY DSD 相关。5α-RD2 缺乏的患者在出生时可能具有性别表征不明显的外生殖器，但也可能具有明显的正常女性外生殖器表型或畸形的男性外生殖器表型。在表型为女性化外生殖器的情况下，观察到正常的男性内生殖结构，常伴有前列腺发育不全和隐睾。在以男性化外生殖器为主要表型的患者中，也有尿道下裂或单纯性小阴茎。在青春期，患者表现出没有乳房发育的男性化，并出现将性别认同从女性转变为男性的思想变化。在未进行性别分配前或者未进行任何手术干预前，在婴儿期通过生物化学检查和分子检测做出正确的诊断是至关重要的，因为这些患者应该被认为是男性。

激素诊断：儿童 DHT 血清水平低，hCG 激发试验后睾酮/DHT 比值升高[13]。青春期男孩或青年男性，基础激素评估显示血清睾酮水平正常或升高、DHT 水平低、睾酮/DHT 比值正常或升高。

1.4.4 雄激素功能障碍

雄激素不敏感综合征（AIS）：莫里斯（Morris）综合征和赖芬斯坦综合征

X 染色体相连的雄激素受体基因（AR）的突变与不同类型的雄激素不敏感有关。显然，男性化表型只能在某种类型疾病发生发展的过程中才能看到，临床表现的差异较大，可以从男性化不明显到正常的男性外生殖器各种类型均存在，但一般都会出现少精子症。AIS 的患病率取决于雄激素不敏感是完全型（CAIS）、部分型（PAIS）还是轻型（MAIS）。在 46，XY 患者中，CAIS 的患病率为 2/100 000~5/100 000。CAIS（又称莫里斯综合征）与女性化表型相关。由于雄激素敏感性下降不能发挥生物作用，这些患者可能出现雌激素依赖的第二性征，但没有阴毛和腋毛的生长。子宫、子宫颈和阴道近端由于滋养细胞在胎儿期产生的 AMH 的作用而缺失。PAIS 和 CAIS 的表现接近。在 PAIS（又称赖芬斯坦综合征）中，典型的表型是小阴茎伴严重的尿道下裂、阴囊双裂和隐睾。在 MAIS 中，常见的临床症状是不育，没有其他相关的内外生殖器异常。

激素诊断：观察到典型的激素抵抗症状，即血清睾酮值在青春期男孩或成年男性的正常范围内或以上，LH 水平过高。FSH 和抑制素 B 水平通常在正常范围内。雄激素敏感指数高（血清睾酮水平与血清 LH 水平的乘积；例如，在相对较高的睾酮水平下的高 LH 水平可能表明轻度抵抗）。

1.4.5　睾丸间质细胞分化中断

睾丸间质细胞分化不良

睾丸间充质细胞中的间质细胞分化对于这种细胞类型的睾酮合成至关重要。有几个基因参与了胎儿睾丸间质细胞的发育，其中包括沙漠刺猬因子基因（DHH）和 NR5A1（SF-1）基因。DHH 由滋养细胞产生，并通过旁分泌信号机制在原始性腺中分化出胎儿睾丸间质细胞（FLC）谱系。NR5A1 在睾丸间质细胞中表达，基于小鼠模型研究，DHH 和 NR5A1 的共同表达是睾丸间质细胞发育和成熟的睾丸间质细胞替代胎儿间质细胞（FLC）的生理过程中所必需的。NR5A1 是激素生物合成所必需的蛋白质。睾丸间质细胞在胎儿期和出生后都会受到 hCG 和 LH 的刺激。这两种激素都通过结合和激活位于细胞膜上的共同受体（LHCGR）发挥作用。由于睾丸间质细胞发育不全，LHCGR 基因的几个不同突变类型也与 46，XY DSD 表型有关。

这是一种罕见的疾病，患病率未知。睾丸间质细胞发育不全患者的典型临床表现是因睾酮分泌不足或减少而导致的宫内胎儿期和青春期男性化不足。在临床症状典型的患者当中，表型是正常的女性外生殖器，所以导致性别分配被认为是女性，尽管患者的核型是 46，XY。另一方面，临床表现不完全的患者有广泛的表型谱。最常见的是，男性外生殖器可见小阴茎和（或）尿道下裂。此外，隐睾也可能发生。在青春期，这些患者经历部分男性化，睾丸体积基本正常。

激素诊断：血清睾酮水平的测定可通过 hCG 刺激试验进行评估。这些患者在青春期前对 hCG 试验的睾酮反应低于正常水平，而在青春期期间和之后，所有睾丸雄激素的缺失 / 合成受阻增加。激素评估显示血清促性腺激素水平升高，LH 明显高于 FSH 水平。

1.4.6 米勒管永存综合征 (PMDS)

编码 AMH 的基因或者编码其受体（AMHR-Ⅱ）的相关基因的突变会导致 AMH 水平下降或作用受损，导致米勒管退化失败。米勒管永存综合征（PMDS）是一种极其罕见的疾病，全球约有 150 例记录的病例。PMDS 也被称为子宫腹股沟疝，因为它经常在疝修补术或睾丸固定术（一种手术干预，将隐睾放入阴囊内）中被意外诊断出来。46, XY 患者具有男性外生殖器和性腺（通常是隐睾），女性内生殖器（子宫、输卵管和内阴道）。PMDS 是一种存在解剖学变异的复杂疾病，根据睾丸和子宫的位置，分为 3 种主要表型。在女性化型（60%~70% 的患者）中，睾丸和附睾连接到腹部的输卵管，与卵巢应该出现的位置类似。在腹股沟子宫疝型（20%~30% 的患者）中，有一个睾丸可能位于疝囊或阴囊内，而另一个位于腹腔内。睾丸横向异位（TTE）是指两个睾丸与子宫和输卵管位于同一疝囊内的情况，发生率约为 10%。

激素诊断：显示相应的睾丸功能衰竭的表现——高 FSH 血症和低睾酮水平。AMH 突变导致 AMH 水平下降。另一方面，在 AMH 受体突变的情况下，AMH 水平较高。hCG 刺激试验有睾丸激素反应（表 1.3）。

表 1.3 DSD 中不同病因的激素参数

FSH	LH	T	其他生化指标 / 激素特点	诊断
↑	↑	↓	↓ AMH	XY 性腺发育不全 /OT-DSD（性别决定受损）
↑	↑ /N	↓ /N	–	XX 睾丸 /OT-DSD（性别决定受损）
N	N/ ↑	↓	↑ ACTH ↓糖皮质激素	↓ 胆固醇，↑ 7- 脱氢胆固醇，↓ 盐皮质激素	7-DHC-R 缺乏症[a]（史 – 莱 – 奥综合征）
↑	↑	↓		↓ 盐皮质激素，↑ 肾素	StAR 缺乏症[a]
↑	↑	↓		↓ 盐皮质激素，↑ 肾素	P450scc 缺乏症[a]
↑	↑	↓		↑ 孕烯醇酮，↑ 孕酮，↑ 17- 羟基孕（甾）烯醇酮，↑ 17- 羟基孕酮	POR 缺乏症[a]
↑	↑	↓ /N		↑孕烯醇酮，↑ 17- 羟基孕（甾）烯醇酮，↑ DHEA，↑ 硫酸脱氢表雄酮	3β -HSD2 缺乏症[a]
↑	↑	↓		↑肾素腺酮，↑ 17- 脱氢类固醇 – 皮质醇，↑ 孕酮，↓ 17- 羟基孕酮，↓肾素	P450c17 缺乏症[a]（结合 17α - 羟化酶和 17, 20- 裂解酶缺乏症）

表 1.3（续）

FSH	LH	T	其他生化指标 / 激素特点	诊断
↑ /N	↓	↑	17 – 羟基孕（甾）烯醇酮，↑ 17 – 羟基孕酮，↓ 盐皮质激素，↑ DHEA	21–OH 缺乏症 [a]
↑ /N	↓	↑	↑ 11 脱氧皮质醇和 11 去氧皮质酮，↑ DHEA	11β–OH 缺乏症 [a]
↑	↑	↓	↑ 17 – 羟基孕（甾）烯醇酮，↑ 17 – 羟基孕酮，↓ 盐皮质激素，↓ DHEA	单 17,20– 裂解酶缺乏症
↑	↑	↓	↑ 雄（甾）烯二酮，↑ 雌激素酮；↓ 雄（甾）烯三酮 / 雄（甾）烯二酮	17β–HSD3 缺乏症
N	↓ /N	↑ /N	↓ DHT；↓ T/DHT	5α–RD2 缺乏症
↑ /N	↑	↑ /N	–	雄激素不敏感综合征
↑	↑↑	↓ /N	–	间质细胞发育不全
↑	↑	↓	AMH 突变：↓ AMH；AMHR2 突变：↑ AMH	米勒管永存综合征（PMDS）

ACTH：促肾上腺皮质激素；AMH：抗米勒管激素；AMHR2：抗米勒管激素受体 2 基因；DHEA：脱氢表雄酮；DHT：双氢睾酮；FSH：卵泡刺激素；LH：黄体生成素；N：正常；POR：细胞色素 P450 氧化还原酶；P450scc：胆固醇侧链裂解酶；StAR：类固醇生成急性调节蛋白；T：睾酮；3β–HSD2：3β–羟基类固醇脱氢酶 II 型；5α–RD2：5α–还原酶 II 型；7–DHC–R：7–脱氢胆固醇还原酶；11β–OH：11β–羟化酶；17β–HSD3：17 β–羟基类固醇脱氢酶 III 型；17OH–Preg：17–羟基孕（甾）烯醇酮；17–OH–Progesterone：17–羟基孕酮；21–OH：21–羟化酶。

a：根据酶缺陷的严重程度，促肾上腺皮质激素、糖皮质激素和盐皮质激素可能正常

1.5　DSD 患者的诊断和临床管理

DSD 是一种罕见的内分泌疾病，每个病因类别的患者数量都很少。这种特点加上高度异质的表型意味着诊断非常复杂，需要特殊的专业知识。这种疾病的诊断需要全面的体格检查，评估生殖器、生化指标和遗传分析，以及影像学研究。在某些情况下，还需要手术探查（如腹腔镜、性腺活检）以确认。生化评估对潜在病理变化的发现有很高的特异性，为了选择合适的激素治疗，这些过程都是必不可少的。如果可能的话，建议使用色谱法和质谱法进行精确的

类固醇激素测定。由于这些方法尚未广泛使用，实验室之间的数值参考范围的标准化也是一个问题。理想的诊断评估应该包括遗传分析，因为遗传缺陷的识别意味着可以提供更加个体化的护理方法。在 46，XX 男性患者中，大多数做出了遗传诊断，而在 46，XY DSD 患者中，约 70% 的病例中潜在的遗传原因仍然未知。这些患者多有其他的合并症，恶性肿瘤发生率增高，建议定期随访。

诊断检测的结果需要经过多学科小组讨论，以便为每一例患者提供一种整体的治疗方案。需要内分泌科医生、泌尿科医生、妇科医生、男科医生、临床遗传学家、心理学家、护士及社会工作者的严密协作，以更好地对疾病进行管理。

一般临床方法的要点

治疗方案：绝大多数病例的性腺功能均受损。因此，性激素治疗对于青春期诱导和全生命周期中的激素替代治疗（HRT）是必要的。HRT 有助于增强社会性别认同，诱导或增强第二性征，以及增加总体幸福感，减少后期心血管和骨骼合并症（骨质减少 / 骨质疏松症）的发生。更重要的是，性别认同和性取向似乎都是在胎儿发育期间开始决定的，同时受发育中的性腺产生的性激素的影响。这在 5α-RD2 和 17β-HSD3 缺乏症等疾病亚型中尤为明显，在这些疾病中，男性化发生在青春期（如果性腺在童年时期没有被切除），随之而来的是女性向男性的社会性别转变。这些患者在胎儿期暴露在正常睾丸激素水平下，导致大脑男性化。因此，如果分配为女性性别，很可能会导致与性别认同不符的焦虑和痛苦[16-17]。因此，尽早诊断这种遗传缺陷是非常重要的，可以避免切除睾丸，并将这些个体按男孩抚养[18]。

HRT 取决于患者的社会性别，选择性使用雌激素或睾酮替代治疗。青春期诱导通常应在女孩 10~12 岁和男孩 11~13 岁时进行，标准治疗方案应刺激出生理青春期。在患者性别认同为女性且没有子宫的情况下，激素替代从低剂量雌激素开始（如口服 0.07~0.15 mg/d），该剂量应在 2~3 年内的治疗中每 6 个月逐渐增加 1 次。维持剂量：0.625 mg/d 的合成雌激素，与另外的孕酮替代（如 50 mg/d，从每月的第 1 天到第 12 天）诱导出月经。没有子宫的患者不需要孕激素治疗。低剂量经皮雌激素治疗也是激素替代疗法的可行选择。抗雄激素被用作雌激素的辅助诱导治疗方案，特别是在减少男性性特征和抑制睾丸激素到女性水平的过程中使用[10]。

对于男性患者，可选择肌肉注射睾酮酯、口服十一酸睾酮和皮下注射制剂。初始剂量为每个月 25~50 mg，而成人期维持剂量为每 2~4 周 150~250 mg

或每 3 个月 1000 mg[10]。小阴茎通过使用大剂量睾酮治疗（如丙酸睾酮注射液每周 500 mg）。治疗 6 个月后阴茎长度可获得最大增加程度。激素治疗用于与性早熟相关的 DSD 的青春期抑制。

CAH 患者需要终身使用糖皮质激素，通常还需要额外的盐皮质激素替代治疗。在 SLOS 的情况下，主要的治疗方法侧重于补充胆固醇，以增加胆固醇的产生和（或）积聚，并减少潜在胆固醇前体的毒性积累。广泛接受的膳食胆固醇补充剂形式是蛋黄和（或）结晶或粉末形式的胆固醇悬浮液。

性别分配与心理治疗：性别分配是 DSD 管理中一个困难而关键的决定。这个过程应该由有经验的团队在权威机构内进行管理。除此以外，他们应考虑到文化、宗教因素对受影响患者的成年生活的影响（例如，性别焦虑，高难度、复杂的外科手术干预，对生殖器外观的不满）。目前的性别分配标准基于成人的性心理结果、生育潜力及可用的激素和手术选择[17]。

手术治疗方案：其目的是修复、矫正性器官的畸形，去除不适合患者社会性别的内部结构，并构建一个正常的、适合的外生殖器。目前越来越倾向于推迟手术，直到患者个人能够参与性别分配决策。如果需要在早期进行手术，应避免导致性腺残缺不全和不可逆的情况发生。根据患者的性别倾向，手术包括阴茎成形术、阴囊成形术、阴道假腔切除术、近端 / 远端尿道成形术、睾丸固定术、阴道成形术、米勒管残余腔切除及乳房手术。除 AIS 患者外，所有异位男性性腺发生恶性肿瘤的风险都增加，需要将其移至腹部外、腹股沟，最好是阴囊位置，以便通过自我检查和影像学检查进行监测。如果重新定位失败，应考虑手术切除性腺。在 46，XY GD 患者中，条索状性腺更容易癌变；因此，通常在诊断后立即手术切除[19]。性腺切除术的时机是有争议的，但主要取决于预期的性腺恶性肿瘤的风险。由于在青春期前进行性腺切除术的风险很低，如果性腺能被安全监测，通常可以推迟到决定是否可以进行性腺切除术的时刻。如果性激素有不被接受的男性化或女性化作用，导致与社会性别认同不一致时，也可以提前进行干预。建议尿道下裂的矫正在出生后的前两年内进行。

生育能力：具有（部分）功能睾丸的 DSD 个体很少接受辅助生殖技术（ART）。例如，显微解剖睾丸精子提取（micro-TESE）实现了在睾丸中发现精子的可能。提取的精子可以冷冻保存并用于以后的卵胞质内单精子注射（ICSI）。如果非典型性腺不含配子，可以考虑用捐献精子进行 ART。在 46，XY DSD 具有女性化表型和子宫的病例中，已经有关于捐献卵子后成功妊娠的报道。最后，在已婚患者中，最终选择应该与患者及其伴侣共同讨论决定。

1.6 结 论

在过去的几十年里，人们对人类性发育和 DSD 背后的遗传和分子机制的理解有了很大的进步。很明显，同一基因的突变可能与一系列不同表型相关，这说明了修饰基因和单基因遗传的作用。在临床和生化检查明确表明存在基因缺陷的情况下（如 21-OHD、AIS），靶向基因测序是常用的方法。随着新型测序技术（大规模高通量测序）的普及，基于基因芯片技术的基因检测正在成为单基因和多基因突变病例诊断的首选检测手段。然而，尽管技术和我们对 DSD 生物学知识的认知都在进步，仍然有许多新的基因尚待发现。确定每个 DSD 病例的遗传基础对临床管理至关重要。目前，我们正在通过大型网络系统来解决关于这一类罕见的异质型病理类别疾病的许多空白。由于研究人员和临床医生之间的全球互动，社会和临床方面的管理有望在不久的将来取得重大进展。

参考文献

[1] Knarston I, Ayers K, Sinclair A. Molecular mechanisms associated with 46, XX disorders of sex development. Clin Sci, 2016, 130(6):421–432.

[2] Lee PA, Houk CP, Ahmed SF, et al. International consensus conference on intersex organized by the Lawson Wilkins Pediatric Endocrine Society and the European Society for Paediatric Endocrinology. Consensus statement on management of intersex disorders. International consensus conference on intersex. Pediatrics, 2006, 118(2):e488–e500.

[3] Lee PA, Nordenström A, Houk CP, et al. Global disorders ofsex development update since 2006: perceptions, approach and care. HRP, 2016, 85(3):158–180.

[4] de la Chapelle A, Hortling H, Niemi M, et al. XX sex chromosomes in a human male. Acta Med Scand, 1964, 175(s412):25–38.

[5] Vorona E, Zitzmann M, Gromoll J, et al. Clinical, endocrinological, and epigenetic features of the 46, XX male syndrome, compared with 47, XXY Klinefelter patients.J Clin Endocrinol Metab, 2007, 92(9):3458–3465.

[6] Baetens D, Verdin H, De Baere E, et al. Update on the genetics of differences of sex development (DSD). Best Pract Res Clin Endocrinol Metab, 2019, 33(3):101271.

[7] Chiang H-S, Wu Y-N, Wu C-C, et al. Cytogenic and molecular analyses of 46, XX male syndrome with clinical comparison to other groups with testicular azoospermia of genetic origin. J Formos Med Assoc, 2013, 112(2):72–78.

[8] Baxter RM, Vilain E. Translational genetics for diagnosis of human disorders of sex development. Annu Rev Genomics Hum Genet, 2013, 14:371–392.

[9] Domenice S, Machado AZ, Ferreira FM, et al. Wide spectrum of NR5A1-related phenotypes in 46, XY and 46, XX individuals. Birth Defects Res C Embryo Today, 2016, 108(4):309–320.

[10] Domenice S, Arnhold IJP, Costa EMF, et al. 46, XY disorders of sexual development// Feingold KR, Anawalt B, Boyce A, et al. Endotext [Internet]. South Dartmouth, MA: MDText.com, Inc., 2000. http://www.ncbi.nlm.nih.gov/books/NBK279170/.

[11] Mendonca BB, Costa EMF, Belgorosky A, et al. 46, XY DSD due to impaired androgen production. Best Pract Res Clin Endocrinol Metab, 2010, 24(2):243–262.

[12] Arlt W, Walker EA, Draper N, et al. Congenital adrenal hyperplasia caused by mutant P450

oxidoreductase and human androgen synthesis: analytical study. Lancet, 2004, 363(9427):2128–2135.

[13] Bertelloni S, Russo G, Baroncelli GI. Human chorionic gonadotropin test: old uncertainties, new perspectives, and value in 46, XY disorders of sex development. Sex Dev, 2018, 12(1–3):41–49.

[14] Baronio F, Ortolano R, Menabò S, et al. 46, XX DSD due to androgen excess in monogenic disorders of steroidogenesis: genetic, biochemical, and clinical features. Int J Mol Sci, 2019, 20(18):4605.

[15] Ren X, Wu D, Gong C. Persistent Müllerian duct syndrome: a case report and review. Exp Ther Med, 2017, 14(6):5779–5784.

[16] Fisher AD, Ristori J, Fanni E, et al. Gender identity, gender assignment and reassignment in individuals with disorders of sex development: a major of dilemma.J Endocrinol Invest, 2016, 39(11):1207–1224.

[17] Guerrero-Fernández J, Azcona San Julián C, Barreiro Conde J, et al. Management guidelines for disorders/different sex development (DSD). Anales de Pediatría (English Edition), 2018, 89(5):315.e1–315.e19.

[18] Bertelloni S, Scaramuzzo RT, Parrini D, et al. Early diagnosis of 5alpha-reductase defciency in newborns. Sex Dev, 2007, 1(3):147–151.

[19] Wolffenbuttel KP, Hersmus R, Stoop H, et al. Gonadal dysgenesis in disorders of sex development: diagnosis and surgical management. J Pediatr Urol, 2016, 12(6):411–416.

内分泌干扰物对男性性发育的影响

第**2**章

Alberto Ferlin, Andrea Di Nisio, Luca De Toni, Carlo Foresta

2.1 引　言

　　生殖健康已成为一项重要的医疗保健需求，涉及许多临床和公共卫生问题，包括性传播疾病感染（STI）、生育率下降和睾丸癌发病率升高[1-4]。现在人们已认识到睾丸功能障碍和不育症的许多病因和危险因素在生命早期即产生影响[5]。成人的男科疾病有很多起源于青少年时期，这是由于男性性腺从胚胎时期开始的各成长阶段都对外部损害十分敏感。

　　内分泌干扰物（EDC）可能会增加男性性功能和生殖问题的发生率，例如不育症、性腺功能减退症、隐睾症、尿道下裂和睾丸癌，这也是科学界和公众特别关注的。EDC 的定义为：干扰激素作用的任何方面的外源性化学物质或化学物质混合物[6]。当此类化学品用于职业活动或广泛散布在环境中时，来自内分泌干扰物的污染几乎是不可避免的。杀虫剂、含有双酚 A 和邻苯二甲酸盐的塑料制品、阻燃剂，以及含有抗菌剂、重金属和全氟烷基的个人护理产品等日常用品都是工业生产中常见的含有 EDC 的产品，也是 EDC 中最有可能干扰睾丸功能的（表 2.1）。

A. Ferlin (✉)
Department of Clinical and Experimental Sciences, Unit of Endocrinology and Metabolism, University of Brescia and ASST Spedali Civili Brescia, Brescia, Italy
e-mail: alberto.ferlin@unibs.it

A. Di Nisio · L. De Toni · C. Foresta
Department of Medicine, Unit of Andrology and Reproductive Medicine, University of Padua, Padova, Italy

©Springer Nature Switzerland AG 2021
C. Foresta, D. Gianfrilli (eds.), Pediatric and Adolescent Andrology, Trends in Andrology and Sexual Medicine, https://doi.org/10.1007/978-3-030-80015-4_2

表 2.1　男性性发育 3 个主要阶段的主要内分泌干扰物（EDC）及其相关机制和作用

EDC	产前		新生儿期 / 婴儿期		童年 / 青春期	
	作用机制	影响	作用机制	影响	作用机制	影响
BPA	胎儿间质细胞功能障碍；生殖细胞毒性	T 和（或）INSL3 减少；生殖细胞成熟受损；HPG 成熟受损	GnRH 轴干扰；生殖细胞成熟受损	HPG 轴成熟受损；先天性畸形（隐睾症、尿道下裂）	干扰 HPG 轴；减少类固醇生成；睾丸对生殖细胞和间质细胞的毒性	青春期延迟；精子发生减少；性成熟减小睾丸体积减小
邻苯二甲酸盐	组织学改变；间质细胞功能障碍	T 和（或）INSL3 减少；生殖细胞成熟受损	生殖细胞成熟受损	先天性畸形（隐睾症、尿道下裂）	减少类固醇生成；睾丸毒性	精子发生受损
PFAS	胎儿间质细胞、生殖细胞受损	T 和（或）INSL3 减少；先天性畸形；生殖细胞成熟受损；HPG 成熟受损	GnRH 轴干扰；生殖细胞成熟受损	HPG 轴成熟受损；先天性畸形（隐睾症、尿道下裂）；AGD 减小	HPG 轴中断；固醇生成	青春期延迟；精子发生减少；性成熟延迟

BPA: 双酚 A; PFAS: 全氟烷基化合物; T: 睾酮; INSL3: 胰岛素样因子 3; HPG 轴: 下丘脑—垂体—性腺轴; GnRH: 促性腺激素释放激素; AGD: 肛门与生殖器距离

分子与细胞水平的体外研究已明确了许多EDC的生物学效应，但由于它们的效应可能在长时间暴露于低剂量的干扰物后才出现，其在体内的作用机制不易评估。更重要的是，部分效应跨代显现，因此需要观察两三代人才能观察到效应，这给人群流行病学研究带来巨大的困难。此外，这些效应通常是多种物质在低剂量下同时作用（混合效应）的结果。体外和动物研究通常使用高剂量的单一化合物，但人群中EDC相关疾病更多是长期接触低浓度EDC混合物的结果，而不是短期接触高浓度单一化合物。总体而言，许多EDC通过结合或模拟雄激素受体（AR）或雌激素受体（ER），起到抗雄激素和（或）雌激素化合物的作用，导致男性性功能和生殖发育异常。EDC种类繁多，可根据其来源分为：①天然和人工激素（如植物雌激素、ω-3脂肪酸、避孕药和甲状腺药物）；②具有激素不良反应的药物（如萘普生、美托洛尔和氯贝丁酯）；③工业和家用化学品（如邻苯二甲酸盐、烷基苯酚醚清洁剂、增塑剂、有机溶剂）；④工业和家庭生产过程中的副产品（如多环芳烃、二噁英、五氯苯）。男性发育中的多个时期都可能受干扰，严重程度取决于它们接触的时机（包括性别分化、器官形成、精子发生、类固醇生成）和所涉及的污染物种类。

在男性生命周期中有3个主要阶段对损伤因素易感，并影响之后的睾丸发育和功能（图2.1）：胎儿期、新生儿期和青春期。但即使在睾丸处于"休眠"状态的婴儿期，也存在对睾丸功能产生永久性破坏的影响因素。例如这一时期的化疗，就是一个医源性破坏的例子。在妊娠期间，通过母体作用于胎儿的危险因素可能会破坏胎儿的生殖细胞增殖和分化以及支持细胞增殖和间质细胞群的形成（图2.1），并最终影响成年后的睾丸功能。直接作用于新生儿期的危险

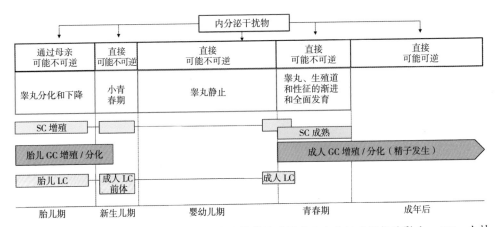

图2.1 从胎儿期到成年期睾丸发育和功能的易感性时间窗及内分泌干扰物的影响。SC：支持细胞；GC：生殖细胞；LC：间质细胞

因素也有同样的影响。童年时期的医源性因素、环境和生活方式等危险因素可能首先干扰生殖细胞区室的形成，而那些作用于青春期的危险因素可能会破坏支持细胞成熟、成年间质细胞群的建立和精子发生（图 2.1）[5,7]。当涉及 EDC 时，胎儿阶段所受的影响似乎对日后和跨代影响最重要。

青春期也是泌尿生殖道发育和成熟受干扰的一个易感时期[8]。青春期的危险因素、生活方式和 EDC 效应可能通过表观遗传学对成人和后代的健康产生负面影响。

已有大量研究探索 EDC 对各种分子和细胞方面的影响，及其与泌尿生殖系统疾病的关联。然而，大多数研究都集中在单一类别的 EDC。基于前文提及的困难，来自流行病学和临床研究的数据较少。一项流行病学研究的系统回顾和meta 分析报告了男性生殖障碍与暴露于欧盟委员会的 I 类清单 EDC 之间的关联（通过生物样本的生化分析记录），研究表明母体在产前和产后持续暴露于某些环境化学物质后，其男性后代的生殖相关疾病风险略有增加，暴露和结局的总体比值比为 1.11[95% CI（0.91，1.35）]，但证据级别较低[9]。

大多数研究集中在双酚 A 和邻苯二甲酸酯[10]，以及近期受关注的全氟烷基化合物（PFC）[11]。

2.2 双酚 A

双酚，特别是酚类化合物 2,2-双（4-羟基苯基）丙烷，常称为双酚 A（BPA），广泛用作塑料生产的添加剂（如聚碳酸酯、苯酚和环氧树脂/聚酯和聚丙烯酸酯），以及食品和化妆品中的抗氧化剂[12-13]。近 75% 的 BPA 工业生产用于制造聚碳酸酯相关产品，这些产品广泛应用于食品行业，如食品和饮料容器、塑料盘子、厨房用具、微波炉容器，并在 2011 年开始用于杯子的生产中[14]。值得注意的是，BPA 还用于环氧树脂薄膜：罐头类食品的罐头盒的内部涂层[15]。

因此，人类通过摄入、皮肤接触或吸入接触 BPA 的风险很大[16-17]。来自美国的流行病学数据报告称，在 90% 以上的一般人群尿液样本中可检测到 BPA，表明大量接触化学物质已是重大问题[18]。

人们对 BPA 在人类健康中的问题的关注可以追溯到 20 世纪 30 年代，当时有人提出其对男性发育存在严重影响。从致病机制上看，接触 BPA 最主要的风险主要是其作为 EDC 产生的影响。现存最早记录了 BPA 对雌激素受体 α（ERα）有激活作用是在 20 世纪 90 年代后期[19-20]，该结论后来得到了证实[21-23]。此外，未结合的 BPA 对其他两种受体也存在结合活性：G 蛋白偶联雌激素受体 30（GPR30），也称为膜雌激素受体 α（mERα）[24-25]，以及孤核雌激素相关受体 γ（ERR-γ）[26-27]。最后，动物实验研究表明，BPA 还与 AR、过氧化物酶体增殖物激活受体 γ（PPAR-γ）及甲状腺激素受体结合 [22]。

来自动物研究的大量数据表明，即使在非常低的剂量下，BPA 也会对男性生殖系统产生明显影响。在啮齿动物模型中，BPA 暴露与精子数量减少以及睾丸和精囊绝对重量的显著减少有关 [28-35]。此外，暴露于 BPA 与精子质量的其他非常规标记物（如 DNA 断裂指数）的改变有关，这表明 BPA 可能作为诱变剂发挥作用 [31,36-45]。此外，在小鼠模型中，暴露于 BPA 后，顶体完整性（总体受精潜力的标志）显著降低 [29]。

部分研究在动物模型中探索 BPA 暴露与下丘脑—垂体—睾丸（HPT）轴可能受损的联系，其结果并不一致，但均表明 BPA 可通过直接影响间质细胞类固醇的生成 [42,47-48] 和对 HPT 的间接作用，导致睾酮产生减少 [30,46]。后者通过上调睾丸中大量芳香化酶，间接抑制垂体黄体生成素（LH）的释放 [49]。重要的是，由于 BPA 的高脂溶性，其在动物模型中可经胎盘转移，脐带血中可检测到 BPA，在人类中也报道了这一发现 [50-52]。因此，胎儿时期接触 BPA，与胎儿发育和睾丸内分泌功能受损有关，也与间质细胞增殖减弱和胎儿睾酮生成减少相关 [53-55]。妊娠期接触 BPA 与雄性后代的精子数量和活力减少有关，进而导致着床后丢失和窝产仔数减少 [56]。值得注意的是，最近的研究揭示了一些与 BPA 暴露相关的跨代效应 [57]。

尽管动物模型已有大量研究数据，但很少有研究评估 BPA 暴露与人类精液质量之间的可能关系。有研究表明，尿液中的 BPA 与精子浓度 [58]、活力、形态及精子 DNA 损伤之间成负相关 [59]。然而，有两项对不孕不育夫妇中男性伴侣的独立研究未能证实尿液中 BPA 浓度与精液参数改变之间有显著关联 [60-61]。

另有研究探索 BPA 暴露与内分泌模式改变之间可能的关联，但不同研究的观察结果间有较大差异。与未暴露的工人相比，暴露于 BPA 的工人的血清卵泡刺激素（FSH）水平较低 [62]，但也观察到与血清睾酮水平与 BPA 暴露成显著正相关 [63]。另一项研究发现，尿液 BPA 浓度较高的前 25% 的受试者血清睾酮、游离睾酮、LH 和雌二醇与最后 25% 的受试者相比有所增加。尿液 BPA 最高的前 25% 受试者的精子前向活力降低 [64]。相反，有研究发现尿液 BPA 浓度与血清性激素结合球蛋白（SHBG）水平成正相关，与游离雄激素指数（FAI）成负相关 [61]。

很少有研究通过全面评估 BPA 水平与辅助生殖结局之间的关系，来评估 BPA 暴露对男性整体生育潜力的可能影响。据报道，在混杂因素校正的相关模型中，父亲尿液中对羟基苯甲酸丙酯水平与活产率降低之间的关联极小 [65]。父亲尿液中 BPA 与生育治疗后的生殖结局之间没有显著关联。另一方面，男性或女性尿液中的 BPA 浓度与妊娠时间的延长未见关联[66]。

总体而言，现有数据支持 BPA 导致精液质量下降，但没有关于性激素和生育结局的确切数据。与其他学者的观点一致的是，在人类可用数据的限制范围内，相比对内分泌 HPT 轴的严重破坏，BPA 对生殖细胞的损害更为直接[67]。

综上所述，BPA 是典型的 EDC，也是最具争议的化学污染物之一。BPA 的早期毒理学证据可以追溯到近 30 年前，当时人们认为其会严重干扰雌激素信号通路。从那时起，BPA 对内分泌和代谢紊乱的多种细胞机制逐渐得到了验证。特别是胎儿和成年期间暴露于 BPA 被认为与 HPT 轴的严重损伤相关，可导致睾丸发育异常、内分泌功能受损和不育。精子参数异常，例如活力减弱和遗传学异常已经证实与 BPA 暴露相关。但另一方面，在人群中获得的数据十分有限，很难确定 BPA 在降低男性生育力方面的因果关系。

方法学和不同研究人群间的差异是导致研究结果存在差异的因素。此外，精液参数和备孕时间等临床参数容易受多种混杂因素的干扰。对于大多数化学污染物，尚缺乏可靠的暴露标记，这仍是亟待解决的问题。例如从分析的角度来看，尿液 BPA 浓度是可靠的数据，但由于 BPA 半衰期短，这无法代表实际暴露于 BPA 的情况。Vitku 等人报道，血浆中的 BPA 水平与精液中的 BPA 水平成正相关，但只有精液中的 BPA 与精液质量成负相关[68]。最后，现有横断面设计的研究也提供了二者有关联性的证据，但因果证据强度有限。

与接触 EDC（尤其是 BPA）相关的主要关注问题之一是低浓度暴露下的潜在毒性。在胚胎 / 胎儿时期、新生儿或围青春期阶段，这些时期接触 EDC 的影响可能是不可逆的，但通常只在成年期检测到，这是生长发育中值得注意的问题，其中风险较高的人群包括孕妇、婴儿和青少年（图 2.1）。因此，现行欧洲法律通过限制在生产与食品直接接触的包装和材料中使用 BPA，将食品迁移率限制在 0.05 mg/kg，并规定新生儿产品中完全不含 BPA，包括食品、容器和衣服[69]。此外，欧洲当局根据新的毒理学数据和方法，将 BPA 的每日可耐受摄入量从 50 μg/（kg·d）调整为 4 μg/（kg·d），整体下调幅度达 12 倍，凸显了人们对这些健康问题的关注程度不断提高。

2.3 邻苯二甲酸盐

几乎所有工业应用和消费品都使用邻苯二甲酸酯作为添加剂，并在广泛的工业和商业产品中用作增塑剂[70-71]。最常用的邻苯二甲酸酯有邻苯二甲酸二（2-

乙基己基）酯（DEHP）、邻苯二甲酸二正丁酯（DBP）、邻苯二甲酸二乙酯（DEP）及邻苯二甲酸苄丁酯（BzBP）。全球生产的 DEHP 有超过 75% 用于塑料制品。其他邻苯二甲酸酯主要用于个人护理产品，如泡沫、洗发水、染料、润滑剂和食品包装材料[72]。由于这些化合物不是共价结合的聚合物，长时间暴露在高温下可能会促进它们渗透到食物中[73]。事实上，增塑剂（如邻苯二甲酸酯），由于其抗雄激素和雌激素样活性，被认为是主要的 EDC。体外和体内毒理学研究都证明了它们在模式生物中可干扰内分泌，其表现主要有抗雄激素作用、生殖异常、睾丸损伤和精子发生减少[74]。但对于其他 EDC，用于传统生殖毒理学研究的剂量远高于人类流行病学研究中观察到的剂量范围。因此，这些研究与人类研究并不完全一致也就不足为奇了。然而，低剂量暴露于邻苯二甲酸盐的体外和体内毒理学研究与动物精液质量下降、雄性不育症及雄激素产生和类固醇生成减少有关[66,75-83]。邻苯二甲酸盐主要表现为抗雄激素作用，影响睾丸中的类固醇形成[84-86]。此外，邻苯二甲酸酯及其代谢产物（如 DEHP/MEHP、DBP/MBP）在低剂量下通过诱导孕酮、睾酮、类固醇生成相关蛋白和基因表达而具有刺激作用[77-78, 80-83]。体外研究证实了邻苯二甲酸盐对精子质量的不利影响，当精子暴露于高浓度的邻苯二甲酸盐时出现活力下降，并且长期（> 3 d）接触代谢产物 DEHP 会导致细胞毒性[87]。同时，当用源自人类睾丸的组织进行体外培养时，发现 DHEP 可以抑制睾丸激素的产生[88]。

2.4 全氟烷基化合物

全氟烷基化合物（PFC 或 PFAS）是一类以氟化烃链为特征的有机分子，广泛用于工业和消费品，包括防油防水剂、炊具涂料、地毯和纺织品。由于其两亲结构和强碳氟键，PFC 具有独特的物理化学性质，长链 PFC 无法生物降解且可在环境中生物积累[98-99]。在人体和全球环境均发现了 PFC 的存在，它们的毒性、在环境中的转归及人类接触的来源一直是研究的主要课题。目前，已识别 23 种 PFC，包括全氟辛酸（PFOA）和全氟辛烷磺酸（PFOS），它们是人体和环境中 PFC 的主要形式。关于 PFC 毒性的体外和动物研究表明，PFOA 和 PFOS 对睾丸功能产生不利影响，改变类固醇生成机制和导致随后的精子发生出现缺陷[100-104]。值得关注的是，PFOS 会影响 HPT 轴的活性[105-106]。它还能够在睾丸水平发挥毒性，正如在大鼠和睾丸模型中所报道的那样[105-109]。根据最近对雄性大鼠的一项研究[110]，连续 28 d 口服高剂量 PFOS 似乎会改变生殖轴几种激素（GnRH、LH、FSH 和睾酮）的相关基因和蛋白质受体表达。近期也有研究表明，PFOA 可通过改变精子膜流动性而降低精子活力[111]。

在人血清[112]、精液[113]、母乳[114]，甚至脐带[115]中都发现了各种 PFC，这表明人类从胎儿阶段到成年都可能接触到 PFC。而 PFC 会干扰胎儿和新生儿的内分泌，导致发育缺陷[116]。这也表明需对工业生产中 PFOA 和 PFOS 进行严格监管，这些化合物被添加到《关于持久性有机污染物的斯德哥尔摩公约》的附件 B 中。除了与胎儿发育相关的健康问题外，流行病学研究还关注 PFC 与人类生育能力之间的关系。在母体子宫内接触 PFOA，与成年后精子浓度和精子总数较低以及 LH 和 FSH 水平较高有关[117]。

PFC 除了对特殊行业人群有影响外，最近在全球至少 4 个不同地区的普通人群中也出现了 PFC 化学工业污染的证据：美国俄亥俄河谷、荷兰多德雷赫特、中国山东和意大利的威尼托[118]。尽管 PFC 损害男性生殖功能的证据确切，但迄今为止，PFC 对男性精液参数的实际影响仍缺乏证据，且结果相互矛盾[113,119-120]。两项横断面研究报告了 PFOS 或高 PFOA 和 PFOS 的组合，与成年男性形态正常精子的比例成负相关[119-121]。此外，在一项针对参与试管婴儿辅助生殖的男性的研究中，Raymer 等人报道 LH 和游离睾酮与血浆 PFOA 水平显著正相关，但 PFOA 与精液质量未见相关性[113]。尽管在暴露的男性中，DNA 片段化增加的趋势明显[120,122-123]，但关于 PFC 与精子 DNA 质量之间关联的报道仍未达成一致。不育男性中的 PFOS 水平高于可育男性，同时 ERα、ERβ 和 AR 的基因表达水平更高[124-125]，这表明 PFC 活性也可能与性激素核受体的基因表达有关。AR、PFOS 和 PFOA 会导致下丘脑、垂体及睾丸中该受体的蛋白质表达降低[126]。这些发现表明 PFC 具有抗雄激素作用。最近，在一项针对来自意大利威尼托地区人群的横断面研究中，对比 212 名 PFC 暴露男性和 171 名未暴露男性，发现血浆和精液中 PFC 水平的升高与睾酮升高和精液质量下降有关，与睾丸体积、阴茎长度和肛门生殖器距离成负相关[127]。此外，PFOA 的抗雄激素特性与拮抗睾酮与 AR 结合的作用有关[127]。

总之，在男性中，尚缺乏证据表明 PFC 暴露与精液质量或生殖激素水平之间存在确切关联。与许多流行病学研究一样，由于它们的横断面设计，在这些研究中无法明确因果关系。然而，临床前研究结果的一致性强烈提示与某些临床终点之间存在因果关系。

2.5　结　论

EDC 可能会对男性生殖系统造成有害影响。除了 EDC 已知的与激素和核受体的激动和（或）拮抗作用，近 10 年的科学研究在分子生物学领域取得了重大进展，发现 EDC 可通过干扰细胞周期、细胞凋亡机制和靶细胞的表观遗传调控影响内分泌 [128]。但这些作用机制不具有普适性，因为每种化学物质干扰内分泌活动的途径都不同。在数十种已知的 EDC 中，BPA、邻苯二甲酸盐和全 PFC 对男性生殖系统的影响尤为瞩目，因为有可靠的实验证据表明它们对激素核受体 [AR 和（或）ER]、HPT 轴，以及对精子发生和发育、类固醇的生成有直接影响。但人类的流行病学研究发现该结果尚存争议。多种因素可能影响人群中的研究结果，特别是所用临床方案的复杂性、职业或环境暴露的程度、目标人群的选择、测量的变量，以及受试者的样本量。尽管人类研究的结果缺乏一致性，但总体结论表明，接触 EDC 与生殖系统改变之间存在关联。

参考文献

[1] Khabbaz RF, Moseley RR, Steiner RJ, et al. Challenges of infectious diseases in the USA. Lancet, 2014, 384:53–63.

[2] Slater C, Robinson AJ. Sexual health in adolescents. Clin Dermatol, 2014, 32:189–195.

[3] Stephen EH, Chandra A, King RB. Supply of and demand for assisted reproductive technologies in the United States: clinic- and population-based data, 1995—2010. Fertil Steril, 2016, 105:451–458.

[4] Nigam M, Aschebrook-Kilfoy B, Shikanov S, et al. Increasing incidence of testicular cancer in the United States and Europe between 1992 and 2009. World J Urol, 2015, 33:623–631.

[5] Skakkebaek NE, Rajpert-De Meyts E, Buck Louis GM, et al. Male repro ductive disorders and fertility trends: infuences of environment and genetic susceptibility. Physiol Rev, 2016, 96:55–97.

[6] Gore AC, Chappell VA, Fenton SE, et al. EDC-2: the endocrine Society's second scientifc statement on endocrine-disrupting chemicals. Endocr Rev, 2015, 36(6):E1–E150.

[7] Sharpe RM. Environmental/lifestyle effects on spermatogenesis. Philos Trans R Soc Lond Ser B Biol Sci, 2010, 365:1697–1712.

[8] Abreu AP, Kaiser UB. Pubertal development and regulation. Lancet Diabetes Endocrinol, 2016, 4:254–264.

[9] Bonde JP, Flachs EM, Rimborg S, et al. The epidemiologic evidence linking prenatal and postnatal exposure to endocrine disrupting chemicals with male reproductive disorders: a systematic review and meta-analysis. Hum Reprod Update, 2016, 23(1):104–125.

[10] Pallotti F, Pelloni M, Gianfrilli D, et al. Mechanisms of testicular disruption from exposure to bisphenol A and phthalates. J Clin Med, 2020, 9(2):pii: E471.

[11] Di Nisio A, Foresta C. Water and soil pollution as determinant of water and food quality/contamination and its impact on male fertility. Reprod Biol Endocrinol, 2019, 17(1):4.

[12] Murata M, Kang JH. Bisphenol A and all cell signaling pathways. Biotechnol Adv, 2017, 36:311–327.

[13] Lyons G. Bisphenol Q: a known endocrine disruptor. A WWF European toxics programme report. WWF European toxics programme: Godalming, Surrey. Registered Charity No201707, 2000. http://www.google.it/url?sa=t&rct=j&q=&esrc=s&source=web&cd=1&cad=rja&uact=8&ved=2ahUKEwjQ4uXOnoDoAhWttIsKHeNUAywQFjAAegQIBxAB&url=http%3A%2F%2Fassets.panda.org%2Fdownloads%2Fbisphenol.pdf&usg=AOvVaw1KMvI7KSfb4MEwV1Ce3KvD.

[14] Ehrlich S, Calafat AM, Humblet O, et al. Handling of thermal receipts as a source of exposure to bisphenola. JAMA, 2014, 311:859–860.

[15] Pivnenko K, Pedersen GA, Eriksson E, et al. Bisphenol A and its structural analogues in household waste paper. Waste Manag, 2015, 44:39–47.

[16] Vandenberg LN, Hauser R, Marcus M, et al. Human exposure to bisphenol A (BPA). Reprod Toxicol, 2007, 24:139–177.

[17] Vandenberg LN, Hunt PA, Myers JP, et al. Human exposures to bisphenol A: mismatches between data and assumptions. Rev Environ Health, 2013, 28:37–58.

[18] Calafat AM, Ye X, Wong LY, et al.Exposure of the U.S. population to bisphenol A and 4-tertiary-octylphenol: 2003–2004. Environ Health Perspect, 2008, 116:39–44.

[19] Gould JC, Leonard LS, Maness SC, et al. Bisphenol A interacts with the estrogen receptor alpha in a distinct manner from estradiol. Mol Cell Endocrinol, 1998, 142:203–214.

[20] Kuiper GG, Lemmen JG, Carlsson B, et al. Interaction of estrogenic chemicals and phytoestrogens with estrogen recep tor beta. Endocrinology, 1998, 139:4252–4563.

[21] Li L, Wang Q, Zhang Y, et al. The molecular mechanism of bisphenol A(BPA) as an endocrine disruptor by interacting with nuclear receptors: insights from molecular dynamics(MD) simulations. PLoS One, 2015, 10:e0120330.

[22] Richter CA, Birnbaum LS, Farabollini F, et al. In vivo effects of bisphenol A in laboratory rodent studies. Reprod Toxicol, 2007, 24:199–224.

[23] Viñas R, Jeng YJ, Watson CS. Non-genomic effects of xenoestrogen mixtures. Int J Environ Res Public Health, 2012, 9:2694–2714.

[24] Dong S, Terasaka S, Kiyama R. Bisphenol A induces a rapid activation of Erk1/2 through GPR30 in human breast cancer cells. Environ Pollut, 2011, 159:212–218.

[25] Wozniak AL, Bulayeva NN, Watson CS. Xenoestrogens at picomolar to nanomolar concentrations trigger membrane estrogen receptor-alpha-mediated Ca2+ fuxes and prolactin release in GH3/B6 pituitary tumor cells. Environ Health Perspect, 2005, 113:431–439.

[26] Matsushima A, Kakuta Y, Teramoto T, et al. Structural evidence for endocrine disruptor bisphenol A binding to human nuclear receptor ERR gamma. J Biochem, 2007, 142:517–524.

[27] Okada H, Tokunaga T, Liu X, et al. Direct evidence revealing structural elements essential for the high binding ability of bisphenol A to human estrogen-related receptor-gamma. Environ Health Perspect, 2008, 116:32–38.

[28] Al-Hiyasat AS, Darmani H, Elbetieha AM. Effects of bisphenol A on adult male mouse fertility. Eur J Oral Sci, 2002, 110:163–167.

[29] Wisniewski P, Romano RM, Kizys MML, et al. Adult exposure to bisphenol A (BPA) in Wistar rats reduces sperm quality with disruption of the hypothalamic–pituitary–testicular axis. Toxicology, 2015, 329:1–9.

[30] Gurmeet K, Rosnah I, Normadiah MK, et al. Detrimental effects of bisphenol A on development and functions of the male reproductive system in experimental rats. EXCLI J, 2014, 13:151–160.

[31] Dobrzynska MM, Radzikowska J. Genotoxicity and reproductive toxicity of bisphenol A and X-ray/bisphenol A combination in male mice. Drug Chemical Toxicol, 2013, 36:19–26.

[32] Tainaka H, Takahashi H, Umezawa M, et al. Evaluation of the testicular toxicity of prenatal exposure to bisphenol A based on microarray analysis combined with MeSH annotation. J Toxicol Sci, 2012, 37:539–548.

[33] Tiwari D, Vanage G. Mutagenic effect of bisphenol A on adult rat male germ cells and their fertility. Reprod Toxicol (Elmsford, NY), 2013, 40:60–68.

[34] Salian S, Doshi T, Vanage G. Neonatal exposure of male rats to bisphenol A impairs fertility and expression of sertoli cell junctional proteins in the testis. Toxicology, 2009, 265:56–67.

[35] Qiu LL, Wang X, Zhang XH, et al. Decreased androgen receptor expression may contribute to spermatogenesis failure in rats exposed to low concentration of bisphenol A. Toxicol Lett, 2013, 219:116–124.

[36] Tiwari D, Vanage G. Mutagenic effect of bisphenol A on adult rat male germ cells and their fertility. Reprod Toxicol, 2013, 40:60–68.

[37] Minamiyama Y, Ichikawa H, Takemura S, et al. Generation of reactive oxygen species in sperms of rats as an earlier marker for evaluating the toxicity of endocrine-disrupting chemicals. Free Radic Res, 2010, 44:1398–1406.

[38] Chitra KC, Latchoumycandane C, Mathur PP. Induction of oxidative stress by bisphenol A in the epididymal sperm of rats. Toxicology, 2003, 185:119–127.

[39] Liu C, Duan W, Li R, et al. Exposure to bisphenol A disrupts meiotic progression during spermatogenesis in adult rats through estrogen-like activity. Cell Death Dis, 2013, 4:e676.

[40] Rashid H, Ahmad F, Rahman S, et al. Iron defciency augments bisphenol A-induced oxidative stress in rats. Toxicology, 2009, 256:7–12.

[41] Wu HJ, Liu C, Duan WX, et al. Melatonin ameliorates bisphenol A-induced DNA damage in the germ cells of adult male rats. Mutat Res, 2013, 752:57–67.

[42] D'Cruz SC, Jubendradass R, Jayakanthan M, et al. Bisphenol A impairs insulin signaling and glucose homeostasis and decreases steroidogenesis in rat testis: an in vivo and in silico study. Food Chem Toxicol, 2012, 50:1124–1133.

[43] Kabuto H, Hasuike S, Minagawa N, et al. Effects of bisphenol A on the metabolisms of active oxygen species in mouse tissues. Environ Res, 2003, 93:31–35.

[44] Anjum S, Rahman S, Kaur M, et al. Melatonin ameliorates bisphenol A-induced biochemical toxicity in testicular mitochondria of mouse. Food Chem Toxicol, 2011, 49:2849–2954.

[45] Fang Y, Zhou Y, Zhong Y, et al. Effect of vitamin E on reproductive functions and anti-oxidant activity of adolescent male mice exposed to bisphenol A. Wei Sheng Yan Jiu, 2013, 42:18–22.

[46] El-Beshbishy HA, Aly HA, El-Shafey M. Lipoic acid mitigates bisphenol A-induced testicular mitochondrial toxicity in rats. Toxicol Ind Health, 2013, 29:875–887.

[47] Lan HC, Wu KY, Lin IW, et al. Bisphenol A disrupts steroidogenesis and induces a sex hormone imbalance through c-Jun phosphorylation in Leydig cells. Chemosphere, 2017, 185:237–246.

[48] Gonçalves GD, Semprebon SC, Biazi BI, et al. Bisphenol A reduces testosterone production in TM3 Leydig cells independently of its effects on cell death and mitochondrial membrane potential. Reprod Toxicol, 2018, 76:26–34.

[49] Xi W, Lee CK, Yeung WS, et al. Effect of perinatal and postnatal bisphenol A exposure to the regulatory circuits at the hypothalamus pituitary-gonadal axis of CD-1 mice. Reprod Toxicol, 2011, 31:409–417.

[50] Zhang T, Sun H, Kannan K. Blood and urinary bisphenol A concentrations in children, adults, and pregnant women from China: partitioning between blood and urine and maternal and fetal cord blood. Environ Sci Technol, 2013, 47:4686–4694.

[51] Wan Y, Choi K, Kim S, et al. Hydroxylated polybrominated diphenyl ethers and bisphenol A in pregnant women and their matching fetuses: placental transfer and potential risks. Environ Sci Technol, 2010, 44:5233–5239.

[52] Balakrishnan B, Henare K, Thorstensen EB, et al. Transfer of bisphenol A across the human placenta. Am J Obstet Gynecol, 2010, 202:393e1.

[53] Ben Maamar M, Lesné L, Desdoits-Lethimonier C, et al. An investigation of the endocrine-disruptive effects of bisphenol a in human and rat fetal testes. PLoS One, 2015, 10:e0117226.

[54] Lv Y, Li L, Fang Y, et al. In utero exposure to bisphenol A disrupts fetal testis development in rats. Environ Pollut, 2019, 246:217–224.

[55] Hong J, Chen F, Wang X, et al. Exposure of preimplantation embryos to low-dose bisphenol A impairs testes development and suppresses histone acetylation of StAR promoter to reduce production of testosterone in mice. Mol Cell Endocrinol, 2016, 427:101–111.

[56] Salian S, Doshi T, Vanage G. Perinatal exposure of rats to bisphenol A affects the fertility of male offspring. Life Sci, 2009, 85:742–752.

[57] Manikkam M, Tracey R, Guerrero-Bosagna C, et al. Plastics derived endocrine disruptors (BPA, DEHP and DBP) induce epigenetic transgenerational inheritance of obesity, reproductive disease and sperm epimutations. PLoS One, 2013, 8:e55387.

[58] Li DK, Zhou Z, Miao M, et al. Urine bisphenol-A (BPA) level in relation to semen quality. Fertil Steril, 2011, 95:625–630.

[59] Meeker JD, Ehrlich S, Toth TL, et al. Semen quality and sperm DNA damage in relation to urinary bisphenol A among men from an infertility clinic. Reprod Toxicol, 2010, 30:532–539.

[60] Goldstone AE, Chen Z, Perry MJ, et al. Urinary bisphenol A and semen quality, the LIFE study. Reprod Toxicol, 2015, 51:7–13.

[61] Mendiola J, Jorgensen N, Andersson AM, et al. Are environmental levels of bisphenol a associated with reproductive function in fertile men? Environ Health Perspect, 2010, 118:1286–1291.

[62] Hanaoka T, Kawamura N, Hara K, et al. Urinary bisphenol A and plasma hormone concentrations in male workers exposed to bisphenol A diglycidyl ether and mixed organic solvents. Occup Environ Med, 2002, 59:625–628.

[63] Galloway T, Cipelli R, Guralnik J, et al. Daily bisphenol A excretion and associations with sex hormone concentra tions: results from the InCHIANTI adult population study. Environ Health Perspect, 2010, 118:1603–1608.

[64] Lassen TH, Frederiksen H, Jensen TK, et al. Urinary bisphenol A levels in young men: association with reproductive hormones and semen quality. Environ Health Perspect, 2014, 122:478–484.

[65] Dodge LE, Williams PL, Williams MA, et al. Paternal urinary concentrations of parabens and other phenols in relation to reproductive outcomes among couples from a fertility clinic. Environ Health Perspect, 2015, 123:665–671.

[66] Buck Louis GM, Sundaram R, Sweeney AM, et al. Urinary bisphenol A, phthalates, and couple fecundity: the longitudinal investigation of fertility and the environment (LIFE) study. Fertil Steril, 2014, 101:1359–1366.

[67] Peretz J, Vrooman L, Ricke WA, et al. Bisphenol a and reproductive health: update of experimental and human evidence, 2007-2013. Environ Health Perspect, 2014, 122:775–786.

[68] Vitku J, Heracek J, Sosvorova L, et al. Associations of bisphenol A and polychlorinated biphenyls with spermatogenesis and steroidogenesis in two biological fuids from men attending an infertility clinic. Environ Int, 2016, 89–90:66–173.

[69] EFSA COMMISSION REGULATION (EU) 2018/213 of 12 February 2018 on the use of bisphenol A in varnishes and coatings intended to come into contact with food and amending Regulation (EU) No 10/2011 as regards the use WHO—endocrine disrupting chemiCals, 2012.

[70] Barr DB, Silva MJ, Kato K, et al. Assessing human exposure to phthalates using monoesters and their oxidized metabolites as biomarkers. Environ Health Perspect, 2003, 111:1148–1151.

[71] Guo Y, Wu Q, Kannan K. Phthalate metabolites in urine from China, and implications for human exposures. Environ Int, 2011, 37:893–898.

[72] Guo Y, Weck J, Sundaram R, et al. Urinary concentrations of phthalates in couples planning pregnancy and its association with 8-hydroxy-2'-deoxyguanosine, a biomarker of oxidative stress: longitudinal investigation of fertility and the environment study. Environ Sci Technol, 2014, 48:9804–9811.

[73] Skinner MK. Endocrine disruptors in 2015: epigenetic transgenerational inheritance. Nat Rev Endocrinol, 2015, 12:68–70.

[74] Meeker JD, Ferguson KK. Urinary phthalate metabolites are associated with decreased serum testosterone in men, women, and children from NHANES 2011—2012. J Clin Endocrinol Metab, 2014, 99:4346–4352.

[75] Bao A-M, Man X-M, Guo X-J, et al. Effects of di-n-butyl phthalate on male rat reproduction following pubertal exposure. Asian J Androl, 2011, 13:702–709.

[76] Bloom MS, Whitcomb BW, Chen Z, et al. Associations between urinary phthalate concentrations and semen quality parameters in a general population. Hum Reprod, 2015, 30:2645–2657.

[77] Fan J, Traore K, Li W, et al. Molecular mechanisms mediating the effect of mono-(2-Ethylhexyl) phthalate on hormone-stimulated steroidogenesis in MA-10 mouse tumor Leydig cells. Endocrinology, 2010, 151:3348–3362.

[78] Gunnarsson D, Leffer P, Ekwurtzel E, et al. Mono-(2-ethylhexyl) phthalate stimulates basal steroidogenesis by a cAMP-independent mechanism in mouse gonadal cells of both sexes. Reproduction, 2008, 135:693–703.

[79] Han X, Cui Z, Zhou N, et al. Urinary phthalate metabolites and male reproductive function parameters in Chongqing general population, China. Int J Hyg Environ Health, 2014, 217:271–278.

[80] Hu Y, Dong C, Chen M, et al. Low-dose monobutyl phthalate stimulates steroidogenesis through steroidogenic acute regulatory protein regulated by SF-1, GATA-4 and C/EBP-beta in mouse Leydig tumor cells. Reprod Biol Endocrinol, 2013, 11:72.

[81] Li Y, Hu Y, Dong C, et al. Vimentin-Mediated Steroidogenesis Induced by Phthalate Esters: Involvement of DNA Demethylation and Nuclear Factor κB. Delmas D, editor. PLoS One, 2016, 11:e0146138.

[82] Savchuk I, Söder O, Svechnikov K. Mono-2-Ethylhexyl phthalate stimulates androgen production but suppresses mitochondrial function in mouse Leydig cells with different steroidogenic potential. Toxicol Sci, 2015, 145:149–156.

[83] Chen X, Liu YN, Zhou QH, et al. Effects of low concentrations of Di-(2-ethylhexyl) and mono-(2-ethylhexyl) phthalate on steroidogenesis pathways and apoptosis in the murine Leydig tumor cell line MLTC-1. Biomed Environ Sci, 2013, 26:986–989.

[84] Dees JH, Gazouli M, Papadopoulos V. Effect of mono-ethylhexyl phthalate on MA-10 Leydig tumor cells. Reprod Toxicol, 2001, 15:171–187.

[85] Fiandanese N, Borromeo V, Berrini A, et al. Maternal exposure to a mixture of di(2-ethylhexyl) phthalate (DEHP) and polychlorinated biphenyls (PCBs) causes reproductive dysfunction in adult male mouse offspring. Reprod Toxicol, 2016, 65:123–132.

[86] Wolff MS, Engel SM, Berkowitz GS, et al. Prenatal phenol and phthalate exposures and birth outcomes. Environ Health Perspect, 2008, 116:1092–1097.

[87] Pant N, Pant A, Shukla M, et al. Environmental and experimental exposure of phthalate esters: the toxicological consequence on human sperm. Hum Exp Toxicol, 2011, 30:507–514.

[88] Desdoits-Lethimonier C, Albert O, Le Bizec B, et al. Human testis steroidogenesis is inhibited by phthalates. Hum Reprod, 2012, 27:1451–1459.

[89] Hauser R, Sokol R. Science linking environmental contaminant exposures with fertility and reproductive health impacts in the adult male. Fertil Steril, 2008, 89:e59–65.

[90] Duty SM, Silva MJ, Barr DB, et al. Phthalate exposure and human semen parameters. Epidemiology, 2003, 14:269–277.

[91] Hauser R, Meeker JD, Singh NP, et al. DNA damage in human sperm is related to urinary levels of phthalate monoester and oxidative metabolites. Hum Reprod, 2007, 22:688–695.

[92] Duty SM, Calafat AM, Silva MJ, et al. The relationship between environmental exposure to phthalates and computer-aided sperm analysis motion parameters. J Androl, 2004, 25:293–302.

[93] Hauser R, Meeker JD, Duty S, et al. Altered semen quality in relation to urinary concentrations of phthalate monoester and oxidative metabolites. Epidemiology, 2006, 17:682–691.

[94] Liu L, Bao H, Liu F, et al. Phthalates exposure of Chinese reproductive age couples and its effect on male semen quality, a primary study. Environ Int, 2012, 42:78–83.

[95] Meeker JD, Calafat AM, Hauser R. Urinary metabolites of Di(2-ethylhexyl) phthalate are associated with decreased. J Androl, 2009, 30:287–297.

[96] Kay VR, Bloom MS, Foster WG. Reproductive and developmental effects of phthalate dies ters in males. Crit Rev Toxicol, 2014, 44:467–498.

[97] Rusyn I, Peters JM, Cunningham ML. Modes of action and species-specifc effects of di-(2-ethylhexyl)phthalate in the liver. Crit Rev Toxicol, 2006, 36:459–479.

[98] Conder JM, Hoke RA, De Wolf W, et al. Are PFCAs bioaccumulative? A critical review and comparison with regulatory criteria and persistent lipophilic compounds.Environ Sci Technol, 2008, 42:995–1003.

[99] Steenland K, Zhao L, Winquist A. A cohort incidence study of workers exposed to perfuorooctanoic acid (PFOA). Occup Environ Med, 2015, 72:373–380.

[100] Biegel LB, Liu RCM, Hurtt ME, et al. Effects of ammonium Perfuorooctanoate on Leydig-cell function: in vitro, in vivo, and ex vivo studies. Toxicol Appl Pharmacol, 1995, 134:18–25.

[101] Shi Z, Zhang H, Liu Y, et al. Alterations in gene expression and testosterone synthesis in the testes of male rats exposed to Perfuorododecanoic acid. Toxicol Sci, 2007, 98:206–215.

[102] Wan HT, Zhao YG, Wong MH, et al. Testicular signaling is the potential target of Perfuorooctanesulfonate-mediated subfertility in male Mice1. Biol Reprod, 2011, 84:1016–1023.

[103] Zhang H, Lu Y, Luo B, et al. Proteomic analysis of mouse testis reveals perfuorooctanoic acid-induced reproductive dysfunction via direct disturbance of testicular steroidogenic machinery. J Proteome Res, 2014, 13:3370–3385.

[104] Kang JS, Choi JS, Park JW. Transcriptional changes in steroidogenesis by perfuoroalkyl acids (PFOA and PFOS) regulate the synthesis of sex hormones in H295R cells. Chemosphere, 2016, 155:436–443.

[105] López-Doval S, Salgado R, Pereiro N, et al. Perfuorooctane sulfonate effects on the reproductive axis in adult male rats. Environ Res, 2014, 134:158–168.

[106] Pereiro N, Moyano R, Blanco A, et al. Regulation of corticosterone secretion is modifed by PFOS exposure at different levels of the hypothalamic–pituitary–adrenal axis in adult male rats. Toxicol Lett, 2014, 230:252–262.

[107] Qiu L, Zhang X, Zhang X, et al. Sertoli cell is a potential target for perfuorooctane sulfonate-induced reproductive dysfunction in male mice. Toxicol Sci, 2013, 135:229–240.

[108] Jensen AA, Leffers H. Emerging endocrine disrupters: perfuoroalkylated substances. Int J Androl, 2008, 31:161–169.

[109] Zhang Y, Beesoon S, Zhu L, et al. Biomonitoring of perfuoroalkyl acids in human urine and estimates of biological half-life. Environ Sci Technol, 2013, 47:10, 619–627.

[110] López-Doval S, Salgado R, Lafuente A. The expression of several reproductive hormone receptors can be modifed by perfuorooctane sulfonate (PFOS) in adult male rats. Chemosphere, 2016, 155:488–497.

[111] Šabović I, Cosci I, De Toni L, et al. Perfuoro-octanoic acid impairs sperm motility through the alteration of plasma membrane. J Endocrinol Investig, 2020, 43(5):641–652.

[112] Olsen GW, Lange CC, Ellefson ME, et al. Temporal trends of Perfuoroalkyl concentrations in American red cross adult blood donors, 2000–2010. Environ Sci Technol, 2012, 46:6330–6338.

[113] Raymer JH, Michael LC, Studabaker WB, et al. Concentrations of perfuorooctane sulfonate (PFOS) and perfuorooctanoate (PFOA) and theirassociations with human semen quality measurements. Reprod Toxicol, 2012, 33:419–427.

[114] Kubwabo C, Kosarac I, Lalonde K. Determination of selected perfuorinated compounds and polyfuoroalkyl phosphate surfactants in human milk. Chemosphere, 2013, 91:771–777.

[115] Kim S, Choi K, Ji K, et al. Trans-placental transfer of thirteen Perfuorinated compounds and relations with fetal thyroid hormones. Environ Sci Technol, 2011, 45:7465–7472.

[116] Skakkebaek NE, Rajpert-De Meyts E, Main KM. Testicular dysgenesis syndrome: an increasingly common developmental disorder with environmental aspects. Hum Reprod, 2001, 16:972–978.

[117] Vested A, Ramlau-Hansen CH, Olsen SF, et al. Associations of in utero exposure to perfuorinated alkyl acids with human semen quality and reproductive hormones in adult men. Environ Health Perspect, 2013, 121:453–458.

[118] Ingelido AM, Abballe A, Gemma S, et al. Biomonitoring of perfuorinated compounds in adults exposed to contaminated drinking water in the Veneto region, Italy. Environ Int, 2018, 110:149–159.

[119] Joensen UN, Bossi R, Leffers H, et al. Do Perfuoroalkyl compounds impair human semen quality? Environ Health Perspect, 2009, 117:923–927.

[120] Louis GMB, Chen Z, Schisterman EF, et al.Perfuorochemicals and human semen quality: the LIFE study. Environ Health Perspect, 2015, 123:57–63.

[121] Toft G, Jönsson BAG, Lindh CH, et al. Exposure to perfuorinated compounds and human semen quality in arctic and European populations. Hum Reprod, 2012, 27:2532–2540.

[122] Specht IO, Hougaard KS, Spanò M, et al. Sperm DNA integrity in relation to exposure to environmental perfuoroalkyl substances—a study of spouses of pregnant women in three geographical regions. Reprod Toxicol, 2012, 33(4):577–583.

[123] Governini L, Guerranti C, De Leo V, et al. Chromosomal aneuploidies and DNA fragmentation of human spermatozoa from patients exposed to perfuorinated compounds. Andrologia, 2015, 47:1012–1019.

[124] La Rocca C, Alessi E, Bergamasco B, et al. Exposure and effective dose biomarkers for perfuorooctane sulfonic acid (PFOS) and perfuorooctanoic acid (PFOA) in infertile subjects: preliminary results of the PREVIENI project. Int J Hyg Environ Health, 2012, 215:206–211.

[125] La Rocca C, Tait S, Guerranti C, et al. Exposure to endocrine disruptors and nuclear receptors gene expression in infertile and fertile men from Italian areas with different environmental features. Int J Environ Res Public Health, 2015, 12:12426–13445.

[126] Foresta C, Tescari S, Di Nisio A. Impact of perfuorochemicals on human health and reproduction: a male's perspective. J Endocrinol Investig, 2018, 41(6):639–645.

[127] Di Nisio A, Sabovic I, Valente U, et al. Endocrine disruption of androgenic activity by perfuoroalkyl substances: clinical and experimental evidence. J Clin Endocrinol Metab, 2019, 104(4):1259–1271.

[128] Sifakis S, Androutsopoulos VP, Tsatsakis AM, et al. Human exposure to endocrine disrupting chemicals: effects on the male and female reproductive systems. Environ Toxicol Pharmacol, 2017, 51:56–70.

从遗传学到表观遗传学：男性生殖相关新见解

第 **3** 章

Marica Franzago, Liborio Stuppia

3.1 引言（男性不育的遗传与表观遗传学病因）

男性不育症已在世界范围内引起越来越多的关注，不同地域育龄期男性不育的发生率为 9%~15%[1-4]。尽管有众多方法研究这种疾病，但迄今为止，仍有 30%~40% 的男性不育病因不明，被称作"特发性男性不育症"[5]。过去几十年中，男性不育的遗传学病因备受关注。然而如今在相当数量的病例中，男性不育仅确认的一些遗传病因是在非梗阻性无精子症或严重少精子症病例中发现的 47，XXY 核型和 Yq 微缺失[6-7]，以及在梗阻性无精子症患者中发现的 *CFTR* 基因突变。随着二代测序技术的应用，男性不育患者中也检测到了其他基因的遗传变异[8-9]。然而，男性不育患者中基因突变的发病率不超过 25%。在这种情况下，需要多途径寻找男性不育症的病因。这个领域一个非常有意义的研究

M. Franzago

Department of Medicine and Aging, School of Medicine and Health Sciences, "G. d'Annunzio" University, Chieti-Pescara, Italy

Center for Advanced Studies and Technology (CAST), "G. d'Annunzio" University, Chieti-Pescara, Italy

L. Stuppia (✉)

Center for Advanced Studies and Technology (CAST), "G. d'Annunzio" University, Chieti-Pescara, Italy

Department of Psychological, Health and Territorial Sciences, School of Medicine and Health Sciences, "G. d'Annunzio" University, Chieti-Pescara, Italy

e-mail: liborio.stuppia@unich.it

C. Foresta, D. Gianfrilli (eds.), Pediatric and Adolescent Andrology, Trends in Andrology and Sexual Medicine, https://doi.org/10.1007/978-3-030-80015-4_3

课题是表观遗传学，即环境因素对基因表达的影响。表观遗传学由 Conrad Waddington 在 20 世纪 40 年代首次提出[10]，定义为研究非 DNA 序列变化的情况下，特定基因的功能发生了减数分裂和（或）有丝分裂可遗传的变化[11]。表观遗传效应与精子基因表达的关系可以概括如下：①已知多种环境因素，包括心理压力，能够影响男性的生育能力，而所有这些因素都可能通过表观遗传机制发挥作用；②精子是极少数可以直接在疾病涉及的细胞中分析表观遗传修饰的人类组织之一；③表观遗传修饰可以遗传给后代，这可能给后代带来先天性或晚发性疾病风险；④表观遗传修饰是可逆的，因此在个体化治疗方案中，尤其是接受辅助生殖技术（ART）方案的男性患者中，它是一个非常好的选择。

本章我们将综述表观遗传学在男性生育中的最新研究进展，强调由跨代传递的表观遗传修饰所产生的可能风险及其在治疗不育男性中的前景。

3.2 表观遗传学的分子基础

DNA 甲基化、组蛋白修饰和非编码小 RNA 是主要的表观遗传学标志[12]。这些机制在涉及染色质结构的许多生物学过程中起着重要作用，并与生殖生物学领域密切相关。

基因表达的主要调节因子是 DNA 甲基化。它是一个动态过程，在 CpG 位点内的胞嘧啶的第 5 个碳原子上添加一个甲基，从而形成 5- 甲基胞嘧啶。这些二核苷酸聚集在不同甲基化区域（DMR），通常位于基因调控区域（如启动子）附近[13]。在大多数情况下，高甲基化抑制基因表达，阻止转录因子和 DNA 聚合酶的募集。DNA 甲基化受 DNA 甲基转移酶（DNMT）和去甲基化途径的酶的控制，如 10~11 转位酶（TET）、胸腺嘧啶 –DNA– 糖基化酶（TDG）和 DNA 碱基切除修复（BER）[14]。DNMT 有两种类型，即 DNMT1 和 DNMT3a-DNMT3b。DNMT1 主要在 DNA 复制后起维持新合成链的甲基化的作用。DNMT3a-DNMT3b 则参与早期胚胎发生中特定染色体区域的从头甲基化。胞嘧啶甲基化也可发生在非 CpG 位点（CpA、CpT、CpC）。虽然这些变体的意义尚不清楚，但它们发生在特定的细胞类型中，如多能干细胞、卵母细胞、神经元和胶质细胞[15]。第二种表观遗传标志为核心组蛋白（H2A、H2B、H3、H4）的氨基末端尾部的翻译后修饰（包括甲基化、乙酰化、类泛素化和磷酸化）。它们易被许多不同的酶诱导和去除，增加或减少转录元件（如增强子或抑制子）对 DNA 的结合[16]。组蛋白上可发生一种或者多种不同的修饰，依次或协同起作用，这种基因调控系统被称为"组蛋白密码"[17]。通常，甲基化发生在组蛋白 H3 和 H4 特定的赖氨酸（K）和精氨酸（A）残基上，是激活和抑制转录的关键调节因子。例如，H3K4 和 H3K36 的甲基化通常被认为是激活标记，而发生在 H3K9、H3K27 和 H4K20 的甲基化则被认为是抑制标记。赖氨酸残基的乙酰化和去乙酰化也是重要的组蛋白修饰。它们通过组蛋白乙酰转移酶（HAT）和组蛋白去乙酰化酶（HDAC）的联合作用来改变染色质的构象。乙酰化与染色质凝缩有关并启动转录。相反，赖氨酸去乙酰化导致染色质凝缩，使基因转录失活。此外，丝氨酸磷酸化与有转录活性的染色质有关，因为它的发生先于赖氨酸乙酰化[18]。

最后，不同的短链非编码 RNA，例如小干扰 RNA（siRNA，19~24 pb）、微小 RNA（miRNA，19~24 pb）、piwi 相互作用 RNA（piRNA，26~31 pb）和长链非编码 RNA（lncRNA，一般 > 200 pb）等[19-20]。这些非编码 RNA 不编码功能蛋白，但可调节编码基因的基因表达以控制细胞分化。表观遗传调控的一个特征是基因组印迹，包括约 150 个印迹基因，这些基因仅由两个亲本等位基因其中之一表达。基因组印记通过两个亲本等位基因表达之间的良好平衡来决定基因的转录率，这种平衡在配子体形成期间建立并终身保持。每个父本和母本等位基因都含有不同的 DMR，这些 DMR 位于影响基因表达的印迹基因附近。已知多种疾病与此过程的异常有关，如普拉德 - 威利（Prader-Willi）综合征（PWS）、安格尔曼（Angelman）综合征（AS）、贝 - 维（Beckwith-Wiedemann）综合征和拉塞尔 - 西尔弗（Russell-Silver）综合征[21]。

3.3 表观遗传学与人类精子发生

精子发生是一个高度复杂和精密调控的过程，是由精原干细胞分化为精子的生物学过程。成熟精子进入睾丸管腔需要经历 3 种不同的转变：①从有丝分裂的精原细胞到精母细胞；②从减数分裂的精母细胞到精子细胞；③从精子细胞到成熟精子（精子变形）。精子发生大约需要 74 d，而正常男性每天产生 1.5 亿 ~2.75 亿个精子[22]。

在精子发生的不同步骤中，基因表达在转录、转录后和表观遗传水平上受到精密调控。在精子发生过程中，由于 90%~95% 的组蛋白被富含精氨酸的鱼精蛋白替代，导致 DNA 紧缩，因此染色质进一步凝缩。精子染色质的鱼精蛋白化能够保证精核核心的高度稳定性，提高精子活力，保护精子基因组免受氧化和女性生殖系统中有害分子的侵害，以及抑制精子 DNA 的转录活性[23]。这一过程是精子中基因表达调控的表观遗传学机制的首个例子。在组蛋白 – 鱼精蛋白转变的第一步，组蛋白高乙酰化使染色质结构松散，从而过渡蛋白（TP1 和 TP2）替换组蛋白[24]。第二步发生在长形精子中，过渡蛋白被精蛋白取代[25]。成熟精核中存在两种类型的鱼精蛋白，且在可育男性中鱼精蛋白 P1/P2 比值为 1，而 P1/P2 比值对男性生育能力至关重要。事实上，精子鱼精蛋白表达的变化和比例紊乱与染色质凝缩不足、DNA 碎片化增加及精子参数（如活力和计数）的改变有关[26-28]。此外，在整个精子发生过程中，精子细胞发生 DNA 甲基化的重要修饰事件。事实上，DNA 甲基化消除后又会在减数分裂之前从头甲基化。在粗线期精母细胞阶段，DNA 从头甲基化的过程中 DNMT3A/B 也通过辅助因子 DNMT3L 的活性被募集。然后，DNMT1 负责甲基化谱的维持。此外，组蛋白修饰的动态变化可以改变 DNA 对转录因子的可及性，对精子发生和早期胚胎发生至关重要[29]。精原干细胞中 H3K4 的甲基化通常是向精母细胞分化的必要条件，而在减数分裂期间 H3K4 的甲基化减少，促进 DNA 沉默。H3K9 和 H3K27 的甲基化水平在减数分裂过程中增加，而 H3K9 的甲基化在精子发生开始时被去除，促进基因激活[30]。组蛋白甲基转移酶（HMT）和组蛋白去甲基化酶（HDM）等特定酶调节这些甲基化修饰。此外，H3 和 H4 赖氨酸乙酰化和去乙酰化的发生由 HAT 和 HDAC 所介导。特别是 H3 和 H4 赖氨酸乙酰化在雄性生殖干细胞中修饰水平高，但在减数分裂过程中被去乙酰化[30]。此外，在长形精子中，H4 赖氨酸重新乙酰化在组蛋白 – 鱼精蛋白替换中起至关重要的作用[24]。

精子中含有许多特殊的 RNA，包括 mRNA、miRNA、piRNA 和转运 RNA 片段（tRNA）。它们是男性不育的标志物，特别是与精子变形有关[30]。成熟精子的 RNA 有效载荷的生物成因研究是一个正被深入研究的领域，因为 RNA 有助于胚胎发育，但迄今为止，这一过程尚未完全阐明[31]。最近的研究表明，精子携带附睾体细胞来源的 RNA，这表明在雄性哺乳动物中，体细胞 – 生殖细胞 RNA 转移是通过囊泡运输完成的[31-32]。在精子发生的每个阶段可能发生的异常表观遗传重编程不仅会影响男性生育能力和体外受精（IVF）结局，还会影响胚胎和后代健康[33-34]。

3.4 精子表观遗传修饰的影响因素

在精子发生过程中研究表观遗传修饰的一个重要问题与能够诱导这些变化的外部因素有关（图 3.1）。在过去的 10 年，人们越来越关注两个可能导致表观遗传改变的主要因素的研究，即父亲的生活方式和所暴露的环境因素。

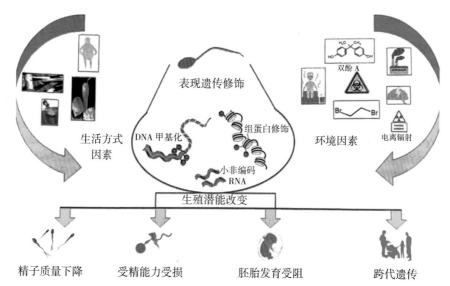

图 3.1　环境因素和生活方式诱导的表观遗传修饰，可导致精子发生失败以及胚胎发育和后代表型的改变

3.4.1　生活方式（饮食、运动、肥胖、吸烟）

长期的研究已经证明，男性伴侣超重、肥胖或重度吸烟的夫妇不孕不育的风险会增加[35-38]。目前已经明确的是，围生期不良的生活方式（不健康饮食、缺乏运动、吸烟和酗酒）不仅会导致精子发生缺陷，还会导致反复着床失败、流产、早产和先天性畸形[39]。这些结果提示，外源性物质可以通过异常的表观遗传调控对男性个体生殖等健康状况产生不利影响[40-41]。

精子表观基因组对环境和生活方式的压力有动态反应，但迄今为止，外源因素对表观遗传重编程的影响程度尚不清楚[42]。多项动物研究已经证明，精子表观基因组可能对饮食因素有响应，而近期几项研究证实了这种相关性也在人类中存在。事实上，与正常体重的男性相比，肥胖男性更容易受到少精子症的困扰[43-44]，他们也被确定为精子中独特表观遗传标记的携带者，特别是在控制大脑发育和功能的基因上[45]。此外，胃分流术（GBP）诱导的体重减轻导致精子表观基因组渐进式修饰。手术 1 周后，包括参与食欲中枢控制的 1500 个基因的表观遗传状态发生修饰，而 1 年后约 3000 个基因被修饰。此外，男性肥胖与精子中印迹基因（生长效应因子）调控区域的 DNA 甲基化改变之间的联系在早期胚胎发育和胎儿生长中起着重要作用[42]。

饮酒也与精液参数的恶化有关[46-47]。已有研究证明酒精可降低精子中的甲基转移酶活性，从而导致精子 DNA 中正常高甲基化印迹区域的去甲基化[48]。

此外，连续补充 3 个月的叶酸和维生素 C、维生素 E、番茄红素、锌和硒等抗氧化剂能改善不育男性的精子质量，并增加精子 DNA 甲基化[49]。这些结果强调需要进一步研究，来明确不健康饮食的一些有害后果是否可以通过特定的个体化营养调整来改善[50]。

吸烟对精子数量、活力和形态的负面影响已被揭示[51]。其原因可能是精子 DNA 甲基化模式的改变[52]，以及参与介导细胞死亡和凋亡途径的精子 miRNA 的表达[53]。

人类中的新兴证据表明，体育锻炼也会影响精子细胞的表观遗传模式。事实上，为期 3 个月的耐力训练干预改变了精神分裂症、帕金森病、宫颈癌和白血病等多种疾病相关基因的甲基化[54]。同样，在 6 周耐力运动干预前后及 3 个月不进行运动后收集的精子中发生了 DNA 甲基化改变[55]。综上所述，这些结果表明，通过改变生活方式能够为不育男性提供治疗机会，特别是表观遗传修饰的可塑性可能为今后制定提高人类精子质量的干预手段提供靶点。事实上，由于精子形成过程在几周内完成，一段时间的个人生活方式护理可以恢复精子的生理表观遗传标记[56]。

3.4.2 环境因素（内分泌干扰物、心理压力、污染、高温、毒素、电离辐射）

高温、心理压力、污染、毒素和电离辐射等环境因素，已被证明会影响精子的表观遗传状态。

在动物模型中，已证明高温可以改变父系基因组的 DNA 甲基化编程[57-58]。特别是高于 65℃的高温引起的精子染色质中 H3K27me3 的变化可能会降低胚胎着床率[57]。有人提出精索静脉曲张（一种导致睾丸温度升高的疾病）可以诱导精子 DNA 甲基化的改变，从而解释了它对精子发生的潜在负面影响[59-60]。

在精子正常的受试者中，长时间暴露在桑拿环境中会对精子发生产生显著且可逆的影响。这些影响包括精子参数、线粒体功能和精子 DNA 包装的改变。此外，持续的桑拿环境暴露会导致复杂的基因反应，包括热应激和缺氧相关基因的表达[61]。

另一个能够诱导生殖细胞表观遗传修饰的环境因素是心理应激，这是一个众所周知的降低男性生育能力的因素[62]。基于这一观点，动物和人类的数据表明，暴露在早期生活应激中，如虐待和（或）功能失调的家庭行为，会改变特定的精子 miRNA 家族的表达[63]。

附睾小体领域的近期研究结果，进一步增加了我们对应激和精子功能关系的认识。附睾小体是附睾体 – 精子间通信的媒介，是附睾体释放的小的膜结合囊泡。这些囊泡包裹着大量的 miRNA，其中大部分代表了精子的 miRNA 特征。这些囊泡现在被认为是促进表观遗传信息转移到精子的候选载体[32]。父亲暴露于不同应激后，可能会扰动附睾小体装载的 miRNA[64-66]。然而，有必要进一步研究附睾体如何通过对环境信号做出反应来改变附睾小体装载的 miRNA 分子。

众所周知，辐射暴露是男性不育的一个非常强相关的风险因素。例如，童年罹患癌症并接受了放射治疗的男性的精子 DNA 碎片指数升高，在生育方面出现负面结果的风险增加[67]。然而，关于职业辐射暴露与生育风险和生殖结局之间联系的数据有限[68-69]。从这方面来看，重要的是要强调电离辐射也应被视作表观遗传修饰的风险因素[70]。

其他的暴露物，如环境化学品，包括重金属（镉、砷、镍、铬、甲基汞）、过氧化物酶体增殖物（三氯乙烯、二氯乙酸、三氯乙酸）、空气污染物（颗粒物、炭黑、苯）及内分泌干扰 / 生殖毒性物质（双酚 A、己烯雌酚、持久性有机污染物、二噁英），已在实验和流行病学研究中被证明可以改变表观遗传学通路[71]。内分泌干扰物或其代谢产物通过下丘脑—垂体轴和睾丸干扰精子发生已广为人知[42,72-75]。内分泌干扰物可能通过与激素受体的直接相互作用或通过表观遗传和细胞周期调节作用模式，干扰男性和女性的生殖系统[76]。例如，暴露于制造食品、饮料容器及牙科复合材料等聚碳酸酯塑料和环氧树脂产品中的双酚 A（BPA），与抗雄激素 / 抗雌激素作用和精液参数不良有关[77]。暴露于这种环境化合物可以通过影响精子发生过程中的 DNA 羟甲基化而影响基因表达，从而降低人类精子质量[78]。其他研究证明，长期暴露于二溴二乙烯（用作熏蒸剂和汽油）与精子数量减少、形态和活力改变有关[79-80]。根据动物模型中的证据推测，这种影响可能是由于二溴化乙烯与组蛋白结合，扰乱了 DNA 的包装[81]。

空气污染与空气中一氧化碳（CO）、二氧化氮（NO_2）、二氧化硫（SO_2）、臭氧、铅（Pb）和颗粒物（PM）含量的增加有关，特别是空气中含有多种内分泌干扰物。暴露在特定的空气污染物中会改变精子 DNA 的完整性[82-84]。值得一提的是，空气污染暴露对精子发生的损害，特别是其遗传毒性效应和表观遗传改变需要进一步研究[71,85]。与对照组相比，暴露在钢铁厂空气中的小鼠表现出种系突变、DNA 损伤和整体高甲基化，而这种表观遗传标记在离开环境暴露后仍然存在[86]。在人类中的后续研究应聚焦于阐明有毒化合物暴露可能影响精子 DNA 损伤和表观遗传修饰从而影响生育能力的潜在分子机制，并进一步明确由空气污染物导致的 DNA 甲基化改变是否会跨代遗传。

3.5 跨代遗传

精子 DNA 表观遗传修饰最出人意料的特征之一是，一些表观遗传修饰可以在受精后的受精卵中保留下来，并且可以逃避胚胎发育过程中发生的表观遗传重编程。然而直到几年前，表观遗传修饰传递给后代的唯一例子被证明是与妊娠期间母亲的环境暴露有关。然而，最近有证据表明，父亲接触毒素、压力、营养及其他因素也可能在跨代表观遗传中发挥关键作用[87]。换句话说，父亲的生活经历可能通过种系传递给后代，甚至可能以精子 DNA 的表观遗传修饰的形式传递给后代。这使一些作者提出"父系暴露组学"的新术语，作为源自父系影响的后代健康和疾病的起源（父系健康和疾病的起源，POHaD）[50]。

3.6 辅助生殖技术（ART）

ART 孕育后代的表观遗传修饰在动物模型和人类中都有大量的记录[88]。最常引起这种影响的原因之一是 ART 在诱导排卵、卵子操作和胚胎培养方面导致的技术压力[89-93]。

尤其是对绵羊和牛，ART 过程中的体外培养条件在"胎儿过大综合征（LOS）"中起到至关重要的作用[94-96]。然而，由于精子发生产生缺陷的雄性精子中 DNA 甲基化发生变化，在 ART 中使用这些表观遗传缺陷的配子也可能是胚胎表观遗传改变的原因[97-98]。

最近，大量研究证实了在 ART 产生的后代中存在可能与表观遗传机制相关的改变[99-101]。Liu 等人证实了 ART 人群在儿童时期心脏收缩和舒张功能的显著变化，并提示 ART 会导致儿童早发性心肌改变的风险增加[99]。Guo 等人证实了 ART 人群有心血管功能障碍的风险，他们发现试管婴儿在 1~22 岁时的血压升高具有统计学意义[100]。Kosteria 等人通过分析卵胞质内单精子注射（ICSI）后出生的儿童的蛋白质组学特征，也提出了心脏代谢疾病的风险会增加的观点[101]。目前，尚未明确证明 ART 儿童患神经发育障碍疾病，包括孤独症谱系障碍（ASD）的风险增加[102]。

这些数据提出了关于 ART 带来的长期健康影响的问题，其中主要是关于代谢综合征、2 型糖尿病、心血管疾病（CVD）和不孕不育症的发生风险。然而，需要进行大规模的流行病学研究，以明确 ART 产生的后代面临罹患终身疾病的风险是否增加，以及这一过程的基础是否为表观遗传机制[103-104]。

3.7 结 论

关于表观遗传修饰在男性生殖中的作用的研究数量已有惊人的增长，揭示了这种改变在个体及其后代的整个生命周期中产生许多意想不到的可能后果。

精子表观遗传特征和 ART 临床结局之间的联系是该领域最有趣的课题之一。事实上，无论是在配子中鉴定表观遗传标记，还是在开发旨在诱导表观遗传改变可逆性的新治疗策略方面，男性都比女性更适合 [45,49,56]。由于精子发生在几周内完成，并且已经在肥胖男性中证明了精子 DNA 的表观遗传模式可以在短时间内恢复，这表明几个月的个人生活方式的护理能改善男性配子的质量。这种方法的有效性可以通过对治疗前后的精子样本进行简单的分析来评估。因此，个体化的营养调整和对男性生活方式的特别关注，可能是预防和恢复由不健康的生活方式或暴露于环境因素引起的表观遗传改变的一种有效且价廉的方案 [105]。

参考文献

[1] Geelhoed DW, Nayembil D, Asare K, et al. Infertility in rural Ghana. Int J Gynaecol Obstet, 2002, 79(2):137–142. https://doi.org/10.1016/S0020-7292(02)00237-0.

[2] Klemetti R, Raitanen J, Sihvo S, et al. Infertility, mental disorders and wellbeing—a nationwide survey. Acta Obstet Gynecol Scand, 2010, 89(5):677–682. https://doi.org/10.3109/00016341003623746.

[3] Louis JF, Thoma ME, Sørensen DN, et al. The prevalence of couple infertility in the United States from a male perspective: evidence from a nationally representative sample. Andrology, 2013,1:741–748. https://doi.org/10.1111/j.2047-2927.2013.00110.x.

[4] Datta J, Palmer MJ, Tanton C, et al. Prevalence of infertility and help seeking among 15000 women and men. Hum Reprod, 2016, 31:2108–2118. https://doi.org/10.1093/humrep/dew123.

[5] Katz DJ, Teloken P, Shoshany O. Male infertility—The other side of the equation. Aust Fam Physician, 2017, 46(9):641–646.

[6] Stuppia L, Gatta V, Antonucci I, et al. Genetic testing in couples undergoing assisted reproduction technique protocols. Expert Opin Med Diagn, 2009, 3(5):571–583(2009-07-29). https://doi.org/10.1517/17530050902970986.

[7] Thirumavalavan N, Gabrielsen JS, Lamb DJ. Where are we going with gene screening for male infertility? Fertil Steril, 2019, 111(5):842–850. https://doi.org/10.1016/j.fertnstert.2019.03.036. Review.

[8] Fenz Araujo T, Friedrich C, Paiva Grangeiro CH, et al. Sequence analysis of 37 candidate genes for male infertility: challenges in variant assessment and validating genes. Andrology, 2019, https://doi.org/10.1111/andr.12704.

[9] Tüttelmann F, Ruckert C, Röpke A. Disorders of spermatogenesis: perspectives for novel genetic diagnostics after 20 years of unchanged routine. Med Genet, 2018, 30(1):12–20(2018-02-26). https://doi.org/10.1007/s11825-018-0181-7.

[10] Waddington CH. The epigenotype. Endeavour, 1942, 1:18–20(2011-12-20).https://doi.org/10.1093/ije/dyr184.

[11] Riggs AD, Matienssen RA, Russo VEA. Introduction//Epigenetic mechanisms of gene regulation.

Cold Spring Harbour, NY: Cold Spring Harbour Laboratory Press, 1996:1–4.

[12] Holliday R. Epigenetics: a historical overview. Epigenetics, 2006, 1:76–80. https://doi.org/10.4161/epi.1.2.2762.

[13] Uysal F, Akkoyunlu G, Ozturk S. DNA methyltransferases exhibit dynamic expression during spermatogenesis. Reprod Biomed Online, 2016, 33:690–702. https://doi.org/10.1016/j.rbmo.2016.08.022.

[14] Kohli RM, Zhang Y. TET enzymes, TDG and the dynamics of DNA demethylation. Nature, 2013, 502(7472):472–479. https://doi.org/10.1038/nature12750.

[15] Patil V, Ward RL, Hesson LB. The evidence for functional non-CpG methylation in mammalian cells. Epigenetics, 2014, 9(6):823–828(2014-04-09). https://doi.org/10.4161/epi.28741.

[16] Kouzarides T. Chromatin modifcations and their function. Cell, 2007, 128(4):693–705. https://doi.org/10.1016/j.cell.2007.02.005.

[17] Strahl BD, Allis CD. The language of covalent histone modifcations. Nature, 2000, 403(6765):41–45. https://doi.org/10.1038/47412.

[18] Jenuwein T, Allis CD. Translating the histone code. Science, 2001, 293:1074–1080.

[19] Dadoune JP. Spermatozoal RNAs: what about their functions? Microsc Res Tech, 2009, 72:536–551. https://doi.org/10.1002/jemt.20697.

[20] Wei JW, Huang K, Yang C, Kang et al. Non-coding RNAs as regulators in epigenetics (review). Oncol Rep, 2017, 37(1):3–9(2016-12-08). https://doi.org/10.3892/or.2016.5236.

[21] Butler MG. Genomic imprinting disorders in humans: a mini-review. J Assist Reprod Genet, 2009, 26:477–486. https://doi.org/10.1007/s10815-009-9353-3.

[22] Neto FT, Bach PV, Najari BB, et al. Spermatogenesis in humans and its affecting factors. Semin Cell Dev Biol, 2016, 59:10–26(2016-04-30). https://doi.org/10.1016/j.semcdb.2016.04.009.

[23] Rathke C, Baarends WM, Awe S, et al. Chromatin dynamics during spermiogenesis. Biochim Biophys Acta, 1839, 2014:155–168. https://doi.org/10.1016/j.bbagrm.2013.08.004.

[24] Sonnack V, Failing K, Bergmann M, et al. Expression of hyperacetylated histone H4 during normal and impaired human spermatogenesis. Andrologia, 2002, 34:384–390. https://doi.org/10.1046/j.1439-0272.2002.00524.x.

[25] Meistrich ML, Mohapatra B, Shirley CR, et al. Roles of transition nuclear proteins in spermiogenesis. Chromosoma, 2003, 111:483–488.

[26] Carrell DT, Liu L. Altered protamine 2 expression is uncommon in donors of known fertility, but common among men with poor fertilizing capacity, and may refect other abnormalities of spermiogenesis. J Androl, 2001, 22:604–610. https://doi.org/10.1002/j.1939-4640.2001.tb02220.x.

[27] de Mateo S, Gázquez C, Guimerà M, et al. Protamine 2 precursors (Pre-P2), protamine 1 to protamine 2 ratio (P1/P2), and assisted reproduction outcome. Fertil Steril, 2009, 91:715–722. https://doi.org/10.1016/j.fertnstert.2007.12.047.

[28] Carrell DT. Epigenetics of the male gamete. Fertil Steril, 2012, 97:267–274. https://doi.org/10.1016/j.fertnstert.2011.12.036.

[29] Ge SQ, Li SL, Zhao ZH, et al. Epigenetic dynamics and interplay during spermatogenesis and embryogenesis: implications for male fertility and offspring health. Oncotarget, 2017, 8(32):53, 804–818. https://doi.org/10.18632/oncotarget.17479.

[30] Boissonnas CC, Jouannet P, Jammes H. Epigenetic disorders and male subfertility. Fertil Steril, 2013, 99:624–631. https://doi.org/10.1016/j.fertnstert.2013.01.124.

[31] Sharma U, Sun F, Conine CC, et al. Small RNAs are traffcked from the epididymis to developing mammalian sperm. Dev Cell, 2018, 46(4):481–494.e6. https://doi.org/10.1016/j.devcel.2018.06.023.

[32] Reilly JN, McLaughlin EA, Stanger SJ, et al. Characterisation of mouse epididymosomes

reveals a complex profile of microRNAs and a potential mechanism for modifcation of the sperm epigenome. Sci Rep, 2016, 6:31794. https://doi.org/10.1038/srep31794.

[33] Hammoud SS, Nix DA, Zhang H, et al. Distinctive chromatin in human sperm packages genes for embryo development. Nature, 2009, 460:473–478. https://doi. org/10.1038/nature08162.

[34] Stuppia L, Franzago M, Ballerini P, et al. Epigenetics and male reproduction: the consequences of paternal lifestyle on fertility, embryo development, and children lifetime health. Clin Epigenetics, 2015, 7:120. https://doi.org/10.1186/s13148-015-0155-4.

[35] Sallmén M, Sandler DP, Hoppin JA, et al. Reduced fertility among overweight and obese men. Epidemiology, 2006, 17(5):520–523. https://doi.org/10.1097/01. ede.0000229953.76862.e5.

[36] Nguyen RH, Wilcox AJ, Skjærven R, et al. Men's body mass index and infertility. Hum Reprod, 2007, 22(9):2488–2493. https://doi.org/10.1093/humrep/dem139.

[37] Ramlau-Hansen CH, Thulstrup AM, Aggerholm AS, et al. Is smoking a risk factor for decreased semen quality? A cross-sectional analysis. Hum Reprod, 2007, 22(1):188–196. https://doi. org/10.1093/humrep/del364.

[38] Ramlau-Hansen CH, Thulstrup AM, Nohr EA, et al. Subfecundity in overweight and obese couples. Hum Reprod, 2007, 22(6):1634–1637. https://doi.org/10.1093/ humrep/dem035.

[39] Steegers-Theunissen RPM, Twigt J, Pestinger V, et al. The periconceptional period, reproduction and long-term health of offspring: the importance of one-carbon metabolism. Hum Reprod Update, 2013, 19:640–655. https://doi.org/10.1093/humupd/dmt041.

[40] Alegría-Torres JA, Baccarelli A, Bollati V. Epigenetics and lifestyle. Epigenomics, 2011, 3:267–277. https://doi.org/10.2217/epi.11.22.

[41] Sharma R, Biedenharn KR, Fedor JM, et al. Lifestyle factors and reproductive health: taking control of your fertility. Reprod Biol Endocrinol, 2013, 11:66. https://doi.org/10.118 6/1477-7827-11-66.

[42] Soubry A, Guo L, Huang Z, et al. Obesity-related DNA methylation at imprinted genes in human sperm: results from the TIEGER study. Clin Epigenetics, 2016, 8:51. https://doi.org/10.1186/ s13148-016-0217-2.

[43] Sermondade N, Faure C, Fezeu L, et al. Obesity and increased risk for oligozoospermia and azoospermia. Arch Intern Med, 2012, 172(5):440–442. https://doi.org/10.1001/ archinternmed.2011.1382.

[44] Sermondade N, Faure C, Fezeu L, et al. BMI in relation to sperm count: an updated systematic review and collaborative meta-analysis. Hum Reprod Update, 2013, 19(3):221–231. https://doi. org/10.1093/humupd/dms050.

[45] Donkin I, Versteyhe S, Ingerslev LR, et al. Obesity and bariatric surgery drive epigenetic variation of spermatozoa in humans. Cell Metab, 2016, 23(2):369–378. https://doi.org/10.1016/ j.cmet.2015.11.004.

[46] Gaur DS, Talekar MS, Pathak VP. Alcohol intake and cigarette smoking: impact of two major lifestyle factors on male fertility. Indian J Pathol Microbiol, 2010, 53(1):35. https://doi. org/10.4103/0377-4929.59180.

[47] Jensen TK, Swan S, Jørgensen N, et al. Alcohol and male reproductive health: a cross-sectional study of 8344 healthy men from Europe and the USA. Hum Reprod, 2014, 29:1801–1809. https:// doi.org/10.1093/humrep/deu118.

[48] Ouko LA, Shantikumar K, Knezovich J, et al. Effect of alcohol consumption on CpG methylation in the differentially methylated regions of H19 and IG-DMR in male gametes: implications for fetal alcohol spectrum disorders. Alcohol Clin Exp Res, 2009, 33:1615–1627. https://doi. org/10.1111/j.1530-0277.2009.00993.x.

[49] Tunc O, Tremellen K. Oxidative DNA damage impairs global sperm DNA 21 methylation in

infertile men. J Assist Reprod Genet, 2009, 26:537–544. https://doi.org/10.1007/s10815-009-9346-2.

[50] Soubry A. POHaD: why we should study future fathers. Environ Epigenet, 2018, 4(2):dvy007(2018-04). https://doi.org/10.1093/eep/dvy007.

[51] Sharma R, Harlev A, Agarwal A, et al. Cigarette smoking and semen quality: a new meta-analysis examining the effect of the 2010 World Health Organization laboratory methods for the examination of human semen. Eur Urol, 2016, 70(4):635–645. https://doi.org/10.1016/j.eururo.2016.04.010.

[52] Jenkins TG, James ER, Alonso DF, et al. Cigarette smoking signifcantly alters sperm DNA methylation patterns. Andrology, 2017, 5(6):1089–1099(2017-09-26). https://doi.org/10.1111/andr.12416.

[53] Marczylo EL, Amoako AA, Konje JC, et al. Smoking induces differential miRNA expression in human spermatozoa: a potential transgenerational epigenetic concern? Epigenetics, 2012, 7:432–439. https://doi.org/10.4161/epi.19794.

[54] Denham J, O'Brien BJ, Harvey JT, et al. Genome-wide sperm DNA methylation changes after 3 months of exercise training in humans. Epigenomics, 2015, 7(5):717–731(2015-04-13). https://doi.org/10.2217/epi.15.29.

[55] Ingerslev LR, Donkin I, Fabre O, et al. Endurance training remodels sperm-borne small RNA expression and methylation at neurological gene hotspots. Clin Epigenetics, 2018, 10:12. https://doi.org/10.1186/s13148-018-0446-7.

[56] Franzago M, La Rovere M, Guanciali Franchi P, et al. Epigenetics and human reproduction: the primary prevention of the non-communicable diseases. Epigenomics, 2019.https://doi.org/10.2217/epi-2019-0163.

[57] Chao SB, Chen L, Li JC, et al. Defective histone H3K27 trimethylation modifcation in embryos derived from heated mouse sperm. Microsc microanal, 2012, 18:476–482. https://doi.org/10.1017/S1431927612000396.

[58] Rahman MB, Kamal MM, Rijsselaere T, et al. Altered chromatin condensation of heat-stressed spermatozoa perturbs the dynamics of DNA methylation reprogramming in the paternal genome after in vitro fertilisation in cattle. Reprod Fertil Dev, 2014, 26(8):1107–1116. https://doi.org/10.1071/RD13218.

[59] Tavalaee M, Bahreinian M, Barekat F, et al. Effect of varicocelectomy on sperm functional characteristics and DNA methylation. Andrologia, 2015, 47(8):904–909. https://doi.org/10.1111/and.12345.

[60] Garolla A, Torino M, Miola P, et al. Twenty-four hour monitoring of scrotal temperature in obese men and men with a varicocele as a mirror of spermatogenic function(2015-03-15). Hum Reprod, 2015, 30(5):1006–1013. https://doi. org/10.1093/humrep/dev057.

[61] Garolla A, Torino M, Sartini B, et al. Seminal and molecular evidence that sauna exposure affects human spermatogenesis. Hum Reprod, 2013, 28(4):877–885(2013-02-14). https://doi.org/10.1093/humrep/det020.

[62] Bhongade MB, Prasad S, Jiloha RC, et al. Effect of psychological stress on fertility hormones and seminal quality in male partners of infertile couples. Andrologia, 2015, 47(3):336–342(2014-03-26). https://doi.org/10.1111/and.12268.

[63] Dickson DA, Paulus JK, Mensah V, et al. Reduced levels of miRNAs 449 and 34 in sperm of mice and men exposed to early life stress. Transl Psychiatry, 2018, 8(1):101. https://doi.org/10.1038/s41398-018-0146-2.

[64] Pang TYC, Short AK, Bredy TW, et al. Transgenerational paternal transmission of acquired traits: stress-induced modifcation of the sperm regulatory transcriptome and offspring phenotypes. Curr

Opin Behav Sci, 2017, 14:140–147(2017-03-08). https://doi.org/10.1016/j. cobeha.2017.02.007.

[65] Hur SSJ, Cropley JE, Suter CM. Paternal epigenetic programming: evolving metabolic disease risk. J Mol Endocrinol, 2017, 58(3):R159–168(2017-01-18). https://doi.org/10.1530/JME-16-0236.

[66] Rowold ED, Schulze L, Van der Auwera S, et al. Paternal transmission of early life traumatization through epigenetics: do fathers play a role? Med Hypotheses, 2017, 109:59–64(2017-09-18). https://doi.org/10.1016/j.mehy.2017.09.011.

[67] Romerius P, Ståhl O, Moëll C, et al. Sperm DNA integrity in men treated for childhood cancer. Clin Cancer Res, 2010, 16(15):3843–3850. https://doi.org/10.1158/1078-0432.CCR-10-0140.

[68] Fischbein A, Zabludovsky N, Eltes F, et al. Ultramorphological sperm characteristics in the risk assessment of health effects after radiation exposure among salvage workers in Chernobyl. Environ Health Perspect, 1997, 105:1445–1449. https://doi.org/10.1289/ehp.97105s61445.

[69] Zhou DD, Hao JL, Guo KM, et al. Sperm quality and DNA damage in men from Jilin Province, China, who are occupationally exposed to ionizing radiation. Genet Mol Res, 2016, 15(1). https://doi.org/10.4238/gmr.15018078.

[70] Kumar D, Salian SR, Kalthur G, et al. Semen abnormalities, sperm DNA damage and global hypermethylation in health workers occupationally exposed to ionizing radiation. PLoS One, 2013, 8(7):e69927. https://doi.org/10.1371/journal.pone.0069927.

[71] Baccarelli A, Bollati V. Epigenetics and environmental chemicals. Curr Opin Pediatr, 2009, 21(2):243–251.

[72] Jeng HA, Yu L. Alteration of sperm quality and hormone levels by polycyclic aromatic hydrocarbons on airborne particulate particles. J Environ Sci Health A, 2008, 43(7): 675–681.

[73] Hammoud A, Carrell DT, Gibson M, et al. Decreased sperm motility is associated with air pollution in salt Lake City. Fertil Steril, 2010, 93: 1875–1879.

[74] Hammoud SS, Purwar J, Pfueger C, et al. Alterations in sperm DNA methylation patterns at imprinted loci in two classes of infertility. Fertil Steril, 2010, 94: 1728–1733.

[75] Anawalt BD. The silent spermatozoon: are man-made endocrine disruptors killing male fertility? Asian J Androl, 2013, 15:165–168. https://doi.org/10.1038/aja.2012.148.

[76] Sifakis S, Androutsopoulos VP, Tsatsakis AM, et al. Human exposure to endocrine disrupting chemicals: effects on the male and female reproductive systems. Environ Toxicol Pharmacol, 2017, 51:56–70(2017-03-06). https://doi.org/10.1016/j.etap.2017.02.024.

[77] Lassen TH, Frederiksen H, Jensen TK, et al. Urinary bisphenol A levels in young men: association with reproductive hormones and semen quality. Environ Health Perspect, 2014, 122:478–484. https://doi.org/10.1289/ehp.1307309.

[78] Zheng H, Zhou X, Li DK, et al. Genome-wide alteration in DNA hydroxymethylation in the sperm from bisphenol A-exposed men. PLoS One, 2017, 12:e0178535. https://doi.org/10.1371/journal.pone.0178535.

[79] Schrader SM, Turner TW, Ratcliffe JM. The effects of ethylene dibromide on semen quality: a comparison of short-term and chronic exposure. Reprod Toxicol (Elmsford, NY), 1988, 2:191–198.

[80] Bretveld R, Brouwers M, Ebisch I, et al. Infuence of pesticides on male fertility. Scand J Work Environ Health, 2007, 33(1):13–28.

[81] Amir D. The spermicidal effect of ethylene dibromide in bulls and rams. Mol Reprod Dev, 1991, 28:99–109. https://doi.org/10.1002/mrd.1080280116.

[82] Selevan SG, Borkovec L, Slott VL, et al. Semen quality and reproductive health of young Czech men exposed to seasonal air pollution. Environ Health Perspect, 2010, 108:887–894. https://doi.org/10.1289/ehp.00108887.

[83] Rubes J, Rybar R, Prinosilova P, et al. Genetic polymorphisms infuence the susceptibility of men to sperm DNA damage associated with exposure to air pollution. Mutat Res, 2010, 683:9–15. https://doi.org/10.1016/j.mrfmmm.2009.09.010.

[84] Radwan M, Jurewicz J, Polańska K, et al. Exposure to ambient air pollution—does it affect semen quality and the level of reproductive hormones? Ann Hum Biol, 2016, 43:50–56.

[85] Vecoli C, Montano L, Andreassi MG. Environmental pollutants: genetic damage and epigenetic changes in male germ cells. Environ Sci Pollut Res Int, 2016, 23(23):23, 339–348(2016-09-26). https://doi.org/10.1007/s11356-016-7728-4.

[86] Yauk C, Polyzos A, Rowan-Carroll A, et al. Germ-line mutations, DNA damage, and global hypermethylation in mice exposed to particulate air pollution in an urban/industrial location. Proc Natl Acad Sci USA, 2008, 105:605–610.

[87] Tollefsbol TO. Generational epigenetic inheritance//Tollefsbol TO, editor. Transgenerational epigenetics. Cambridge, MA: Academic Press, 2019:1–10.

[88] Canovas S, Ross PJ, Kelsey G. Coy PDNA methylation in embryo development: epigenetic impact of ART (assisted reproductive technologies). BioEssays, 2017:39. https://doi.org/10.1002/bies.201700106.

[89] Bowman P, McLaren A. Viability and growth of mouse embryos after in vitro culture and fusion. J Embryol Exp Morphol, 1970, 23:693–704.

[90] Roemer I, Reik W, Dean W, et al. Epigenetic inheritance in the mouse. Curr Biol, 1997, 7:277–280.

[91] Dean W, Bowden L, Aitchison A, et al. Altered imprinted gene methylation and expression in completely ES cell-derived mouse fetuses: association with aberrant phenotypes. Development, 1998, 125:2273–2282.

[92] Doherty AS, Mann MR, Tremblay KD, et al. Differential effects of culture on imprinted H19 expression in the preimplantation mouse embryo. Biol Reprod, 2000, 62:1526–1535.

[93] Khosla S, Dean W, Brown D, et al. Culture of preimplantation mouse embryos affects fetal development and the expression of imprinted genes. Biol Reprod, 2001, 64:918–926.

[94] Young LE, Fernandes K, McEvoy TG, et al. Epigenetic change in IGF2R is associated with fetal overgrowth after sheep embryo culture. Nat Genet, 2001, 27:153–154.

[95] Young LE, Schnieke AE, McCreath KJ, et al. Conservation of IGF2-H19 and IGF2R imprinting in sheep: effects of somatic cell nuclear transfer. Mech Dev, 2003, 120:1433–1442.

[96] Young LE, Sinclair KD, Wilmut I. Large offspring syndrome in cattle and sheep. Rev Reprod, 1998, 3:155–163.

[97] Filipponi D, Feil R. Perturbation of genomic imprinting in oligozoospermia. Epigenetics, 2009, 4:27–30.

[98] Kobayashi H, Hiura H, John RM, et al. DNA methylation errors at imprinted loci after assisted conception originate in the parental sperm. Eur J Hum Genet, 2009, 17:1582–1591. https://doi.org/10.1038/ejhg.2009.68.

[99] Liu H, Zhang Y, Gu HT, et al. Association between assisted reproductive technology and cardiac alteration at age 5 years. JAMA Pediatr, 2015, 169:603–605. https://doi.org/10.1001/jamapediatrics.2015.0214.

[100] Guo XY, Liu XM, Jin L, et al. Cardiovascular and metabolic profles of offspring conceived by assisted reproductive technologies: a systematic review and meta-analysis. Fertil Steril, 2017, 107:622–631. https://doi.org/10.1016/j. fertnstert.2016.12.007.

[101] Kosteria I, Tsangaris GT, Gkourogianni A, et al. Proteomics of children born after intracytoplasmic sperm injection reveal indices of an adverse cardiometabolic profle. J Endocr Soc, 2017, 1:288–301. https://doi.org/10.1210/js.2016-1052.

[102] La Rovere M, Franzago M, Stuppia L. Epigenetics and Neurological Disorders in ART. Int J Mol Sci, 2019, 20(17). pii: E4169. https://doi.org/10.3390/ijms20174169. Review.

[103] Whitelaw N, Bhattacharya S, Hoad G, et al. Epigenetic status in the offspring of spontaneous and assisted conception. Hum Reprod, 2014, 29: 1452–1458.

[104] Chen M, Heilbronn LK. The health outcomes of human offspring conceived by assisted reproductive technologies (ART). J Dev Orig Health Dis, 2017, 8:388–402. https://doi.org/10.1017/S2040174417000228.

[105] Szarc vel Szic K, Declerck K, Vidaković M, et al. From infammaging to healthy aging by dietary lifestyle choices: is epigenetics the key to personalized nutrition? Clin Epigenetics, 2015, 7:33. https://doi.org/10.1186/s13148-015-0068-2. eCollection 2015.

男性生殖道先天畸形的
药物和手术治疗

Giovanni Corona, Nicola Bianchi, Olga Prontera, Simona Ferri,
Mauro Dicuio, Sergio Concetti, Alessandra D. Fisher,
Alessandra Sforza, Mario Maggi

第 4 章

4.1 引　言

　　正常的性发育是一个多步骤的过程，包括 3 个不同的主要阶段（Jost 模型 [1-2]）。确定的性染色体使未分化的性腺嵴分化为睾丸或卵巢。特别是在妊娠第 6 周左右，男性胎儿 *SRY*（Y 染色体的性别决定区）基因产物的表达，引导睾丸支持细胞和间质细胞的分化并产生特定激素，进而使内部和外部生殖器解剖结构向男性表型发育 [1-2]（图 4.1）。睾酮（T）通常从妊娠的第 8~9 周开始产

G. Corona (✉)· N. Bianchi · O. Prontera · S. Ferri · A. Sforza
Endocrinology Unit, Medical Department, Azienda Usl, Maggiore-Bellaria Hospital,
Bologna, Italy

M. Dicuio
Urology Unit, Surgical Department, Azienda Usl, Maggiore-Bellaria Hospital, Bologna, Italy
Department of Urology, Sahlgrenska University Hospital, Goteborg, Sweden

S. Concetti
Urology Unit, Surgical Department, Azienda Usl, Maggiore-Bellaria Hospital, Bologna, Italy

A. D. Fisher
Department of Experimental, Clinical and Biomedical Sciences, Andrology, Women's
Endocrinology and Gender Incongruence Unit, University of Florence, Florence, Italy

M. Maggi
Endocrinology Unit, Department of Experimental, Clinical and Biomedical Sciences,
University of Florence, Florence, Italy

C. Foresta, D. Gianfrilli (eds.), Pediatric and Adolescent Andrology, Trends in
Andrology and Sexual Medicine, https://doi.org/10.1007/978-3-030-80015-4_4

生，与睾丸释放的胰岛素样因子 –3（INSL–3）共同调节睾丸从腹腔到阴囊的下降过程（图 4.1）。此外，虽然 T 主要导致了中肾管到内生殖器的发育，但由睾酮转化的更强效的雄激素双氢睾酮（DHT）主要参与调节前列腺和男性外生殖器的分化[1-2]（图 4.1）。与此同时，支持细胞产生的抗米勒管激素（AMH）使米勒管退化。然而，米勒管残余物可在成年男性中持续存在，位于睾丸附件或前列腺部尿道隆起的前列腺囊内[1-2]（图 4.1）。

需要重点关注的是，黄体生成素（LH）受体在间质细胞上表达发生在妊娠第 12 周左右。所以，在至少 3 周的妊娠期，T 的产生似乎与 LH 调节的人绒毛膜促性腺激素（hCG）无关[1-2]。因此，由于 LH 受体（LHR）或 LH/hCG 受体（LHCGR）的功能缺失突变导致的罕见的间质细胞发育不全综合征（估计新生儿的发病率为 1∶1 000 000）具有以下特征：女性外生殖器、双侧保留的腹内睾丸，以及存在 T 依赖性的中肾管衍生结构，如附睾和输精管[3]。

由于 LHCGR 功能较弱，其功能缺失突变导致的后期综合征的较弱形式也有报道。后期综合征可以表现为更广泛的表型，包括小阴茎、严重尿道下裂、性分化障碍及女性男性化[3]。

因此，根据 Jost 模型，3 个不同的时期（性染色体的建立、睾丸或卵巢的分化、激素产生）对于正常的性发育至关重要。各个时期的紊乱均可成为男性生殖道发育受损的原因。我们已经了解到一些影响因素，但在大多数时候，导致男性生殖道异常的真正病因仍然是未知的。

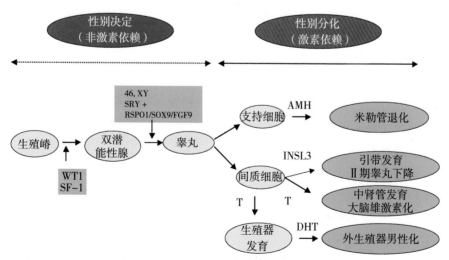

图 4.1 从原始性腺到性别决定和性别分化的途径：关键基因和睾丸激素作用总结。AMH：抗米勒管激素；T：睾酮；INSL3：胰岛素样因子 3；DHT：双氢睾酮

本章将对最常见和最重要的男性生殖道异常进行总结。此外，还将对其可能的药物和手术治疗进行讨论。

4.2 男性性发育异常（DSD）

大约 1/4500 的婴儿出生时即存在外生殖器异常[4]。DSD 包括多种不同的临床情况，染色体、性腺或性发育解剖都可能不典型[4-5]。2008 年 Hughes 等介绍了一种基于核型分析的新的 DSD 分类[5]。特别需要说明的是，以前使用的术语"阴阳人"由于具有歧视性和冒犯性已被废除。根据新的分类，有 3 个主要类别被认可：性染色体 DSD 及 46，XX DSD 和 46，XY DSD（表 4.1）。总体而言，DSD 的临床特征是出生时外生殖器性别不明确导致性别定义可能存在困难。然而，重要的是要认识到即使在某些情况下，不存在"生殖器不明确"人的"社会性性别"也没有疑问（如克兰费尔特综合征、特纳综合征、Rokitansky 综合征、雄激素完全不敏感等），但是性发育相关的一种（或多种）染色体/分子机制是不典型的，也应包括在 DSD 类别内（表 4.1）。本章不再描述每种 DSD 疾病的具体病理特征，这些在其他文献中已有综述[4-5]。本章将会讨论一些雄激素生物合成问题或功能缺陷的更多细节内容。

4.2.1 雄激素生物合成或功能缺陷引起的 DSD

T 及其相关的性类固醇衍生物都来源于胆固醇。因此，一些参与类固醇生成的基因可以导致 DSD（表 4.1）。

1. 先天性类脂质性肾上腺增生症是最严重的类固醇生成遗传疾病。这是由于类固醇激素生成急性调节蛋白（StAR）基因突变导致的，该基因参与了复杂的酶促类固醇生成过程的第一步[6]。在这种情况下，间质细胞在妊娠早期失去功能，受影响的 46，XY 胎儿在出生时表现为女性外生殖器和阴道盲袋，缺乏米勒管衍生器官的发育[6]。此外，由于相关的肾上腺功能不全，这种在出生时就出现的情况将终身存在。如果患者保留 20%~25% 的 StAR 正常功能，可以表现为较轻的异常表型[6]。

2. 类似的表型也可以在 20，22- 去甲基化酶存在基因突变时观察到。该酶参与胆固醇转化为孕烯醇酮的过程[6]（图 4.2）。

3. β- 羟基类固醇脱氢酶（3β-HSD）在类固醇生成过程中催化羟基转化为酮基（图 4.2）。3β-HSD 缺陷症是一种罕见的情况，患病的 46，XY 新生儿只能通过肾上腺和睾丸脱氢表雄酮（DHEA）的外周转换合成少量雄激素，从而导致较轻的缺陷，包括小阴茎、尿道下裂和隐睾[6]。

表 4.1　性发育异常（DSD）病因的拟分类

性染色体 DSD	46,XY DSD	46,XX DSD
A：47,XXY（克兰费尔特综合征和变体） B：45,X（特纳综合征和变体） C：45,X/46,XY（混合性腺发育不良） D：46,XX/46,XY（嵌合）	A：性腺（睾丸）发育异常 1. 完全或部分性腺发育不良（如 *SRY*, *SOX9*, *SFI*, *WT1*, *DHH* 等） 2. 卵睾型 DSD 3. 睾丸退化 B：雄激素合成或功能异常 1. 雄激素合成异常 　a. LH 受体突变 　b. 史 - 来 - 奥综合征 　c. 类固醇急性调节蛋白突变 　d. 胆固醇侧链裂解（*CYP1A1*） 　e. 3β- 羟基类固醇脱氢酶 2（*HSD3B2*） 　f. 17β- 羟基类固醇脱氢酶（*HSD17B3*） 　g. 5α- 还原酶 2（*SRD5A2*） 2. 雄激素功能异常 　a. 雄激素不敏感综合征 　b. 药物和环境调节剂 C：其他 1. 男性生殖器发育综合征相关的（如泄殖腔发育异常，胎儿面容综合征，Aarskog 综合征，手 - 足 - 生殖器综合征，腘窝翼状胬综合征） 2. 米勒管永存综合征 3. 睾丸消失综合征 4. 孤立性尿道下裂（*CXorf 6*） 5. 先天性性腺功能减退 6. 隐睾症（*INSL3*, *GREAT*） 7. 环境影响	A：性腺（卵巢）发育异常 1. 性腺发育不良 2. 卵睾型 DSD 3. 睾丸型 DSD（如 *SRY+*, *dup SOX9*, *RSP01*） B：雄激素过量 1. 胎儿 　a. 3β- 羟基类固醇脱氢酶 2（*HSD3B2*） 　b. 21- 羟化酶（*CYP21A2*） 　c. P450 氧化还原酶（*POR*） 　d. 11β- 羟化酶（*CYP11B1*） 　e. 糖皮质激素受体突变 2. 胎儿胎盘 　a. 芳香化酶缺乏症（*CYP19*） 　b. 氧化还原酶缺乏症（*POR*） 3. 母体 　a. 母体男性化肿瘤（如黄体瘤） 　b. 雄激素药物 C：其他 1. 综合征关联（如泄殖腔异常） 2. 米勒管发育不全 / 发育不良（如 *MURCS*） 3. 子宫异常（如 *MODY5*） 4. 阴道闭锁（如 McKusick-Kaufman 综合征） 5. 阴唇粘连

59

4. 17α- 羟化酶 /17, 20- 裂解酶：17α- 羟化酶和 17, 20- 裂解酶都是由相同的基因（*P450c17*）催化的，并且 17, 20- 裂解酶对性类固醇的产生非常重要[6]（图 4.2）。*P450c17* 基因突变导致男性肾上腺功能不全和外生殖器发育不全或缺失。

5. 17β- 羟基类固醇脱氢酶（17β-HSD）：迄今已发现 3 种同工酶[6]。17β-HSD 3 型酶（17β-HSD3）参与雄烯二酮转化为睾酮（图 4.2）。17β-HSD3 缺乏的男孩表现为 DSD，伴有性腺功能减退、尿道下裂、小阴茎和腹股沟或腹内睾丸[6]。

6. 莫里斯（Morris）综合征：莫里斯综合征或完全雄激素不敏感综合征（AIS）是一种罕见疾病（发病率为 1 : 20 000~1 : 100 000），由 46, XY 男性的 X 连锁雄激素受体基因失活突变引起[7]。雄激素作用的缺乏导致正常女性外生殖器的发育伴有短阴道盲端，缺少米勒管来源的内生殖器（子宫和输卵管），以及存在双侧残余睾丸[7]。在青春期，通常会出现正常的乳房发育，伴有次生终毛的减少或缺失，以及原发性闭经。较轻型的 AIS 有许多不同的临床表型，包括 DSD 到轻型的女性男性化[7]。

7. 类固醇 5α- 还原酶 2 缺失：这是一种罕见的常染色体隐性 DSD，由 Nowakowski 和 Lenz[8] 于 1961 年首次描述。已分离出两种不同的参与睾酮转化为 DHT 的 5α- 还原酶同工酶。尽管同工酶 1 的作用尚未明确，但已发现同工酶 2 在生殖组织和前列腺组织中表达，并且对这些结构的正常发育至关重要[8]。已有一些同工酶 2 的编码基因突变的报道。根据酶活性水平的不同，临床表

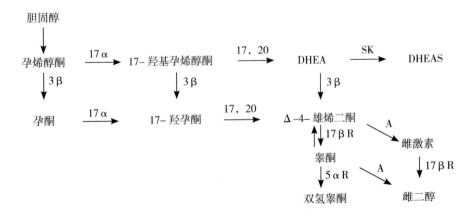

图 4.2　性类固醇合成示意图。17α：17α- 羟化酶（CYP17、P450c17）；17,20：17,20- 裂解酶（也由 CYP17 介导）；3β：3β- 羟基类固醇脱氢酶；17βR：17β- 还原酶；5αR：5α- 还原酶；DHEA：脱氢表雄酮；DHEAS：DHEA 硫酸盐；A：芳香化酶（CYP19）

现可以包括从几乎完全女性化的外生殖器到未男性化的男性生殖器的各种表型 [8]。通常在青春期，绝大多数认为性别是男性的个体都会出现正常的肌肉形态 [8]。

4.2.2 DSD 的诊断

总的来说，临床表型取决于潜在缺陷，表现为从莫里斯综合征（或完全雄激素不敏感）的完全女性表型到轻度发育缺陷的男性生殖器，或单独的异常（如隐睾或尿道下裂）[4-5]。早期正确的临床诊断是管理 DSD 的关键。除了染色体评估外，类固醇谱对于区分可能导致先天性肾上腺增生（CAH）的各种酶缺陷至关重要，而这是女性最常见的 DSD 情形。此外，还应该检测 AMH。影像学检查和（或）超声检查有助于确定子宫的存在和性腺的位置。还可以进行 hCG 刺激试验来评估睾酮的异常。除了上述方法，重要的是要认识到，有不超过 20% 的病例以及不超过 50% 的性器官不明确的 46，XY 核型患者，可能需要进行分子诊断以得到明确诊断 [4-5,9]。

4.2.3 治 疗

DSD 综合征患者的性别认同变化很大。因此，出生时正确的性别分配，以及生殖器异常手术矫正的时机，仍然是所有参与 DSD 治疗的医生面临的挑战。由于缺乏基于结果的具体准则，一支经验丰富的多学科专家团队（包括儿童内分泌学专家、儿童泌尿科医生 / 外科医生、遗传学家和心理学家），应与患儿的家人一起参与最终决策。此外，在做出手术治疗决定之前，需要对患儿的父母和家人给予心理支持和教育。

一旦分配了性别，孩子就应该按照这种性别抚养，但也要灵活处理。在许多情况下，诊断确立和性别分配后的新生儿时期是首次手术的最佳时期。然而，很多患儿，特别是患有雄激素生物合成缺陷的 46，XY 儿童，其性别认同的稳定性相当复杂，以至于一些中心建议推迟手术干预，直到患者本人能够参与决策 [10]。在患者的儿童时期，儿童内分泌科医生在 DSD 患儿的管理中扮演着最重要的角色，这一时期的主要关注点是生长优化及疾病相关特殊问题的治疗 [10]。最后，由于性成熟，青春期会是一个充满挑战的时期。参与 DSD 管理的临床医生应允许并支持与患者性别认同相一致的性别发育特征。在此期间，重新考虑46，XY DSD 伴有完整性腺的患者再次进行性别分配的可能性很重要，如果分配的性别和患者自己认同的性别不匹配，而性腺此前尚未被切除，可通过性腺切除术来加强性别认同或降低癌症风险 [10]。此外，回顾以往的手术史、确定手术并发症及确定未来手术的可能需求，是这一时期的其他关键问题。

4.2.3.1 药物治疗

DSD 患者的性腺功能低下是相当常见的，它可能是因为性腺发育不良伴性类固醇产生受损或者性类固醇生物合成或功能特定缺陷的结果。此外，在青春期前进行的性腺切除术是导致性腺功能减退的又一个原因[11-12]。对于患有 46,XY DSD 和性腺功能减退症的患者，应给予替代性类固醇激素，以诱导正常的性征发育和正常的骨成熟。睾酮的剂量应该是个体化的，与患者的年龄相适应，并且只有在获得患者和父母的充分知情同意后才能开始治疗[7,11-12]。

46,XY DSD 男性的青春期诱导

多种睾酮制剂可用于经口、经皮和肌肉内给药，具有不同的药代动力学特点[13-16]。最初使用每月 50~75 mg 的长效酯（如睾酮庚酸酯），并逐渐增加至每月 100~150 mg，最后达到每 2~3 周 250 mg 剂量。最常用的非注射形式的睾酮替代疗法（TRT）包括透皮凝胶制剂（1% 睾酮强度的凝胶，应用 5~10 g/d，内含 50~100 mg 睾酮；或计量剂量为 2% 睾酮强度的凝胶制剂，应用 3~4 g/d，内含 60~80 mg 睾酮，吸收率约为 10%）。如果使用睾酮凝胶，起始剂量为 2.5 mg/d，并逐渐增加。长效注射制剂十一酸睾酮酯（1000 mg 安瓿用于肌肉注射）相当昂贵，通常每 12 周给药 1 次，可优选用于维持治疗[17]。或者，可以使用口服途径替代，但由于睾酮首先通过肝脏，因此很难达到持续的血清睾酮水平。此外，活性更高的 17α-烷基化睾酮衍生物具有潜在的肝毒性风险。唯一安全的口服睾酮是十一酸睾酮胶囊（每粒 40 mg），最初必须每天随餐服用一次，然后逐渐增加至 2 次/天，再到 3 次/天[13-16]。

在 2 型 5α-还原酶缺乏的青春期前儿童中，双氢睾酮凝胶已成功用于增加阴茎长度[18]。然而，它在这种情况下用于改善青春期男性化的作用尚待进一步阐明[11,18]。

最后，一些临床病例报告表明，AIS 患者应用超生理剂量睾酮可能有益于改善男性化表型[19-20]。然而，重要的是要认识到目前仍缺乏对这些患者的前瞻性研究[7]。

46,XY DSD 女性的青春期诱导

在按照女性抚养的患者中，雌激素的使用对性发育至关重要。与 TRT 的情况一样，应在开始时使用低剂量雌激素，并应根据临床反应进行个体化治疗和增加剂量[11]。儿童内分泌学专家对用于青春期诱导的最佳雌激素方案尚未达成

共识[11]。然而，一些证据表明，与经皮雌激素给药相比，生长激素胰岛素样生长因子 I 通路药物受口服影响更大，这表明经皮雌激素给药途径具有临床优势[11]。此外，已有报道在其他指标方面，包括骨组织、胰岛素敏感性、血压及炎症标志物，经皮给药途径有优于口服制剂的有益效果[11]。然而，在欧洲和美国，口服雌激素仍然是儿科内分泌学专家最常用的诱导青春期的制剂[11]。

4.2.3.2 手术治疗

女性化生殖器成形术适用于所有需要重建以实现女性化生殖器官的 DSD 患者。如今整形效果很好，并发症特别是阴道缩窄的风险很小。阴茎重建手术相对复杂。在 DSD 患者中，男性外生殖器的表现差异很大且没有可使用的指南或标准。因此，应考虑到许多变量并逐例作出决定。

阴茎重建

为了使典型女性化生殖器的外观和功能可被整形为典型的男性特征，有几种重建手术可供选择[9]。

• 无尿道下裂的阴茎弯曲：阴茎弯曲是一种以阴茎头和阴茎体交界处的阴茎向下或向上弯曲为特征的疾病。这个问题通常是由腹侧包皮牵引或继发于阴茎体比例失调引起的。在第一种情况下，可将背侧包皮旋转包绕到阴茎腹侧以矫正腹侧缺陷。相反地，在后一种情况下，矫形手术中要么延长较短的腹侧海绵体，要么缩短较长的背侧海绵体，或两者都做[9]。

• 远端尿道下裂：有几种手术方法可用，但最常用的技术是保留尿道板纵切卷管（TIP）尿道成形术[21]。在远端型尿道下裂，尽管大部分尿道下裂口远端的尿道板过于狭窄，但尿道板腹侧通常是完整的。因此，TIP 将尿道板卷回成管状，并将其缝合到尿道下裂口。此外，将尿道板正中线纵向切开可使尿道板变宽[21]。

• 近端尿道下裂：需要通过一种更具挑战性的手术进行治疗，并发症发生率和再手术率均较高[21]。通常，两阶段方法是最常用的技术：在第一阶段手术中，矫正阴茎弯曲和包皮瓣，在第二阶段进行尿道成形术[21]。

• 阴茎阴囊转位和双阴囊：手术应适用于男性 DSD 中男性化程度较低的类型。这类患者阴囊外观像阴唇，尿道下裂口通常位于会阴部。尿道下裂和阴茎弯曲可以通过如前所述的近端尿道下裂两阶段的手术方法进行矫正，而阴囊重建需要一种特殊的方法[9]。在阴茎阴囊转位的情况下，阴茎位于阴囊下方而不是阴囊上方，这需要做阴囊皮瓣将阴囊牵拉向下[9]。

女性化生殖器重建

尽管我们已在女性化手术方面取得了巨大的进步，但对于手术时机和最佳技术仍存在争议[9]。

• 阴蒂成形术：这种手术方法最重要的目标是保护和避免神经血管束的损伤。初始切口在包皮内板和外板的交界处。这种方法能够保留包皮内板以形成阴蒂包皮。保持内板皮肤完整，接下来的切口沿着两侧阴茎海绵体的腹侧纵向切开以远离位于阴蒂背侧 11 点和 1 点的神经血管束走行位置。可以切除从龟头附近到阴茎海绵体分叉处之间这一段勃起组织。最后，将包皮内板向后折叠，使龟头可以固定在分叉处阴茎海绵体上。

• 阴道成形术：为了使阴道从泌尿生殖（UG）窦外化出来，研究者已探索出了一些技术。最常用的技术是制备一个"Ω"形的会阴"瓣"，将其放入后侧开口的阴道内。主要优点在于避免阴道与 UG 窦完全分离，从而减少阴道缩窄和尿控机制损伤的风险[9]。"拖出（pull-through）"技术用于汇合部位较高的情况。阴道与成为尿道的 UG 窦完全分开，然后已分开的阴道被"拖出"到会阴部[9]。尽管有时必须采取这项技术，但这项技术的不良反应风险很高，包括尿道阴道瘘、阴道缩窄和尿控机制损伤[9]。

• 在最复杂的病例中，需要进行全泌尿生殖道移位（TUM）[22]。通过这种方法，整个泌尿生殖系统（UG 窦、尿道、阴道和膀胱）四周被分离并整体移向会阴部[9,22]。

• 阴唇成形术：这项技术使用可得的阴蒂或阴囊皮肤制作小阴唇和阴蒂包皮[9]。

4.3 孤立性隐睾症

隐睾症是一种非常常见的临床疾病，其特征是出生时单侧或双侧睾丸下降停滞。一项针对 2001—2014 年诊断为隐睾症的所有 0~18 岁瑞典出生的男孩的纵向登记数据的大型全国性观察研究报告表明，儿童期累积患病率为 1.8%[95%CI（1.5，2.0）]，早产、小于胎龄或低出生体重的男孩患病率更高[23-24]。然而，另有报告 80% 的隐睾在出生后第一年自发下降（大多数在 3 个月内），隐睾症的真实患病率总体约为 1%[24]。

4.3.1 病理生理学

许多证据表明，遗传致病背景和环境因素可能同时在隐睾症相关的发病机制中发挥着重要作用[23-25]。对 600 名患有隐睾症的婴儿和 300 名 1~4 岁的非隐睾男孩进行的一项大型病例对照研究表明，双侧和持续性隐睾与遗传改变之间存在显著的统计学关联，这些遗传改变包括克兰费尔特综合征和胰岛素样因子3（INSL3）受体基因突变[25]。INSL3在胎儿和成人间质细胞中均高度表达。在小鼠中该基因或其受体基因的缺失可导致由于引带发育失败所致的隐睾[24]。此外，相互作用分析的研究表明，环境内分泌干扰物代谢相关基因的基因多态性与隐睾症的风险相关[26]。现已证实内分泌干扰物、可干扰内分泌（或激素）系统的化学物质和隐睾症之间存在联系[24]。与此类似，所有与下丘脑—垂体—睾丸轴损伤相关的情况也会增加隐睾的发生风险[27]。

4.3.2 手术治疗

与隐睾相关的主要风险是不育症和睾丸癌。大量数据表明，睾丸自发下降时间一结束（出生后9个月）就马上进行早期手术将对生殖细胞发育产生有益影响。先前的一项随机对照试验（RCT）证明，在9月龄行睾丸下降固定术与在3岁行睾丸下降固定术相比，儿童睾丸体积、生殖细胞和支持细胞数量明显增加[28]。正如所料，腹内型隐睾与最大程度的生殖细胞损耗有关[28]。最近一项更新的meta分析中报告了类似的结果，这项研究纳入了15项研究，比较了1岁以内的睾丸下降固定术和1岁及以上的睾丸下降固定术的疗效[29]。睾丸下降固定术时行睾丸穿刺活检的组织病理学结果，与成年期激素水平或精液分析结果之间的关联是矛盾的。然而，一些证据表明，组织病理学中更严重的表型可能预示患者成年后精子数量更少、精子浓度更低和FSH水平更高[24]。

4.3.3 药物治疗

手术治疗是隐睾患者的一种选择，而药物治疗仍然存在争议，尽管一些证据表明药物对睾丸回缩或下降不全可能有一定的疗效。之前一项纳入13个随机对照试验的meta分析显示，hCG（通常为hCG肌内注射500 IU 2次/周，持续5周；年龄小于2岁为250 IU，大于6岁时为1000 IU）或GnRH（使用特定装置）的成功率有限，分别为24%和19%。此外，这些药物对双侧隐睾效果较为显著，但对单侧隐睾效果不明显。所有不良反应都是短暂的且不严重，但是否存在长期风险尚不清楚[30]。先前的研究表明，尽管手术成功，但47.5%的单侧隐睾男性和78%的双侧隐睾男性的精子浓度处于世界卫生组织（WHO）标准的不育范围内[31]。为了改善长期手术效果，提倡辅助GnRH治疗。一项纳入了10项研究（截至2013年9月）的meta分析指出，术前应用GnRH总体上显著增加了手术时患者的平均精子数量，并且增加了每管精子数量正常的相对概率[32]。然而，每项研究使用了不同的激素治疗方法，这使研究之间的比较变得困难[32]。其他作者建议术后再使用 GnRH，可改善患者成年后的转归[33]。同样，证据仍然未达成一致。

4.4 孤立性尿道下裂

尿道下裂是男性最常见的先天性畸形之一。典型的特征是尿道口向近端移位、阴茎弯曲和腹侧包皮缺失。绝大多数情况下（约 70%）尿道口位于阴茎体的远端，少数（约 30%）患者尿道口位于更近端，并且经常与其他泌尿生殖系统畸形同时存在[34]。尿道下裂的患病率似乎较为稳定，在北美最高（34.2∶10 000 新生儿），亚洲最低（0.6∶10 000 新生儿）[21]。尽管已经提出了多因素起源学说，但对绝大多数病例尿道下裂的真正病因仍然未知[34]。7% 的病例报告了常见的易感性，只有 30% 的尿道下裂（综合征形式）发现有明确的遗传性原因[35]。因此，对尿道下裂患者需要进行特定的内分泌评估以排除雄激素产生 / 作用缺陷[34]。许多证据表明环境因素在尿道下裂的发病机制中起着至关重要的作用。特别是内分泌干扰物，来自环境污染的具有抗雄激素或雌激素样作用的化学物质可以干扰正常的性发育，促使尿道下裂的出现[34]。根据上述假设，睾丸发育不全综合征一词已被引入用于描述某些男性生殖系统疾病（隐睾、尿道下裂、男性生育力低下和睾丸癌）之间的可能联系。这些疾病可能是相互关联的，并源于睾丸发育障碍[36]。

4.4.1 治 疗

只有当尿道下裂是一种涉及下丘脑—垂体—睾丸轴缺陷的更复杂疾病的症状时，才需要进行药物治疗（见上文）。在阴茎长度低于第 3 百分位数（小阴茎）的情况下，建议手术前先进行睾酮治疗以增加解剖比例[38]。然而，目前这种疗法的研究证据有限，且质量较差[34,38]。

手术治疗是尿道下裂的金标准疗法。尿道下裂修复的目标是实现外观和功能的正常。根据目前的指南，建议在 6~18 月龄时根据严重程度和多步骤的需求进行手术[37]。具体的手术方法及其结果取决于缺陷的类型和严重程度（参见 DSD 部分）。现有数据表明，总体上尿道下裂修复术后有 70% 以上的患者认为外观效果满意，80% 以上的患者认为性功能满意[38]。正如所料，在治疗近端和复杂尿道下裂的患者中疗效较差[39]。

4.5 无睾症

据报道，双侧先天性无睾症的发生率约为 1∶20 000，而单侧的发生率是其

4倍[40]。可能的先天原因包括类固醇生成因子1（*SF1*）基因突变或 *SRY* 基因缺失。前一种情况通常被称为"睾丸消失综合征"，它与小阴茎有关[41]。另一方面，最常见的获得性无睾症似乎是宫内扭转导致的[40]。

双侧无睾症男性的临床表型取决于疾病发生的时间，表现为从轻度缺陷到更严重的 DSD[40]。相反地，在单侧无睾症中，完整的睾丸能够产生足量的雄激素，并且不会出现性分化障碍[40]。

4.6 先天性阴茎弯曲

先天性阴茎弯曲（CPC）是一种非常常见的疾病，其特征是勃起的阴茎成角，最常见于腹侧和（或）外侧部位。报道的患病率为 0.5%~10%，但这些数据可能被低估了，因为许多轻度患者由于缺乏功能限制而未能被诊断[42]。CPC 很少与尿道板畸形（如尿道下裂）相关。孤立性 CPC 的潜在病因包括阴茎海绵体长度不对称（阴茎海绵体长度失调）、Dartos 或 Buck 筋膜纤维化，甚至先天性尿道短缩[42]。

手术矫正是 CPC 的金标准疗法。主要有 3 种手术方法：①折叠技术（包括切除阴茎体成形术、切开阴茎体成形术或单纯折叠术）；②移植技术（包括全部或部分被膜 / 斑块切除，或被膜 / 斑块切开，然后用移植物修补白膜缺损）；③矫正弯曲的同时植入阴茎假体（PPI），这项技术通常应用于药物难治性勃起功能障碍患者[42]。最近一项纳入 34 项研究（包含 2155 例 CPC 患者）的文献综述表明，切除阴茎体成形术和无切开的白膜折叠术是首选外科手术方法[42]。同一项研究表明，各种手术治疗方法的总体效果非常好且不良反应小[42]。

参考文献

[1] Bertelloni S, Dati E, Baroncelli GI. Disorders of sex development: hormonal management in adolescence. Gynecol Endocrinol, 2008, 24:339–346.

[2] Hughes IA. Disorders of sex development: a new definition and classification. Best Pract Res Clin Endocrinol Metab, 2008, 22:119–134.

[3] Huhtaniemi I, Alevizaki M. Gonadotrophin resistance. Best Pract Res Clin Endocrinol Metab, 2006, 20:561–576.

[4] Pasterski V, Prentice P, Hughes IA. Impact of the consensus statement and the new DSD classification system. Best Pract Res Clin Endocrinol Metab, 2010, 24:187–195.

[5] Hughes IA, Houk C, Ahmed SF, et al;Lawson Wilkins Pediatric Endocrine Society/ European Society for Paediatric Endocrinology Consensus Group. Consensus statement on management of intersex disorders. J Pediatr Urol, 2006, 2:148–162.

[6] Bose HS, Sugawara T, Strauss JF 3rd, et al. The pathophysiology and genetics of congenital lipoid adrenal hyperplasia. N Engl J Med, 1996, 335:1870–1878.

[7] Hughes IA, Davies JD, Bunch TI, et al. Androgen insensitivity syndrome. Lancet, 2012,

380:1419–1428.

[8] Nowakowski H, Lenz W. Genetic aspects in male hypogonadism. Recent Prog Horm Res, 1961, 17:53–95.

[9] DiSandro M, Merke DP, Rink RC. Review of current surgical techniques and medical management considerations in the treatment of pediatric patients with disorders of sex development. Horm Metab Res, 2015, 47:321–328.

[10] Diamond M, Beh HG. Changes in the management of children with intersex conditions. Nat Clin Pract Endocrinol Metab, 2008, 4:4–5.

[11] Bertelloni S, Dati E, Baroncelli GI. Disorders of sex development: hormonal management in adolescence. Gynecol Endocrinol, 2008, 24:339–346.

[12] Fisher AD, Ristori J, Fanni E, et al. Gender identity, gender assignment and reassignment in individuals with disorders of sex development: a major of dilemma. J Endocrinol Investig, 2016, 39:1207–1224.

[13] Maggi M, Buvat J. Standard operating procedures: pubertas tarda/delayed puberty—male. J Sex Med, 2013, 10:285–293.

[14] Salonia A, Rastrelli G, Hackett G, et al. Paediatric and adult-onset male hypogonadism. Nat Rev Dis Primers, 2019, 5:38.

[15] Corona G, Sforza A, Maggi M. Testosterone replacement therapy: long-term safety and efficacy. World J Mens Health, 2017, 35:65–76.

[16] Corona G, Rastrelli G, Reisman Y, et al. The safety of available treatments of male hypogonadism in organic and functional hypogonadism. Expert Opin Drug Saf, 2018, 17:277–292.

[17] Giagulli VA, Triggiani V, Carbone MD, et al. The role of long-acting parenteral testosterone undecanoate compound in the induction of secondary sexual characteristics in males with hypogonadotropic hypogonadism. J Sex Med, 2011, 8:3471–478.

[18] Odame I, Donaldson MD, Wallace AM, et al. Early diagnosis and management of 5a-reductase deficiency. Arch Dis Child, 1992, 67:720–723.

[19] Grino PB, Isidro-Gutierrez RF, Griffin JE, et al. Androgen resistance associated with a qualitative abnormality of the androgen receptor and responsive to high dose androgen therapy. J Clin Endocrinol Metab, 1989, 68:578–584.

[20] Weidemann W, Peters B, Romalo G, et al. Response to androgen treatment in a patient with partial androgen insensitivity and a mutation in the deoxyribonucleic acid-binding domain of the androgen receptor. J Clin Endocrinol Metab, 1998, 83:1173–1176.

[21] Springer A, Krois W, Horcher E. Trends in hypospadias surgery: results of a worldwide survey. Eur Urol, 2011, 60:1184–1189.

[22] Pena A. Total urogenital mobilization: an easier way to repair cloacas. J Pediatr Surg, 1997, 32:267–268.

[23] Bergbrant S, Omling E, Björk J, et al. Cryptorchidism in Sweden: a nationwide study of prevalence, operative management, and complications. J Pediatr, 2018, 194:197–203.e6.

[24] Lee PA, Houk CP. Cryptorchidism. Curr Opin Endocrinol Diabetes Obes, 2013, 20:210–216.

[25] Ferlin A, Zuccarello D, Zuccarello B, et al. Genetic alterations associated with cryptorchidism. JAMA, 2008, 300:2271–2276.

[26] Qin XY, Kojima Y, Mizuno K, et al. Association of variants in genes involved in environmental chemical metabolism and risk of cryptorchidism and hypospadias. J Hum Genet, 2012, 57:434–441.

[27] Cortes D, Holt R, de Knegt VE. Hormonal aspects of the pathogenesis and treatment of cryptorchidism. Eur J Pediatr Surg, 2016, 26:409–417.

[28] Kollin C, Stukenborg JB, Nurmio M, et al. Boys with undescended testes: endocrine, volumetric

and morphometric studies on testicular function before and after orchidopexy at nine months or three years of age. J Clin Endocrinol Metab, 2012, 97:4588–4595.

[29] Allin BSR, Dumann E, Fawkner-Corbett D, et al;Paediatric Surgery Trainees Research Network. Systematic review and meta-analysis comparing outcomes following orchidopexy for cryptorchidism before or after 1 year of age. BJS Open, 2018, 2:1–12.

[30] Bu Q, Pan Z, Jiang S, et al. The effectiveness of hCG and LHRH in boys with cryptorchidism: a meta-analysis of randomized controlled trials. Horm Metab Res, 2016, 48:318–324.

[31] Hadziselimovic F. Is hormonal treatment of congenital undescended testes justified? A debate. Sex Dev, 2019, 13:3–10.

[32] Chua ME, Mendoza JS, Gaston MJV, et al. Hormonal therapy using gonadotropin releasing hormone for improvement of fertility index among children with cryptorchidism: a meta-analysis and systematic review. J Pediatr Surg, 2014, 49:1659–1667.

[33] Hadziselimovic F. Successful treatment of unilateral cryptorchid boys risking infertility with LH-RH analogue. Int Braz J Urol, 2008, 34:319–326.

[34] van der Horst HJ, de Wall LL. Hypospadias, all there is to know. Eur J Pediatr, 2017, 176:435–441.

[35] Sagodi L, Kiss A, Kiss-Toth E, et al. Prevalence an possible causes of hypospadias. Orv Hetil, 2014, 155:978–985.

[36] Skakkebaek NE, Rajpert-De Meyts E, Main KM. Testicular dysgenesis syndrome: an increasingly common developmental disorder with environmental aspects. Hum Reprod, 2001, 16:972–978.

[37] Riedmiller H, Androulakakis P, Beurton D, et al;European Association of Urology. EAU guidelines on paediatric urology. Eur Urol, 2001, 40:589–599.

[38] Wright I, Cole E, Farrokhyar F, et al. Effect of preoperative hormonal stimulation on postoperative complication rates after proximal hypospadias repair: a systematic review. J Urol, 2013, 190:652–659.

[39] Rynja SP, de Jong TP, Bosch JL, et al. Functional, cosmetic and psychosexual results in adult men who underwent hypospadias correction in childhood. J Pediatr Urol, 2011, 7:504–515.

[40] Pirgon O, Dundar BN. Vanishing testes: a literature review. J Clin Res Pediatr Endocrinol, 2012, 4:116–120.

[41] Philibert P, Zenaty D, Lin L, et al. Mutational analysis of steroidogenic factor 1 (NR5a1) in 24 boys with bilateral anorchia: a French collaborative study. Hum Reprod, 2007, 22:3255–3261.

[42] Sokolakis I, Hatzichristodoulou G. Current trends in the surgical treatment of congenital penile curvature. Int J Impot Res, 2019.https://doi.org/10.1038/s41443-019- 0177- 0.

青春期发育障碍：从低促性腺激素性性腺功能减退到体质性青春期延迟

第 **5** 章

Taffy Makaya, Rachel Varughese, Fiona Ryan, Aparna Pal

5.1 引　言

　　青春期是至关重要的生长发育阶段，是第二性征发育及向最终成人身材发展并获得生殖能力的阶段。快速而复杂的变化涉及身体、心理和社会方面的调整。青春期发育由特定的连续事件组成，发育紊乱会对身心造成不良后果[1]。了解正常青春期事件的顺序对于区分正常青春期、青春期正常变异和病理综合征非常重要[2]。

5.2 正常青春期

　　为了了解青春期发育障碍，描述和理解正常的青春期十分重要。在这里，我们只阐述男性的发育。

T. Makaya · R. Varughese · F. Ryan
Oxford Children's Hospital, John Radcliffe, Oxford, UK

A. Pal(✉)
Oxford Centre for Diabetes, Endocrinology and Metabolism (OCDEM), Churchill Hospital, Oxford, UK
e-mail: Aparna.pal@ouh.nhs.uk

© Springer Nature Switzerland AG 2021
C. Foresta, D. Gianfrilli (eds.), Pediatric and Adolescent Andrology, Trends in Andrology and Sexual Medicine, https://doi.org/10.1007/978-3-030-80015-4_5

5.2.1 生理学

下丘脑—垂体—性腺（HPG）轴在母体中的早期发育期至新生儿期均活跃。这一新生儿阶段被称为"小青春期"，持续时间长达 6 个月。然后，青春期轴在婴儿期后进入抑制状态并在儿童期保持，促性腺激素和睾酮 –1 水平极低。青春期的第一阶段是解除该轴的抑制，触发再激活。促性腺激素释放激素（GnRH）由下丘脑的神经分泌细胞脉冲式分泌至下丘脑—垂体—门静脉循环[3]。该门静脉系统是下丘脑和垂体前叶之间的直接血管连接。GnRH 刺激垂体前叶的促性腺细胞合成并释放黄体生成素（LH）和卵泡刺激素（FSH）。LH 刺激睾丸间质细胞合成睾酮。FSH 与睾酮共同刺激生殖细胞成熟，诱导精子发生。

由网状带（ZR）分泌的肾上腺雄激素对第二性征的形成也有重要作用，尤其是阴毛和腋毛的出现（阴毛初现）。在正常青春期，肾上腺轴和 HPG 轴重合，但它们又是各自独立的过程。因此，有肾上腺功能初现的儿童仍可能经历青春期延迟。阴毛初现通常是肾上腺功能初现（肾上腺 ZR 成熟）的结果，与皮肤变化和成人体味的产生有关。

5.2.2 青春期外生殖器发育

青春期外生殖器发育可以使用 Tanner 分期系统进行客观分类。该系统有一些局限性，最显著的局限是它可能并不适用于所有人群，因为它是为一小部分英国儿童设计的。然而，它在国际上仍然被广泛使用。男孩发育的第一个外部变化是睾丸体积（性腺功能初现）增加至 4 mL[4]。睾丸测量仪用于帮助测量睾丸的大小（图 5.1）[5]。此后，阴茎变长，随后是精子的发育（初精），然后达到峰高速度[6-7]。青春期的肾上腺特征可能在这一过程中的任何时候开始，但通常从最初的睾丸增大和精子发育之间开始。

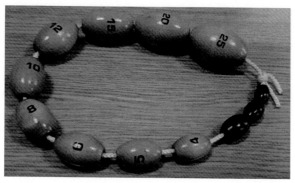

图 5.1　睾丸测量仪照片

5.2.3 青春期启动

尽管青春期发育遵循一个特定的程序，具有相对可预测的启动和进展，但判断哪些青少年需要进一步检查可能具有挑战性[8]。青春期启动可以有很大的差异，受内在和外在因素的影响。性别、种族、民族、营养、环境暴露和遗传因素都会导致这种可变性。一般来说，当异常超出总体均值2~2.5个标准差（SD）时，建议进行检查。男孩的正常青春期，预计从9岁开始为"早期发育"，从14岁开始则为"晚期发育"。

5.3 青春期正常变异

任何偏离正常青春期的情况都可能导致患者及其家人产生压力和焦虑。因此，青春期提前或延迟的正常变异必须与真正的病理性疾病区分开来。

关于青春期提前将在其他章节中进行讨论。

5.3.1 青春期延迟

如果男孩到14岁还没有青春期启动的迹象，则被认为是青春期延迟。男孩青春期延迟的发生率是女孩的7倍，但女孩的青春期延迟比男孩更可能存在病理性因素。由于青春期启动并非完全正态分布，人口学研究表明，多达5%的儿童可能受到青春期延迟的影响。

青春期延迟最常见的正常变异是体质性青春期延迟（CDGP），占男孩青春期延迟的60%。这采用的是排除性诊断法。在CDGP中，青春期启动比平均启动年龄晚2个标准差以上，但最终正常的青春期程序性事件依然会发生。CDGP儿童的HPG轴是完整的，但在预计的青春期年龄时仍处于抑制状态。将CDGP描述为"青春期和生长的延迟"可能更准确，因为正是青春期的延迟导致了生长的延迟。CDGP可导致男孩显著的焦虑，特别是当与同龄人相比身材矮小和青春期发育明显不足时。通常这只需要克服焦虑心理即可，然而某些儿童可能需要进行医疗干预，这将在下文进行讨论。

5.4 青春期发育障碍

我们现在讨论可能影响青春期发育的疾病。

5.4.1 青春期不完全或缺失

如果到14岁时第二性征发育不良，则视为青春期缺失，这种性腺功能受损综合征被称为"性腺功能减退"。肾上腺功能初现的特征并不意味着青春期发育。性腺功能减退可分为高促性腺激素性（原发性）或低促性腺激素性（继发性）。

与高促性腺激素性性腺功能减退有关的方面在其他章节介绍。

低促性腺激素性（继发性）性腺功能减退涉及 HPG 轴功能衰竭，通常是垂体或下丘脑问题（一些文献将下丘脑性腺功能减退称为"第三级"）。由于下丘脑不能产生 GnRH 或垂体不能产生 LH 和 FSH，因此称为"低促性腺激素性性腺功能减退"。

低促性腺激素性性腺功能减退可分为功能性、先天性或获得性 3 种类型。

5.5　功能性低促性腺激素性性腺功能减退症（FFH）

"功能性低促性腺激素性性腺功能减退症"用于描述由慢性疾病或压力诱发的青春期延迟或停滞。社会心理健康的丧失、剧烈运动、厌食和营养不良都与促性腺激素分泌不足有关。通常是在不良环境下抑制生殖的一种适应性机制。

5.5.1　营养性低促性腺激素性性腺功能减退症

青春期是一个能量需求旺盛的发育阶段，需要足够的钙摄入量。在青春期，体重会显著增加。大约 50% 的成人体重是在青春期获得的（平均每年 9 kg），男性的峰值体重速度与峰值身高速度几乎同时出现。在睾酮和生长激素的影响下，身体成分以及水、脂肪和骨的相对比例发生相关变化[9]。

青春期的代谢控制是由不同的中枢神经递质和外周激素的作用决定的。它们感知个体的代谢状态，并与下丘脑 GnRH 神经元相互作用。一些研究证实了瘦素（一种脂肪激素）在青春期的许可性调节作用中的重要性。瘦素由脂肪细胞分泌，与体脂含量成比例。在饥饿条件下，瘦素水平显著下降。瘦素还存在与 Kisspeptin（来自 KISS1 基因）的相互作用。Kisspeptin 是 GnRH 的上游调节因子[10]。研究显示，Kisspeptin 的增加会上调 GnRH 水平，随后会导致 LH 脉冲式释放，从而触发青春期[11-12]。图 5.2 说明了青春期和营养状态之间的一些激素相互作用[13]。来自动物模型的有力证据表明，在对负能量平衡（卡路里限制）的反应中存在 Kisspeptin 表达的变化。在大多数研究中，热量限制或饥饿会导致 KISS1 表达减少[14]。如营养不良、神经性厌食症、伴有吸收不良的慢性疾病，或与热量摄入不匹配的过度运动，在临床上均表现为青春期延迟或停滞。

在发达国家，贫困相关营养不良导致的热量缺乏相对罕见。在英国，主要由慈善组织而不是政府部门不定期收集食物短缺的数据。根据最近的国际数据，英国有 10% 的儿童生活在严重的食品不安全中，比欧洲其他国家多 4%[15]。对继

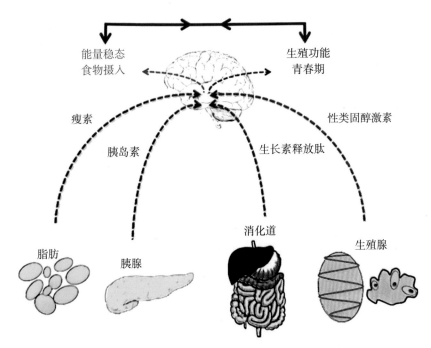

图 5.2　青春期与营养状态之间的激素相互作用（Kisspeptin Signaling in Reproductive Biology. Springer, 2013）

发于贫困的营养不良性低促性腺激素性性腺功能减退症患儿不进行常规治疗。

　　许多慢性病与营养不良有关，表现为食物吸收减少或分解代谢状态增加，其中包括克罗恩病、囊性纤维化、心力衰竭和腹腔疾病，这些疾病的诊断和治疗通常均不足。负能量平衡将导致类似营养不良的延迟病理生理学表现。

　　以前常认为进食障碍（ED）主要影响女性；然而，流行病学研究表明，男性也有发生 ED 的风险。2018 年的一份报告引用的加拿大和澳大利亚青春期男性 ED 发生率分别为 1.2% 和 2.2%，荷兰成年男性为 1.2%[16]。这些值可能被低估了，因为大多数男孩和男性会忽视 ED 的症状。导致热量缺乏的 ED，如神经性厌食症和神经性贪食症，通常会导致功能性低促性腺激素性性腺功能减退症。青春期为 ED 发生的高风险期。激素水平与 ED 的遗传风险有关，在女孩中这种影响更显著[17-18]。

　　过度运动可导致多种 ED，在神经性厌食症患者中最常通过过度运动来消耗卡路里。这是 ED 患者管理情绪最常见的一种方式，以帮助产生积极的情绪或避免产生与不锻炼相关的消极情绪。有报道称，过度运动通常是 ED 最持久、最难恢复的症状之一[19]。需要注意的是，过度锻炼也可能发生在非病理状态下，例如长跑或马拉松运动员、职业摔跤运动员、舞者和体操运动员。这些运动强调严格的体重控制和高能量输出，易导致功能性低促性腺激素性性腺功能减退症[9]。

与之相反，能量过剩（如肥胖或代谢综合征中所见）也与功能性低促性腺激素性性腺功能减退有关[20-21]。肥胖的青春期男孩与相匹配的正常体重指数（BMI）同龄人相比，血清睾酮浓度低 40%~50%[22]。

5.5.2　社会心理因素

众所周知，压力和（或）抑郁会导致功能性低促性腺激素性性腺功能减退症，这可能起源于下丘脑。研究表明，高水平的促肾上腺皮质激素释放激素（CRH）对 kisspeptin 系统有直接的抑制作用。其他研究表明，青春期时大脑中存在 CRH 活性降低和功能阻断；抗慢性肾衰竭药物会刺激青春期提前。这可以解释为什么慢性压力人群的青春期会推迟。最近的研究集中在杏仁核的作用——众所周知，杏仁核可以调节情绪，增强压力反应，控制焦虑[23]。

5.5.3　功能性低促性腺激素性性腺功能减退症的临床影响

如上所述，功能性低促性腺激素可导致生长和青春期的整体延迟。此外，热量缺乏的根本原因，如营养不良或吸收不良，也可能导致其他疾病，如贫血、骨量减少，以及（或）矿物质、维生素、必需脂肪酸、氨基酸和微量元素缺乏。

青春期或生长发育延迟可引起情感和心理功能障碍，导致受教育程度降低。欺凌和伤害会导致抑郁和焦虑增加[24]。报告还显示，有青春期延迟史的男孩患代谢和心血管疾病的风险更高[25]。

5.5.4　疑似功能性低促性腺激素性性腺功能减退症的评估

评估将以病史和检查结果为指导，基本组成见表 5.1。

表 5.1　疑似功能性低促性腺激素性性腺功能减退症的评估

病史	检查	调查
现病史	身高	骨龄评估
饮食	体重	LH
锻炼	BMI	FSH
社会环境	系统性检查	睾酮
既往病史	适当的内分泌评估，如甲	根据需要选择如下二线检查项目：
药物治疗史	状腺	肾、肝、骨轮廓，甲状腺功能，催乳素，
疾病/青春期疾病家族史	青春期评估和分期	全血细胞计数，ESR，CRP，腹腔检查

BMI：体重指数；LH：黄体生成素；FSH：卵泡刺激素；ESR：血沉；CRP：C 反应蛋白

5.5.5 功能性低促性腺激素性性腺功能减退症的治疗

应努力解决功能性低促性腺激素性性腺功能减退症的根本原因。大多数情况下，这些原因是可逆的，一旦根本问题得到解决，青春期发育将开始或继续。

同样重要的是，要确保向患者及其家人清楚地解释病情和风险。临床医生应确保患儿得到足够的支持，以满足其心理需求。这些问题可能延伸到与个人身份、性心理发展和未来生育能力有关的问题。在某些情况下，可能需要睾酮治疗，如治疗部分所述。通常，这类患者可能需要在儿科年龄临界值（大多数机构中通常为 16 岁）之后持续进行治疗。这些青少年和正步入成年期的患者应在内分泌过渡门诊就诊，最好由儿科和成人内分泌团队共同参与 [24]。

接下来我们将讨论先天性和获得性低促性腺激素性性腺功能减退症的病因（表 5.2）。

表 5.2　先天性和获得性低促性腺激素性性腺功能减退症的病因

先天性
单纯性 GnRH 缺乏
卡尔曼（Kallmann）综合征（伴嗅觉缺失）
无嗅觉缺失
与肥胖和（或）精神发育迟滞相关的 GnRH 缺乏症
普拉德 - 威利（Prader-Willi）综合征
劳 - 穆 - 比（Laurence-Moon-Biedl）综合征
特发性低促性腺激素性性腺功能减退症

获得性
肿瘤
颅咽管瘤
垂体腺瘤和囊肿
生殖细胞瘤、胶质瘤、脑膜瘤、星形细胞瘤
垂体卒中
浸润性疾病
肉芽肿性疾病
组织细胞增生症
血色素沉着病
药物
合成代谢类固醇
阿片类
大麻
医源性
外科手术后
放射治疗后

5.6 先天性低促性腺激素性性腺功能减退症

先天性垂体异常会导致腺体发育不全，通常会影响多种激素，这些激素可能在生命早期就已出现。此外，还有由胚胎发育期间 GnRH 神经元异常迁移引起的"迁移障碍"。在正常发育过程中，GnRH 神经元来源于嗅基板。可能有几个基因参与破坏这种迁移和随后的黏附。因此，先天性低促性腺激素性性腺功能减退症可能与嗅觉缺失有关。在这种情况下，被定义为卡尔曼综合征[26]。卡尔曼综合征的相关特征包括唇/腭裂、感音神经性聋和小脑共济失调。因为有好几个相关的基因，所以存在几种遗传模式：X 连锁隐性遗传、常染色体显性遗传和常染色体隐性遗传。

其他先天性综合征也可能影响 HPG 轴，导致低促性腺激素性性腺功能减退症。普拉德 – 威利综合征是一种影响下丘脑功能、肌张力和认知发育的复杂遗传疾病。巴尔得 – 别德尔（Bardet Biedl）综合征是另一种与 HPG 轴功能异常以及视网膜、肾脏、肢体和认知异常相关的多方面遗传疾病。也存在罕见的特异性下丘脑受体异常导致 GnRH 分泌失败。单纯性 GnRH 缺乏症的其他遗传原因具有广泛的临床表现，从新生儿期的小阴茎和隐睾到青春期的延迟或停滞[27]。诊断首先由生化检查确认，随后进行 MRI 检查，以确认下丘脑和垂体外观正常。主要的鉴别诊断是 CDGP，鉴别可能非常困难。除非有明确的相关特征，如嗅觉缺失或既往基因检测，否则很难确定诊断，直到 18 岁以上。

5.7 获得性低促性腺激素性性腺功能减退症

获得性低促性腺激素性性腺功能减退症通常继发于结构性中枢神经系统病变，如垂体腺瘤、颅咽管瘤或自身免疫性垂体炎。头部放射治疗是继发性性腺功能减退症的医源性原因。

5.7.1 垂体肿瘤

垂体肿瘤可分为鞍内型和鞍上型，前者（> 90%）主要由垂体腺瘤组成。后者主要表现为胚胎发生障碍，如颅咽管瘤、生殖细胞瘤，以及皮样和表皮样囊肿，也可能发生肿瘤样表现及肿瘤浸润过程表现，如由神经胶质瘤、脑膜瘤、垂体柄病变引起的生殖细胞肿瘤、肉芽肿疾病（包括结节病和组织细胞增多症）（表 5.1）和铁沉积障碍（血色素沉着病）。颅咽管瘤是儿童垂体功能减退的最常见原因。腺瘤是儿童和青少年垂体病变最常见的原因。

颅咽管瘤起源于腺垂体和神经垂体之间的 Rathke 囊残余物中的鳞状静息细胞。这是一种年发病率为 0.5/1 000 000~2/1 000 000 的罕见病，然而 30%~50% 的病例出现在儿童和青少年时期，占儿童颅内肿瘤的 1%~4%[28-29]。尽管颅咽管瘤在组织学上是良性的，但其乳头或囊肿可能侵犯和压迫局部结构。

颅咽管瘤通常表现为头痛和视野缺损的神经系统症状，伴有内分泌缺乏的表现，如发育迟缓和 CDGP。诊断时，生长激素（GH）是最常见的轴缺陷（75%），其次是 FSH 和 LH（40%），然后是促肾上腺皮质激素（ACTH）和促甲状腺激素（TSH）缺乏症（25%）。以尿崩症为表现的垂体后叶功能障碍较少见（17%）[30]。对于表现为 CDGP 和低促性腺激素并伴有身材矮小、头痛和视力障碍的儿童中，应首先进行颅咽管瘤的鉴别。诊断通常采用钆增强 MRI，但也可以使用 CT，CT 对识别颅咽管瘤相关的钙化特别准确。手术是主要的治疗手段，目前正在探索一种在全切除和实现最佳功能结局之间的平衡方法。放射治疗也应用于术后仍有大量残留且复发风险高的情况。最近在乳头状颅咽管瘤中发现了 *BRAFV600E* 突变，因此进行了 BRAF 和 MEK 抑制剂联合治疗试验，随后报道了治疗反应[31-32]，为未来其他辅助治疗提供了潜在选择。

垂体腺瘤是儿童期低促性腺激素性性腺功能减退症相对罕见的病因，估计儿童年平均发病率为 0.1/1 000 000[33]。催乳素瘤是儿童最常见的腺瘤细胞类型，其次为促肾上腺皮质激素细胞瘤和生长激素细胞瘤[34]。无功能腺瘤、TSH 和促性腺激素分泌腺瘤非常罕见，仅占儿童所有垂体肿瘤的 3%~6%。功能性（激素分泌型）垂体腺瘤的诊断通常是临床性的，通过对比 MRI 表现确认病变，并通过生物化学鉴定同时存在的垂体功能障碍。催乳素瘤倾向于出现在青春期前后的年龄组，伴垂体—性腺轴缺失，表现为女孩月经不调、男性乳房发育和男孩青春期延迟。大型腺瘤以神经系统症状为主。

由于垂体促性腺激素受抑制，催乳素瘤可能导致低促性腺激素性性腺功能减退；然而，由于高催乳素血症的抑制作用，它们也导致继发性性腺功能减退。当使用多巴胺激动剂治疗时会出现催乳素水平正常和催乳素瘤的缩小。其他垂体腺瘤可能较大，会引起头痛、视野障碍和垂体功能减退等结构性后遗症。其他功能性垂体腺瘤和非功能性腺瘤的一线治疗是经蝶窦腺瘤切除术。当手术无改善时，可选择辅助生长激素抑制剂和放射治疗。

5.7.2 儿童恶性肿瘤治疗的青春期效应

目前，儿童和青少年癌症患者的 5 年生存率超过 80%。据估计，在英国，每 1000 名年轻人中就有 1 名是儿童期癌症的幸存者[35]。这一令人印象深刻的统计数据表明了儿童癌症长期内分泌治疗的效果。

涉及垂体和下丘脑的颅脑放射治疗通常导致促性腺激素分泌的长期功能障碍——低促性腺激素性性腺功能减退症。放射治疗对任何器官的影响都取决于放射治疗的剂量，分次照射剂量的大小、次数，以及放射治疗的方式和暴露时长 [36]。因此，放射治疗剂量通常被分成连续给予的小脉冲，以减少对异常病变邻近健康组织的损伤。放射治疗的内分泌后果延后出现，并随着暴露时间的延长而增加。

在过去的 10 年里，质子束放射治疗的应用越来越频繁。这种方式将放射治疗集中在较小的区域，对邻近组织的散射较小，旨在减少对健康组织的损伤。随着时间的推移，与常规放射治疗相比，质子束治疗的长期结果将变得更加明确。这些因素及个体的年龄可能导致青春期发育缺失、青春期停滞或随后性腺和性功能的损伤。放射剂量越小，颅腔内放射治疗的这些效应通常出现得越晚。相反，对下丘脑的放射治疗最初可能与性早熟的青春期发育有关，因为下丘脑"抑制"被移除，允许下丘脑—垂体通路的不适当激活，并在比正常年龄更小的年龄启动青春期 [37]。

睾丸放射治疗和化学治疗可导致高促性腺激素性性腺功能减退症，原因是全身性性腺损伤，这将在本书的其他章节进行讨论。

5.8 低促性腺激素性性腺功能减退症的治疗

在体质性青春期发育延迟中，治疗通常是不必要的，鼓励、理解和定期复查就足够了。但若患者较焦虑，可进行治疗以诱导青春期 [38]。但治疗前需要仔细考虑，因为如果开始治疗的年龄太小，治疗可能会影响最终的身高。一般 14 岁后可开始治疗。

对于永久性低促性腺激素性性腺功能减退症患者，治疗需要持续到成年。主要目标是从低剂量开始，2~3 年内缓慢增量，以模拟自然青春期发育期间的睾酮水平 [39]。在 2~3 年内缓慢增加至成人剂量。

在青春期停滞时，可根据青春期停滞前已完成的青春期阶段，开始适当剂量的睾酮肌内注射。

5.9 青春期诱导

5.9.1 睾 酮

一般而言，可以通过睾酮深部肌内注射诱导青春期。

1. 对于体质性青春期延迟：

a. 开始时，通过肌内注射睾酮 50 mg，1 次 /4 周，持续 6 个月。

b. 在治疗结束时，如果睾丸体积增加，则表明自发性青春期已经开始，可以停止治疗。

c. 如果睾丸体积 < 8 mL，则停止睾酮治疗后生长可能减慢。如果身高增长速度而非青春期进展为主要问题，则考虑再次注射睾酮 50 mg，1 次 /4 周，持续 6 个月。

d. 如果睾丸体积无进展，考虑继续使用睾酮 50 mg，1 次 /4 周，再持续 6 个月。应在后续的临床会议中进行单独的病例讨论。

2. 用于诱导青春期（非体质性青春期延迟）：

a. 睾酮应以 50 mg 的低剂量开始给予（对患有双侧无睾症的男孩，考虑从 12 岁开始，使用较低剂量 / 较慢进展）。

b. 在 2~3 年内逐渐增加剂量，以维持青春期发育的正常速度，直至达到成人全剂量。6 个月后，考虑增加至 100 mg 睾酮，1 次 /4 周，持续 6 个月；然后增加至 150 mg，持续 6 个月；再增加至 200 mg，持续 6 个月；最后增加至 250 mg、1 次 /4 周的成人剂量。体型较小的个体可能需要较低的剂量。

5.9.2 其他方案

在英国，肌内注射睾酮仍是最普遍的青春期诱导方法，但最近的研究表明，睾酮的其他制剂（如透皮凝胶或口服制剂）也能起作用[40]。

1. 口服十一酸睾酮已被允许用于启动青春期，但由于可变吸收和肝脏首过代谢导致药物水平变化而不常用。剂量之间的波动会导致症状变化，阻碍真正的生理模拟水平，使其在青春期诱导时不稳定。通常使用的起始剂量为 40 mg，隔日 1 次；6~8 个月后增加至 40 mg，每天 1 次（或根据应答情况）；然后在接下来的 6~8 个月内增加至 80 mg，每天 1 次；最后最多不超过 120 mg/d。口服睾酮的半衰期很短，必须与食物同服才能有效地吸收，并且在肠道中有被 5α - 还原酶还原为双氢睾酮（DHT）的趋势。

2. 也可考虑睾酮经皮肤给药。透皮凝胶目前在英国未获得青春期诱导许可，给药方案是从成人数据中推断出来的。外用凝胶可涂抹在皮肤上，且有定量泵提供。通常的起始剂量是按压药罐活塞一次，释放 0.5 g 含 10 mg 睾酮的凝胶。每 6 个月可增加一次按压。可以通过腹部皮肤给药（所有剂量至少分布在 10~30 cm 的区域）或施加到双侧大腿内侧（半量用在每侧大腿内侧至少 10~15 cm 的区域）。使用凝胶时应选择清洁、干燥、完整的皮肤。用一个手指轻轻揉搓，直到凝胶变干，然后用宽松的衣服盖住涂抹的部位。用肥皂和水洗手。建议每日在腹部和大腿内侧之间揉搓，将药物使用部位的局部反应最小化。应避免儿童和女性的皮肤接触到凝胶。

3. 植入式睾酮可用于治疗成人雄激素缺乏症，但不用于诱导青春期。

4. 终身睾酮替代可通过肌内注射途径或透皮途径进行。一旦患者在一段时间内稳定使用成人量的睾酮，如 1 次 /3 周，则可将其转化为长效十一酸睾酮肌内注射，每 12 周给予 1 g 肌内注射用药。第二次给药前，可要求行血液检查，包括全血细胞计数（FBC）、红细胞比容、睾酮和前列腺特异性抗原（PSA）。如果首选经皮给药途径，则改为睾酮胶囊每日 5 mL（=50 mg）或睾酮凝胶每日 6 计量剂量（=60 mg）。

5. 人绒毛膜促性腺激素（hCG）/FSH。虽然 hCG 和 FSH 具有生理活性，但由于耗时且昂贵，需要多次注射，因此未将其常规用于诱导青春期。在性腺受损的情况下，它们可能无效。如需使用，应在睾酮治疗后开始。首先 FSH 150 IU，每周 3 次皮下注射；2~3 个月后开始 hCG 1500 IU，每周 2 次皮下注射，然后停止睾酮补充。再根据生理睾酮生成量用滴定法测量 hCG 剂量，以维持正常睾酮水平。一般，这些仅用于临床研究和成人生殖门诊，用于刺激低促性腺激素性性腺功能减退症男性的精子发生。

5.9.3 不良反应

开始服用睾酮的男孩偶尔可能会变得喜怒无常、好斗。注射睾酮可能导致情绪、能量水平和性欲波动，其原因是睾酮水平在注射时迅速升高，然后在下次给药前又降至过低水平。剂量增加过快可能导致骨骺过早融合。

成年后，睾酮替代足以维持正常的性功能，但如果有生育需求，可使用促性腺激素或脉冲 GnRH。生育诱导的进一步描述不在本章范围内。

5.10 结 论

青春期是一个重要的过渡期。我们已经总结了青春期的正常生理学特征，当青春期延迟时，可以是体质性的、功能性的或病理性的。我们前面已经讨论了检查和管理策略，而治疗方案将根据具体情况进行选择。

参考文献

[1] Mobbs EJ. The psychological outcome of constitutional delay of growth and puberty. Horm Res, 2005, 63(Suppl 1):1–66.

[2] Traggiai C, Stanhope R. Disorders of pubertal development. Best Pract Res Clin Obstet Gynaecol,

2003, 17(1):41–56.

[3] Wu FC, et al. Ontogeny of pulsatile gonadotropin releasing hormone secretion from midchildhood, through puberty, to adulthood in the human male: a study using deconvolution analysis and an ultrasensitive immunofluorometric assay. J Clin Endocrinol Metab, 1996, 81(5):1798–1805.

[4] Zachmann M, et al. Testicular volume during adolescence. Cross-sectional and longitudinal studies. Helv Paediatr Acta, 1974, 29(1):61–72.

[5] Prader A. Testicular size: assessment and clinical importance. Triangle, 1966, 7(6):240–243.

[6] Largo RH, Prader A. Pubertal development in Swiss boys. Helv Paediatr Acta, 1983, 38(3):211–228.

[7] Nielsen CT, et al. Onset of the release of spermatozoa (spermarche) in boys in relation to age, testicular growth, pubic hair, and height. J Clin Endocrinol Metab, 1986, 62(3):532–535.

[8] Bozzola M, et al. Delayed puberty versus hypogonadism: a challenge for the pediatrician. Ann Pediatr Endocrinol Metab, 2018, 23(2):57–61.

[9] Rogol AD, Clark PA, Roemmich JN. Growth and pubertal development in children and adolescents: effects of diet and physical activity. Am J Clin Nutr, 2000, 72(2 Suppl):521S–528S.

[10] Sanchez-Garrido MA, Tena-Sempere M. Metabolic control of puberty: roles of leptin and kisspeptins. Horm Behav, 2013, 64(2):187–194.

[11] Skorupskaite K, George JT, Anderson RA. The kisspeptin-GnRH pathway in human reproductive health and disease. Hum Reprod Update, 2014, 20(4):485–500.

[12] Harter CJL, Kavanagh GS, Smith JT. The role of kisspeptin neurons in reproduction and metabolism. J Endocrinol, 2018, 238(3):R173–183.

[13] Castellano JM, Tena-Sempere M. Metabolic regulation of kisspeptin. Adv Exp Med Biol, 2013, 784:363–383.

[14] Wolfe A, Hussain MA. The emerging role(s) for Kisspeptin in metabolism in mammals. Front Endocrinol (Lausanne), 2018, 9:184.

[15] The-Food-Foundation. UK and global malnutrition: the new normal. International Learning Series/1 2017(2019–06–10). https://foodfoundation.org.uk/wp-content/uploads/2017/07/1-Briefing-Malnutrition_v4.pdf.

[16] Limbers CA, Cohen LA, Gray BA. Eating disorders in adolescent and young adult males: prevalence, diagnosis, and treatment strategies. Adolesc Health Med Ther, 2018, 9:111–116.

[17] Klump KL. Puberty as a critical risk period for eating disorders: a review of human and animal studies. Horm Behav, 2013, 64(2):399–410.

[18] Timko CA, DeFilipp L, Dakanalis A. Sex differences in adolescent anorexia and bulimia nervosa: beyond the signs and symptoms. Curr Psychiatry Rep, 2019, 21(1):1.

[19] Mirror-Mirror. Excessive exercise and eating disorders(2019–07–10). https://www.mirrormirror.org/excessive-exercise.htm.

[20] Dandona P, Dhindsa S. Update: hypogonadotropic hypogonadism in type 2 diabetes and obesity. J Clin Endocrinol Metab, 2011, 96(9):2643–2651.

[21] Dhindsa S, et al. Frequent occurrence of hypogonadotropic hypogonadism in type 2 diabetes. J Clin Endocrinol Metab, 2004, 89(11):5462–5468.

[22] Mogri M, et al. Testosterone concentrations in young pubertal and post-pubertal obese males. Clin Endocrinol, 2013, 78(4):593–599.

[23] O'Byrne, K. Stress and timing of puberty: is the amygdala the key（2019-10-10）? https://gtr.ukri.org/ project/666E67E5-D529-4FBE-B880-B25F45CE0E26.

[24] Dwyer AA, et al. Transition in endocrinology: hypogonadism in adolescence. Eur J Endocrino, 2015, 173(1):R15–24.

[25] Zhu J, Chan YM. Adult consequences of self-limited delayed puberty. Pediatrics, 2017,

139(6):e20163177.

[26] Kim SH. Congenital hypogonadotropic hypogonadism and Kallmann syndrome: past, present, and future. Endocrinol Metab (Seoul), 2015, 30(4):456–466.

[27] Boehm U, et al. Expert consensus document: European consensus statement on congenital hypogonadotropic hypogonadism—pathogenesis, diagnosis and treatment. Nat Rev Endocrinol, 2015, 11(9):547–564.

[28] Karavitaki N, et al. Craniopharyngiomas. Endocr Rev, 2006, 27(4):371–397.

[29] Müller HL. Childhood craniopharyngioma. Pituitary, 2013, 16(1):56–67.

[30] Müller HL. Craniopharyngioma. Endocr Rev, 2014, 35(3):513–543.

[31] Aylwin SJ, Bodi I, Beaney R. Pronounced response of papillary craniopharyngioma to treatment with vemurafenib, a BRAF inhibitor. Pituitary, 2016, 19(5):544–546.

[32] Rostami E, et al. Recurrent papillary craniopharyngioma with BRAFV600E mutation treated with neoadjuvant-targeted therapy. Acta Neurochir, 2017, 159(11):2217–2221.

[33] Gold EB. Epidemiology of pituitary adenomas. Epidemiol Rev, 1981, 3:163–183.

[34] Colao A, Loche S. Prolactinomas in children and adolescents. Endocr Dev, 2010, 17:146–159.

[35] Robison LL, Hudson MM. Survivors of childhood and adolescent cancer: life-long risks and responsibilities. Nat Rev Cancer., 2014, 14(1):61–70.

[36] Laughton SJ, et al. Endocrine outcomes for children with embryonal brain tumors after riskadapted craniospinal and conformal primary-site irradiation and high-dose chemotherapy with stem-cell rescue on the SJMB-96 trial. J Clin Oncol, 2008, 26(7):1112–1118.

[37] Chemaitilly W, et al. Central precocious puberty following the diagnosis and treatment of paediatric cancer and central nervous system tumours: presentation and long-term outcomes. Clin Endocrinol, 2016, 84(3):361–371.

[38] Richmond EJ, Rogol AD. Male pubertal development and the role of androgen therapy. Nat Clin Pract Endocrinol Metab, 2007, 3(4):338–344.

[39] Dunkel L, Quinton R. Transition in endocrinology: induction of puberty. Eur J Endocrinol, 2014, 170(6):R229–239.

[40] Wei C, Crowne EC. Recent advances in the understanding and management of delayed puberty. Arch Dis Child, 2016, 101(5):481–488.

青春期发育障碍：性早熟

第 6 章

Marco Cappa, Laura Chioma

6.1 引　言

　　青春期是一个复杂的生理和心理过程，最终达到完全的性成熟（包括生殖能力）。青春期的启动需要激活下丘脑神经元以增加脉冲式的促性腺激素释放激素（GnRH）分泌，参与其激活的基因网络逐渐变得清晰起来。GnRH 的合成在胎儿早期就开始了，这个系统在男孩生命的 6~9 个月（被称为"小青春期"）是活跃的，然后促性腺激素轴静默。青春期发育的时间是高度遗传的，下丘脑 GnRH 分泌的重新激活取决于遗传、种族、营养和环境影响[1]。

　　从童年到青春期的转变是由下丘脑—垂体—性腺（HPG）轴的重新激活决定的[2]，并受神经内分泌和代谢因素的控制[3-4]。GnRH 的分泌受 Kisspeptin 及其受体 KISS1R 的控制，并受神经激肽 B 及其受体的刺激作用增加和强啡肽及其受体的抑制作用减弱的调节，导致 GnRH 的分泌呈脉冲式增加（图 6.1）。

　　此外，GnRH 的脉冲式分泌受到兴奋和抑制信号的控制，因此在青春期开始时，兴奋信号增加，而抑制信号减少[5]。在儿童时期，负责抑制 GnRH 分泌的主要神经递质是 γ - 氨基丁酸（GABA），而谷氨酸、神经肽 Y、内啡肽、阿片类和褪黑素负责激活 GnRH 脉冲发生器，从而设定青春期的时间。

　　总之，GnRH 分泌的频率和范围的增加，以及通过 KNDy 神经元和谷氨酸

M. Cappa (✉) · L. Chioma
UOC of Endocrinology, "Bambino Gesù" Children's Hospital-IRCCS, Rome, Italy
e-mail: marco.cappa@opbg.net

© Springer Nature Switzerland AG 2021
C. Foresta, D. Gianfrilli (eds.), *Pediatric and Adolescent Andrology*, Trends in Andrology and Sexual Medicine, https://doi.org/10.1007/978-3-030-80015-4_6

的兴奋性输入的增加及 GABA 神经元抑制信号的减少，标志着青春期的启动[6]。

代谢控制是影响青春期启动的另一个重要因素，特别是对女孩。事实上，有关营养状况和能量储备的重要信息是经胰岛素和瘦素信号途径通过大多数未被识别的中间输入间接发送到 GnRH 神经元的（图 6.1）[7-8]。在青春期，身体成分和对胰岛素的敏感性会发生变化，身体脂肪含量越高，青春期成熟越早，青春期启动越早，日后肥胖的风险就越高[9]。

不同的研究表明，在过去的 20 年里青春期的启动时间提前了 12~18 个月[10]。对此，一些观点认为是营养状况和生长的作用，但也有外部因素的影响，如接触内分泌干扰物（EDC）[11]。内源性内分泌细胞引起低甲基化，能够潜在地改变青春期过程[12-14]。这类化学物质能够干扰类固醇激素的活动，特别是在动物模型中证明的雌激素和抗雄激素[15]，而且似乎也与青春期时间的改变有关[16]。

青春期发育时间的变化是可以遗传的。对纯合子双胎和异卵双胎的研究证明了这一点[17-18]。但我们对潜在机制的了解仍然不够清楚，包括基因突变的解释。最近，一些罕见的遗传原因被报道，在中枢性性早熟（CPP）的发病机制中发现了 3 个基因：编码 Kisspeptin 的 *KISS1*[19]，以及它的 *KISS1R* 受体[20] 和 *MKRN3*（一个被认为是在性腺轴上抑制下丘脑的基因）（图 6.1）。

第二性发育应根据 Tanner 阶段进行分期，评估男孩的阴毛（P）和生殖器（G）发育（图 6.2）。男孩青春期的第一个外部体征是从 G1 期到 G2 期，包括睾

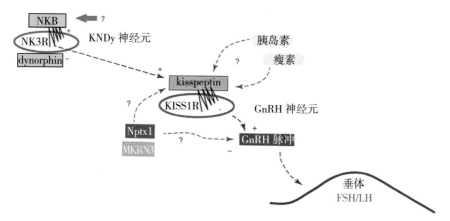

图 6.1 青春期下丘脑—垂体—性腺（HPG）轴的激活。促性腺激素释放激素（GnRH）脉冲是由 Kisspeptin 及其受体 KISS1R 诱导的，并受 KNDy 神经元上的神经激肽 B（NKB）及其受体 NK3R 的调节，可能是通过增加 Kisspeptin 的水平来实现的。Nptx 在青春期增加，其水平与 MKRN3 成负相关，MKRN3 负责抑制青春期启动，但确切的作用尚不清楚。Kisspeptin 和 *KISS1R* 基因的功能获得突变以及 MKRN3 的功能丧失突变与中枢性性早熟（CPP）有关（改编自 Aguirre RS 等）[32]

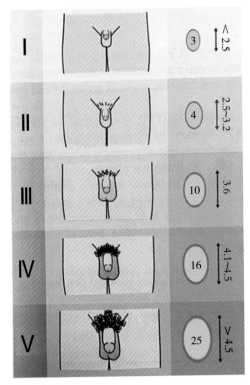

图 6.2　青春期发育的 Tanner 分期

阴毛发育（P）：

- ·阶段 1：青春期前，没有阴毛；
- ·阶段 2：阴茎根部稀疏、直的阴毛；
- ·阶段 3：阴毛更黑、更粗、更卷曲，延伸到耻骨中部；
- ·阶段 4：阴毛看起来像成人的，但不延伸到大腿；
- ·阶段 5：阴毛已达成人状态，从大腿延伸到大腿外。

生殖器发育（G）：

- ·阶段 1：青春期前；
- ·阶段 2：睾丸和阴囊增大，阴囊皮肤红肿、质地变化；
- ·阶段 3：阴茎增大，睾丸进一步生长；
- ·阶段 4：阴茎增长、宽度增加，龟头、睾丸和阴囊发育变大，阴囊皮肤变暗；
- ·阶段 5：成年生殖器。

丸增大（睾丸体积大于 4 mL 或睾丸长度大于 25 mm）[21]，青春期发育的正常年龄是 9~14 岁，平均年龄为 11.5 岁。

性早熟被定义为男孩在 9 岁之前开始出现性征，比高加索人群平均青春期启动年龄早 2~2.5 个标准差（SD）[21]。

根据性早熟的定义，患病率预计在 2% 左右。然而，人口学研究表明，不同人群的患病率不同。丹麦国家登记处 9 年的数据表明，男孩的发病率非常低（＜ 1/10 000），女孩的患病率是男孩的 5 倍（男孩＜ 5/10 000，女孩为 20/10 000~23/10 000）[22]。

可以根据潜在的病理过程将性早熟分为：

●中枢性性早熟（CPP，又称促性腺激素依赖性早熟）是由于 HPG 轴提前成熟所致。CPP 的特征是男孩的睾丸和阴茎增大，阴毛达成人状态。

●外周性早熟（PPP，也称促性腺激素非依赖性早熟）是由性腺或肾上腺分泌过多的性激素、外源性性类固醇或生殖细胞肿瘤异位产生促性腺激素引起的。

●良性或非进行性青春期变异，包括男孩因 HPG 轴的早期激活而出现的孤立的雄激素介导性特征 [如阴毛和（或）腋毛、粉刺及顶泌汗腺分泌的气味]，这两种障碍都可能是正常的青春期变异。

在至少 50% 的性早熟发育病例中，青春期表现退化或停止进展不需要治疗 [23]。尽管这些非进行性性早熟的发病机制尚不清楚，但促性腺激素轴并未被激活。

6.2 中枢性性早熟（CPP）

CPP 是由于 HPG 轴提前成熟导致的一种性早熟，同时也是性早熟最常见的类型。虽然发病早，但青春期事件发生的模式和时间一般是正常的。

6.2.1 病　因

部分报道称，尽管 25%~60% 的男孩有特发性疾病，但一部分脑畸形和获得性损伤被认为与 CPP 有关（表 6.1）[24]。最常见的与 CPP 相关的脑部异常包括下丘脑错构瘤、脑炎、脑积水、神经纤维瘤病Ⅰ型、脑膜囊肿及新生儿脑病 [25]。下丘脑错构瘤，又称灰结节错构瘤，是 CPP 最常见的器质性病因，多见于 4 岁前儿童。这是一种由 GnRH 神经元或产生转化生长因子（TGF）α 的星形胶质细胞组成的良性先天性肿瘤，可导致脉冲式 GnRH 释放的过早激活 [26]。由错构瘤引起的疾病表型可与神经异常相关，如狂笑或狂哭、局部或全身性强直阵挛发作及认知障碍 [27]。

与 CPP 相关的其他中枢神经系统肿瘤包括星形细胞瘤、室管膜瘤、松果体瘤、下丘脑或视神经胶质瘤、颅咽管瘤、无性细胞瘤 [非人绒毛膜促性腺激素（hCG）分泌] 和脑膜瘤。在神经纤维瘤患者中，CPP 通常与视神经胶质瘤相关 [28]。

表 6.1　中枢性性早熟（CPP）的病因

中枢神经系统病变——先天性病变
·下丘脑错构瘤
·鞍上蛛网膜囊肿
·脑积水
·胶质瘤或神经纤维瘤病Ⅰ型
·结节性硬化
·视隔发育不良
·Chiari Ⅱ型畸形和脊髓脊膜膨出
中枢神经系统病变——获得性病变
·肿瘤：星形细胞瘤、室管膜瘤、松果体瘤、下丘脑或视神经胶质瘤、颅咽管瘤、非生殖细胞瘤（非 hCG 分泌）、脑膜瘤
·后损伤（围生期、感染创伤、放射治疗）
·肉芽肿性疾病
·脑瘫
非中枢神经系统病变
·特发性疾病
·内分泌干扰物
·非中枢神经系统病变——先天性病因
·基因改变：kisspeptin（*KISS1*）和 kisspeptin 受体 [*KISS1R*（曾称 *GPR54*）] 编码基因的功能获得性突变，makorin 环指蛋白 3（*MKRN3*）的功能丧失突变
·染色体异常
非中枢神经系统病变——获得性病因
·国际收养
·过早接触性类固醇（继发性中枢性性早熟）

颅脑辐照，特别是用于中枢神经系统恶性肿瘤的大剂量照射，可能导致男孩发生 CPP，从而有可能引起骨龄快速成熟和身材矮小[29-30]。

CPP 也与先天性或获得性病变有关，如脑积水、囊肿、外伤、炎症性疾病、结节性硬化症或视隔发育不良。

研究者发现特定的基因突变与 CPP 有关，尽管只能代表少数病例。有研究描述了编码 kisspeptin 的基因 *KISS1* 和编码 kisspeptin 受体的基因 *KISS1R*（以前称为 *GPR54*）的激活，以及 *MKRN3* 基因在 GnRH 分泌过早中的失活，这在以前被认为是特发性的（图 6.1）[19-20,31-32]。

MKRN3 是位于普拉德 – 威利（Prard-Willi）综合征关键区域（15q11~13）的印迹基因，编码 makorin 环指蛋白 3，是抑制青春期启动的主要因素之一。因此，该基因的功能缺失突变将导致抑制减弱和青春期提前启动。MKRN3 蛋白仅来源于因母方印迹从父方遗传的基因副本转录的 RNA[31]。MKRN3 突变引起的 CPP 家族的分离分析清楚地显示出完全外显的常染色体显性遗传。MKRN3 突变已被证明与高达 46% 的 CPP 家族性病例相关 [33]，并在明显散发的患病儿童中被确认 [34]。由于 MKRN3 的印迹模式（母系沉默），该疾病表型可从携带 MKRN3 突变的无症状父亲遗传。事实上，在对 MKRN3 突变且没有性早熟家族史的患者进行的基因型分析表明，所有研究病例都存在父系遗传 [34]。这些初步研究的结果表明，由于难以从父亲获得准确的家族史，以及对早期睾丸增大的诊断不足，我们可能尚未充分认识这种疾病的家族性质。目前，我们已经从不同种族中受影响的家庭中确认了更多的 MKRN3 功能缺失突变 [31-40]。值得注意的是，MKRN3 突变的患者具有生殖轴过早激活的典型临床和激素特征，包括睾丸和阴毛发育等青春期早期体征，线性生长加速，骨龄延长，基底或受 GnRH 刺激的黄体生成素（LH）水平升高。

明显的染色体异常与复杂的综合征表型相关，包括 HPG 轴激活引起的过早性发育。这些综合征包括 1p36 缺失，7q11.23 微缺失（Williams-Beuren 综合征）[41]，9p 缺失 [42]，7 号染色体（拉塞尔 – 西尔弗征）和 14 号染色体（Temple 综合征）的母系单染色体二聚体 [43]，15 号染色体的反转复制 [44]，15 号染色体新生间质缺失和母本单染色体二聚体（普拉德 – 威利综合征）[45]，以及周期蛋白依赖激酶 5 基因（CDKL5，位于 Xp22 区域）[46] 的从头缺失，其表型让人联想到雷特综合征。

根据丹麦国家登记处的报告，国际收养的儿童患 CPP 的风险增加了 10~20 倍，特别是在 2 岁以后被收养的儿童，而与家人一起移民的儿童患 CPP 的风险仅略有增加 [47]。这一现象的原因尚不清楚，但有人认为早期营养缺乏、领养后肥胖及压力等心理因素引发了青春期成熟。此外，环境影响，包括早期暴露于内分泌干扰因素，如雌激素和抗雄激素等化学物质，可以影响青春期的启动。事实上，大多数来自疟疾流行国家的收养儿童在母亲产前和婴儿期都接触过杀虫剂二氯二苯三氯乙烷（DDT）[48]。DDT 具有显著的雌激素作用，其衍生物二氯二苯二氯乙烯（DDE）被认为有抗雄激素作用 [49]。这些发现最初表明 DDT 可能参与了暴露儿童性早熟的早期发病机制，但是还需要进一步的动物和人体研究来确定这些化学物质在青春期发育障碍中的作用。

长期暴露于高血清水平的性类固醇，例如分泌性类固醇的肿瘤、睾酮中毒、

麦丘恩 – 奥尔布赖特（McCune-Albright）综合征及控制不良的先天性肾上腺增生，会导致生长速度加快，骨龄增加，并触发下丘脑中心的成熟，这显著影响青春期的启动。原发性潜在疾病得到治疗后，性类固醇的减少会通过反馈机制激活早熟的下丘脑 GnRH 脉冲发生器，导致继发性 CPP[50]。

6.2.2 评　估

对 9 岁以前出现第二性征的男孩，应从病史和体格检查开始进行评估。在大多数情况下，要对骨龄进行影像学测量，以确定骨骺成熟度是否有相应的增加。

6.2.3 病史和身体检查

评估疑似 CPP 儿童的第一步是获得其完整的家族史（父母和兄弟姐妹青春期启动的年龄）和个人史，包括首次注意到最初青春期变化的时间和青春期表现的进展。通常 CPP 儿童呈现正常的青春期发育顺序，但由于高浓度的性激素，其在较早的年龄线性生长和骨骼成熟的速度很快。此外，其他评估项包括针对任何可能的中枢神经系统功能障碍的证据，如头痛、行为或视力改变、癫痫发作，或以前的中枢神经系统疾病或创伤史。体格检查包括身高、体重和身高生长速度（HV；以厘米 / 年计算）。CPP 儿童表现为早期生长加速，HV 超过同年龄第 95 百分位数。应评估第二性征发育情况以确定性成熟度，并根据 Tanner 阶段进行分期，即评估男孩的阴毛（P）和生殖器（G）发育情况（图 6.2）。生殖器的评估是通过测量睾丸体积，而不是阴茎的大小，因为阴茎的生长不是青春期的早期事件，准确的测量对青春期男孩来说是困难和尴尬的。当 Tanner 的生殖器阶段从 G1 变为 G2 时，包括睾丸体积大于 4 mL 或睾丸长度大于 25 mm，通常与 Tanner 的阴毛初始发育有关，应怀疑 CPP[21]。相反，当 Tanner 阴毛阶段从 P1 变为 P2，而睾丸体积没有增大时，则可排除 CPP。综上所述，睾丸体积的测量对身体评估至关重要，通常使用 Prader 睾丸仪测量（图 6.3）。

6.2.4 骨　龄

通过影像学检查 CPP 患者的骨龄（Greulich 和 Pyle 或 TW2/TW3 20 骨骼图谱）来评估骨骺的成熟度，有助于对性早熟进行鉴别诊断。事实上，CPP 患者的骨龄一般比正常年龄至少提前 1 年或超过 2 个 SD[51]。然而，当出现生长速度加快和其他进展性青春期的临床症状时，没有骨龄提前并不是停止随访评估的理由。骨龄也被用来预测成年后的身高，但这种预测往往会高估，并不可靠[52]。

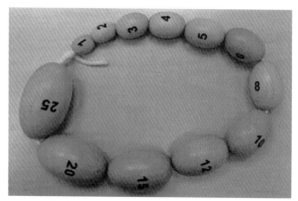

图 6.3　Prader 睾丸体积测量仪

6.2.5　实验室评估

在男孩中，睾酮是性早熟一个很好的标志，因为大多数患者早晨的血浆睾酮值在青春期正常范围内 [51]。串联质谱法比免疫测定法更明智，可以区分青春期前和青春期早期的睾酮浓度。CPP 的金标准生化诊断是基于外源性 GnRH 或 GnRH 释放激素激动剂刺激后 30 min 或 45 min 的促性腺激素，主要是 LH 的评估 [51]。通过超灵敏免疫测定法评估，LH 峰值高于 5 IU/L 的临界浓度，通常表明促性腺激素轴被激活 [51,53]。CPP 患儿往往在受刺激后有更显著的 LH 增加，LH 与卵泡刺激素（FSH）的峰值比为 0.6~1.0，这表明可以诊断。然而，其灵敏度和特异度并不比单纯 GnRH 刺激的 LH 峰值大 [54]。随着实验室方法的发展，利用单克隆抗体，如免疫荧光法、免疫化学发光法和电化学发光法，其灵敏度和特异度高于放射免疫法，检测下限为 ≤ 0.1 mIU/mL。有人建议使用早晨基线 LH 水平来评估促性腺激素轴的激活，避免了 GnRH 激动剂试验 [54]。然而，除非 LH 水平明显升高，否则最好用激发试验来确诊进行性 CPP。

对于小于 6 月龄或 12 月龄的男孩，促性腺激素的评估是不可靠的，因为基线促性腺激素的浓度通常由于"小青春期"而很高。

6.2.6　影像学检查

对确诊为 CPP 的男孩应进行脑部磁共振成像（MRI）检查，以排除任何下丘脑或中枢神经系统病变（表 6.1）。这种病变在男孩中的发生率（40%~90%）高于女孩，在青春期发育迅速的年轻患者中更为常见 [24]。

6.2.7　治　疗

长效 GnRH 激动剂是 CPP 的金标准治疗。它们对垂体促性腺激素提供持续的刺激，而不是下丘脑 GnRH 的生理性脉冲式分泌，导致促性腺激素细胞的脱敏及 LH 和 FSH 的释放减少[55]。这种治疗方法可用于特发性或神经源性 CPP 患者，如继发性 CPP。然而，并非所有患者都需要治疗，治疗决定取决于患者的青春期进展速度、身高速度和估计的成年身高。事实上，患有 CPP 的男孩，如果在 9 岁之前出现成熟的快速进展，从治疗中获益最大，因为他们的骨骺融合较早，如果不治疗，成年后身高会较低[56]。相反，非常缓慢进展的 CPP 男孩通常不需要任何治疗，因为他们的成年身高在没有治疗的情况下与父母身高的中间范围相一致[57]。根据以上报告的数据，CPP 治疗的主要目标是让患儿长到正常的成年身高，其次是缓解社会心理压力。给予 GnRH 激动剂后，最初会短暂地刺激垂体的促性腺激素分泌，然后完全抑制垂体—性腺轴，但可逆转。几种 GnRH 激动剂有不同的长效去势形式，可作为每月、3 个月或 6 个月的肌内注射剂，或 12 个月的皮下植入剂。它们在不同国家的使用批准和推荐剂量不同（表 6.2）。使用最广泛的药物是三苯氧胺和亮丙瑞林，每月或 3 个月 1 次的肌内注射剂[56]。最近的一项 meta 分析证实，季度制剂在抑制垂体—性腺轴方面的效果与月度制

表 6.2　用于治疗 CPP 的长效 GnRH 激动剂

GnRH 激动剂	允许使用	剂量、频率和给药方法
醋酸组胺瑞林植入剂	美国	50 mg 植入剂，每 12 个月 1 次，手术植入
醋酸亮丙瑞林（亮丙瑞林）	美国，加拿大、欧盟国家、澳大利亚、南非、其他国家和地区	肌内注射，每 28 天注射 1 次： ·美国：PW ≤ 25 kg，7.5 mg；PW > 25 kg，11.25 mg ·欧盟：3.75 mg 肌肉注射，每 12 周注射 1 次： ·美国 11.25 mg、22.5 mg 或 30 mg（剂量选择标准尚未确定） ·欧盟：11.25 mg
醋酸戈舍瑞林	美国、英国、欧盟国家、加拿大、南非、其他国家和地区	前腹壁皮下注射： 每 28 天 3.6 mg 或每 12 周 10.8 mg
注射用双羟萘酸曲普瑞林	英国、欧盟国家、南非、其他国家和地区	肌内注射，每 28 天 1 次： PW ≤ 20 kg：1.875 mg PW 为 20~30 kg：2.5 mg PW > 30 kg：3.75 mg 肌内注射，每 12/24 周 1 次，11.25 mg/22.5 mg（在一些国家是被允许的）

PW：患者的体重

剂相似，其优点是所需的注射次数较少，但在男性人群中的数据很少[58]。

短效 GnRH 激动剂制剂，包括每日皮下注射和每日多次的鼻内喷雾剂，也是可用的，但由于其在抑制青春期方面更有效，而且依从性更强，所以更倾向于使用药丸制剂。

使用 GnRH 激动剂的结果是青春期症状的消退或稳定，生长速度降低到正常青春期前的值，并减少骨龄的增长[56]。睾丸发育的进展通常表明依从性差、治疗失败或诊断不正确，需要进一步评估。

GnRH 激动剂治疗的持续时间应足够长，以优化最终的成年身高，但仍允许青春期特征在与同龄人同步的年龄段进展，由于缺乏关于男孩 GnRH 激动剂治疗的数据，停止治疗的最佳时间还没有正式确定。如同对女孩的描述，通常建议在男孩骨龄 12~12.5 岁或生长明显减速时停止治疗，以避免失去生理性青春期生长高峰[59]。当停止 GnRH 激动剂治疗时，正常的青春期会在几个月内恢复。

治疗可能会引起头痛和更年期症状（如潮热）。这些不良反应一般是短暂的，可自行解决或对症治疗。有 3%~13% 的患者可能发生局部并发症，包括注射部位的无菌性脓肿[60]。脂肪量往往随着治疗的进行而增加，而肌肉含量和骨密度往往减少，但纵向研究表明，肥胖症的发生率在治疗期间或治疗后并没有增加，骨密度在停止治疗后也正常[61-62]。

6.3 外周性性早熟（PPP）

PPP 是由于性激素的分泌，而不依赖于 HPG 轴的提前成熟。事实上，PPP 患者的 FSH 和 LH 水平通常被抑制，并且它们在 GnRH 刺激后不会增加。进一步的定性基于性征是否适合儿童的性别（相同），以及男孩的女性化（相反）。

6.3.1 病　因

PPP 是由性激素过度分泌引起的，性激素来自性腺、肾上腺或外部来源。

间质细胞瘤是一种分泌睾酮的肿瘤，与男孩的 PPP 有关。通常，任何患有不对称性睾丸增大的男孩都应该考虑这种情况。即使不能触摸到明显的肿块，超声检查也没有发现明显的肿块，但如果睾丸在随访期间增大，也应该对较大的睾丸进行活检。这些肿瘤几乎都是良性的，很容易通过根治性切除手术治愈[63]。

人绒毛膜促性腺激素生殖细胞瘤分泌 hCG，在男孩中 hCG 激活间质细胞上的 LH 受体，导致睾酮产生增加。睾丸的增大对血清睾酮水平和青春期发育程度的影响小于预期，因为大多数睾丸增大是由管状成分 FSH 组成的，这依赖于成熟。这些肿瘤发生在性腺、脑（通常在松果体区）、肝脏、腹膜后和前纵隔，反映胚胎生殖细胞在性腺嵴结合之前的位置。分泌 hCG 的肿瘤的组织学范围从对治疗很容易反应的无性细胞瘤到更恶性的胚胎细胞癌和绒毛膜癌[64]。家族性男性非促性腺激素依赖性性早熟，也被称为睾丸中毒症，是由 LH 受体基因的激活突变引起的，这导致间质细胞过早成熟和睾酮分泌。受影响的男孩通常在 1~4 岁[65]。虽然这种罕见的疾病是常染色体显性遗传的，但只有男孩会受到影响，因为女孩的雌激素生物合成需要同时激活促黄体生成素和促卵泡刺激素受体。

患有长期严重的原发性甲状腺功能减退症的儿童偶尔会出现 PPP 合并睾丸过早增大，称为"重叠"或 Van Wyk-Grumach 综合征。其机制是高血清促甲状腺激素（TSH）浓度对 FSH 受体的交叉反应和刺激，因为 TSH 和 FSH 共享一个共同的 α 亚单位[66]。在甲状腺激素治疗开始后，青春期发育的迹象消退。

外源性雌激素或睾丸素暴露会分别导致异性和同性发育男孩的 PPP。男性的女性化乳房发育，被归因于暴露在过多的乳膏、药膏和喷雾剂（如口服避孕药、治疗更年期症状的雌激素乳膏）中的雌激素[67]。其他可能的雌激素暴露来源包括受激素污染的食物、与雌激素具有相同化学结构的植物雌激素（如大豆）以及具有雌激素活性的偏方，如薰衣草油和茶树油[68]。

还报告了多个有关睾酮透皮制剂导致儿童男性化的病例报告[69]。

肾上腺雄激素分泌过多的原因包括雄激素分泌肿瘤（即库欣综合征、肾上腺肿瘤）和肾上腺类固醇生物合成的酶缺陷，如非典型（或晚发性）先天性肾上腺增生症（NCCAH）。患有肾上腺 PPP 的男孩可能会出现耻骨早熟，但没有睾丸增大（睾丸体积小于 4 mL 或直径小于 2.5 cm）。肾上腺肿瘤很少因为雄激素和雌激素的产生而导致女性化，后者是因为雄激素的肾上腺内芳构化或外周芳构化[70]。

麦丘恩－奥尔布赖特综合征（MAS）是一种罕见的疾病，定义为 PPP 三联症、皮肤片状棕色色素沉着（又称咖啡牛奶斑）和骨纤维结构不良。MAS 患者具有 Gs 蛋白 α 亚单位的体细胞（合子后）突变，该突变可激活腺苷环化酶[71]。这种突变导致内分泌功能的持续刺激（例如，性早熟、甲状腺功能亢进症、巨人症或肢端肥大症、库欣综合征、催乳素腺瘤及低磷性软骨病），其临床表型明显不同，具体取决于受突变影响的组织。PPP 是 MAS 最常见的表现形式，尽管在男孩中不太常见。超声对睾丸病变的检出率很高，包括高回声和低回声病变（最可能代表间质细胞增生区）、微小结石和局灶性钙化[72]。突变也可以在其他非内分泌器官（如肝脏和心脏）分别导致胆汁淤积和（或）肝炎、肠息肉和心律失常。据报道，恶性肿瘤的风险也增加了[73]。

6.4 评　估

6.4.1 病史及体格检查

与评估 CPP 患儿相同，评估怀疑患有 PPP 的儿童的第一步是获取完整的家族史，以明晰个人史及是否存在常见病因，评估内容包括青春期启动时间、青春期发育进展，同时排除雌激素或雄激素外源性暴露。通常，PPP 患儿的性腺激素来自外周，更可能表现出异常青春期发育顺序，呈快速线性生长和骨骺过快成熟。体格检查有助于确定 PPP 的可能原因。如轻度或不对称睾丸增大的患者可能被怀疑是睾丸原因，皮肤咖啡牛奶斑可能引发 MAS，而不伴有睾丸增大的阴毛早现则提示肾上腺来源性激素。最后，患有孤立的反性发育（如男性乳房发育）的儿童可能接触了外源性雌激素。

6.4.2 骨　龄

相对于 CPP 而言，PPP 患者的骨龄通常比实际年龄提前至少 1 年或超过 2SD[51]，患有甲状腺功能减退症且骨龄延迟的男孩除外。

6.4.3 实验室检查

外周原因导致的性早熟通常表现为清晨血浆睾酮值升高，因此这类患儿青春期促性腺激素（FSH 和 LH）的释放将受到抑制[51]。在出现不伴有睾丸增大的阴毛早现的男孩中，检测肾上腺类固醇激素可能有助于区分 PPP 和良性肾上腺功能早现。事实上，清晨 17- 羟孕酮（17-OHP）水平高于 1000 ng/mL 可诊断为非经典性先天性肾上腺增生症（NCCAH），而 200~1000 ng/mL 的中度升高可诊断为 NCCAH，建议进行高剂量（250 mcg）ACTH 刺激试验以明确诊断[74]。硫酸脱氢表雄酮（DHEAS）浓度升高并伴有 24 小时尿游离皮质醇（UFC）、深夜唾液皮质醇和清晨 ACTH 血清值升高时，怀疑为罕见的肾上腺肿瘤或罕见的 ACTH 依赖性库欣病。

此外，建议用 hCG 水平评估 hCG 分泌肿瘤的可能性，TSH 浓度评估甲状腺，以排除疑似慢性原发性甲状腺功能减退症。

6.4.4 影像学检查

可以对患有 PPP 和轻度或不对称睾丸增大的男孩进行睾丸超声检查，以评估睾丸间质细胞瘤、睾丸毒性或 MAS 的可能性。最后，如果怀疑肾上腺肿瘤，应进行腹部超声和或计算机断层扫描（CT）。

6.4.4.1 治　疗

PPP 的治疗旨在消除或阻断过量性激素的产生，具体取决于病因。睾丸和肾上腺肿瘤通过手术治疗，抑制或去除外周性性激素可使早发的青春期表现消退。

糖皮质激素替代疗法仅推荐用于患有 NCCAH 的男孩，这类患儿的骨龄较大，预测身高不能达到遗传靶身高 [75]。

男孩的睾丸中毒症和 MAS 用抗雄激素（雄激素受体拮抗剂，如螺内酯或比卡鲁胺）和芳香化酶抑制剂（如阿那曲唑或来曲唑）联合治疗，可抑制睾酮向雌二醇的转化，从而延缓骨的进一步成熟。尽管这种联合疗法提供的数据看起来很有希望，但仍需要长期研究来进一步确定这些药物的安全性和有效性。过去，酮康唑作为类固醇生成抑制剂被纳入治疗方案，但由于其潜在的肝毒性和肾上腺功能不全等不良反应，其使用受到限制 [76-77]。睾丸间质细胞增生在 MAS 中很常见，但应避免行手术治疗以保持生育能力。

性激素水平的降低可能导致 CPP，通常与骨龄相关，因此需要 GnRH 激动剂治疗。

6.5 良性或非进展性青春期变异

肾上腺功能早现是一种非常轻微的雄激素过多症，其特征是男孩在 9 岁之前出现阴毛和（或）腋毛，并且血清 DHEAS 随着年龄的增长而轻度升高（通常为 40~115 μg/dL 或 1.1~3.1 μmol/L）[78]。患有肾上腺功能早现的儿童的身高往往高于平均身高，骨龄和线性生长率高于平均水平，但仍在正常范围内，预测身高通常能达到遗传靶身高。我们通常认为，这一过程是由肾上腺网状带的过早发育引起的，尽管一些研究表明可能与肥胖、低出生体重及胰岛素抵抗有关 [78-80]。

一些"特发性性早熟"的病例发生在雄激素水平正常的儿童中，可能说明了皮脂腺对符合年龄的雄激素水平的敏感性增加 [81]。

非进展性或间歇性进行性早熟是一种临床上稳定或青春期发育缓慢的 CPP。与患有真性 CPP 的男孩相比，骨龄通常不会提前，血清 LH 浓度在青春期前或早期范围内，表明 HPG 轴未完全激活。在这些情况下，患者不需要使用 GnRH 激动剂治疗，因为他们的成年身高不受影响 [57]。

上述所有这些形式都不需要特定的内分泌治疗，只需要临床监测青春期进展的证据，以将其与真实的 CPP 或 PPP 病例区分开来。

参考文献

[1] Palmert MR, Boepple PA. Variation in the timing of puberty: clinical spectrum and genetic investigation. J Clin Endocrinol Metab, 2001, 86(6):2364–2368.

[2] Abreu AP, Kaiser UB. Pubertal development and regulation. Lancet Diabetes Endocrinol, 2016, 4:254–264.

[3] Walvoord EC. The timing of puberty: is it changing? Does it matter? J Adolesc Health, 2010, 47:433–439.

[4] Tony M. Plant: neuroendocrine control of the onset of puberty. Front Neuroendocrinol, 2015, 38:73–88.

[5] Uenoyama Y, Tsukamura H, Maeda KI. KNDy neuron as a gatekeeper of 574 puberty onset. J Obstet Gynaecol Res, 2014, 4:1518–1526.

[6] Sultan C, Gaspari S, Maimoun L, et al. Disorders of puberty. Best Pract Res Clin Obstet Gynaecol, 2018, 48:62–89.

[7] Castellano JM, Tena-Sempere M. Metabolic control of female puberty: potential therapeutic targets. Expert Opin Ther Targets, 2016, 20:1181–1193.

[8] Manfredi-Lozano M, Roa J, Ruiz-Pino F, et al. Defining a novel leptin-melanocortin-kisspeptin pathway involved in the metabolic control of puberty. Mol Metab, 2016, 5:844–857.

[9] Kaplowitz PB. Link between body fat and the timing of puberty. Pediatrics, 2008, 121(Suppl 3):S208–217.

[10] Sørensen K, Aksglaede L, Petersen JH, et al. Recent changes in pubertal 564 timing in healthy Danish boys: associations with body mass index. J Clin Endocrinol Metab, 2010, 95:263–270.

[11] Aksglaede L, Sørensen K, Petersen JH, et al. Recent 567 decline in age at breast development: the Copenhagen Puberty Study. Pediatrics, 2009, 123:e932–939.

[12] Euling SY, Selevan SG, Pescovitz OH, et al. Role of environmental factors in the timing of puberty. Pediatrics, 2008, 121(Suppl 3):S167171.

[13] Kempinas Wde G. Environmental factors in dysregulation of puberty timing and progression. Reprod Toxicol, 2014, 44:v–vi.

[14] Harley KG, Rauch SA, Chevrier J, et al. Association of prenatal and childhood PBDE exposure with timing of puberty in boys and girls. Environ Int, 2017, 100:132–138.

[15] Goldman JM, Laws SC, Balchak SK, et al. Endocrine disrupting chemicals: prepubertal exposures and effects on sexual maturation and thyroid activity in the female rat—a focus on the EDSTAC recommendations. Crit Rev Toxicol, 2000, 30:135–196.

[16] Wang RY, Needham LL, Barr DB. Effects of environmental agents on the attainment of puberty: considerations when assessing exposure to environmental chemicals in the National Children's Study. Environ Health Perspect, 2005, 113:1100–1107.

[17] Kaprio J, Rimpela A, Winter T, et al. Common genetic infuences on BMI and age at menarche. Hum Biol, 1995, 67:739–753.

[18] Silventoinen K, Haukka J, Dunkel L, et al. Genetics of pubertal timing and its associations with relative weight in childhood and adult height: the Swedish Young Male Twins Study. Pediatrics, 2008, 121:e885–891.

[19] Silveira LG, Noel SD, Silveira-Neto AP, et al. Mutations of the KISS1 gene in disorders of puberty. J Clin Endocrinol Metab, 2010, 95:2276–2280.

[20] Teles MG, Bianco SD, Brito VN, et al. A GPR54-activating mutation in a patient with central precocious puberty. N Engl J Med, 2008, 358:709–715.

[21] Marshall WA, Tanner JM. Variations in the pattern of pubertal changes in boys. Arch Dis Child, 1970, 45:13–24.

[22] Teilmann G, Pedersen CB, Jensen TK, et al. Prevalence and incidence of precocious pubertal development in Denmark: an epidemiologic study based on national registries. Pediatrics, 2005, 116:1323–1328.

[23] Kaplowitz P. Clinical characteristics of 104 children referred for evaluation of precocious puberty. J Clin Endocrinol Metab, 2004, 89:3644–3650.

[24] De Sanctis V, Corrias A, Rizzo V, et al. Etiology of central precocious puberty in males: the results of the Italian Study Group for Physiopathology of Puberty. J Pediatr Endocrinol Metab, 2000, 13(Suppl 1):687–693.

[25] Stephen MD, Zage PE, Waguespack SG. Gonadotropin-dependent precocious puberty: neoplastic causes and endocrine considerations. Int J Pediatr Endocrinol, 2011, 2011:184502.

[26] Jung H, Ojeda SR. Pathogenesis of precocious puberty in hypothalamic hamartoma. Horm Res, 2002, 57(suppl 2):31–34.

[27] Cukier P, Castro LH, Banaskiwitz N, et al. The benign spectrum of hypothalamic hamartomas: infrequent epilepsy and normal cognition in patients presenting with central precocious puberty. Seizure, 2013, 22:28–32.

[28] Listernick R, Charrow J, Gutmann DH. Intracranial gliomas in neurofbromatosis type 1. Am J Med Genet, 1999, 89(1):38–44.

[29] Armstrong GT, Chow EJ, Sklar CA. Alterations in pubertal timing following therapy for childhood malignancies. Endocr Dev, 2009, 15:25–39.

[30] Ogilvy-Stuart AL, Clayton PE, Shalet SM. Cranial irradiation and early puberty. J Clin Endocrinol Metab, 1994, 78(6):1282–1286.

[31] Abreu AP, Dauber A, Macedo DB, et al. Central precocious puberty caused by mutations in the imprinted gene MKRN3. N Engl J Med, 2013, 368:2467–2475.

[32] Aguirre RS, Eugster EA. Central precocious puberty: From genetics to treatment. Best Pract Res Clin Endocrinol Metab, 2018, 32(4):343–354.

[33] Simon D, Ba I, Mekhail N, et al. Mutations in the maternally imprinted gene MKRN3 are common in familial central precocious puberty. Eur J Endocrinol, 2016, 174(1):1–8.

[34] Macedo DB, Abreu AP, Reis AC, et al. Central precocious puberty that appears to be sporadic caused by paternally inherited mutations in the imprinted gene makorin ring fnger 3. J Clin Endocrinol Metab, 2014, 99:E1097–1103.

[35] Settas N, Dacou-Voutetakis C, Karantza M, et al. Central precocious puberty in a girl and early puberty in her brother caused by a novel mutation in the MKRN3 gene. J Clin Endocrinol Metab, 2014, 99:E647–651.

[36] Schreiner F, Gohlke B, Hamm M, et al. MKRN3 mutations in familial central precocious puberty. Horm Res Paediatr, 2014, 82:122–126.

[37] de Vries L, Gat-Yablonski G, Dror N, et al. A novel MKRN3 missense mutation causing familial precocious puberty. Hum Reprod, 2014, 29:2838–2843.

[38] Bulcao Macedo D, Nahime Brito V, Latronico AC. New causes of central precocious puberty:the role of genetic factors. Neuroendocrinology, 2014, 100:1–8.

[39] Neocleous V, Shammas C, Phelan MM, et al. In silico analysis of a novel MKRN3 missense mutation in familial central precocious puberty. Clin Endocrinol (Oxf), 2016, 84(1):80–84.

[40] Lee HS, Jin HS, Shim YS, et al. Low frequency of MKRN3 mutations in central precocious puberty among Korean girls. Horm Metab Res, 2016, 48(2):118–122.

[41] Partsch CJ, Japing I, Siebert R, et al. Central precocious puberty in girls with Williams syndrome. J Pediatr, 2002, 141:441–444.

[42] Cisternino M, Della Mina E, Losa L, et al. Idiopathic central precocious puberty associated with 11 mb de novo distal deletion of the chromosome 9 short arm. Case Rep Genet, 2013,

2013:978087.

[43] Hoffmann K, Heller R. Uniparental disomies 7 and 14. Best Pract Res Clin Endocrinol Metab, 2011, 25:77–100.

[44] Grosso S, Balestri P, Anichini C, et al. Pubertal disorders in inv dup(15) syndrome. Gynecol Endocrinol, 2001, 15:165–169.

[45] Cassidy SB, Schwartz S, Miller JL, et al. Prader-Willi syndrome. Genet Med, 2012, 14:10–26.

[46] Saletti V, Canafoglia L, Cambiaso P, et al. A CDKL5 mutated child with precocious puberty. Am J Med Genet A, 2009, 149A:1046–1051.

[47] Teilmann G, Pedersen CB, Skakkebaek NE, et al. Increased risk of precocious puberty in internationally adopted children in Denmark. Pediatrics, 2006, 118(2):e391–399.

[48] Parent AS, Franssen D, Fudvoye J, et al. Developmental variations in environmental infuences including endocrine disruptors on pubertal timing and neuroendocrine control: revision of human observations and mechanistic insight from rodents. Front Neuroendocrinol, 2015, 38:12–36.

[49] Rasier G, Parent AS, Gérard A, et al. Mechanisms of interaction of endocrine-disrupting chemicals with glutamate-evoked secretion of gonadotropin-releasing hormone. Toxicol Sci, 2008, 102:33–41.

[50] Partsch CJ, Heger S, Sippell WG. Management and outcome of central precocious puberty. Clin Endocrinol (Oxf), 2002, 56(2):129–148.

[51] Carel JC, Léger J. Precocious puberty. N Engl J Med, 2008, 358:2366–2377.

[52] Carel JC, Lahlou N, Roger M, et al. Precocious puberty and statural growth. Hum Reprod Update, 2004, 10:135–147.

[53] Neely EK, Hintz RL, Wilson DM, et al. Normal ranges for immunochemiluminometric gonadotropin assays. J Pediatr, 1995, 127:40–46.

[54] Brito VN, Batista MC, Borges MF, et al. Diagnostic value of fuorometric assays in the evaluation of precocious puberty. J Clin Endocrinol Metab, 1999, 84:3539–3544.

[55] Lahlou N, Carel JC, Chaussain JL, et al. Pharmacokinetics and pharmacodynamics of GnRH agonists: clinical implications in pediatrics. J Pediatr Endocrinol Metab, 2000, 13(suppl 1):723–737.

[56] Carel JC, Eugster EA, Rogol A, et al; ESPE-LWPES GnRH Analogs Consensus Conference Group. Consensus statement on the use of gonadotropin-releasing hormone analogs in children. Pediatrics, 2009, 123(4):e752-e762.

[57] Lazar L, Pertzelan A, Weintrob N, et al. Sexual precocity in boys: accelerated versus slowly progressive puberty gonadotropin-suppressive therapy and fnal height. J Clin Endocrinol Metab, 2001, 86(9):4127–4132.

[58] Bertelloni S, Mucaria C, Baroncelli GI, et al. Triptorelin depot for the treatment of children 2 years and older with central precocious puberty. Expert Rev Clin Pharmacol, 2018, 11(7):659–667.

[59] Carel JC, Roger M, Ispas S, et al. Final height after long-term treatment with triptorelin slow release for central precocious puberty: importance of statural growth after interruption of treatment. French study group of Decapeptyl in Precocious Puberty. J Clin Endocrinol Metab, 1999, 84:1973–1978.

[60] Carel JC, Lahlou N, Jaramillo O, et al. Treatment of central precocious puberty by subcutaneous injections of leuprorelin 3-month depot (11.25 mg). J Clin Endocrinol Metab, 2002, 87:4111–4116.

[61] Palmert MR, Mansfeld MJ, Crowley WF Jr, et al. Is obesity an outcome of gonadotropin-releasing hormone agonist administration? Analysis of growth and body composition in 110 patients with central precocious puberty. J Clin Endocrinol Metab, 1999, 84:4480–4488.

[62] Bertelloni S, Baroncelli GI, Sorrentino MC, et al. Effect of central precocious puberty and gonadotropin releasing hormone analogue treatment on peak bone mass and final height in

females. Eur J Pediatr, 1998, 157:363–367.

[63] Urban MD, Lee PA, Plotnick LP, et al. The diagnosis of Leydig cell tumors in childhood. Am J Dis Child, 1978, 132(5):494–497.

[64] Englund AT, Geffner ME, Nagel RA, et al. Pediatric germ cell and human chorionic gonadotropin-producing tumors. Clinical and laboratory features. Am J Dis Child, 1991, 145(11):1294–1297.

[65] Shenker A, Laue L, Kosugi S, et al. A constitutively activating mutation of the luteinizing hormone receptor in familial male precocious puberty. Nature, 1993, 365(6447):652–654.

[66] Cabrera SM, DiMeglio LA, Eugster EA. Incidence and characteristics of pseudoprecocious puberty because of severe primary hypothyroidism. J Pediatr, 2013, 162(3):637–639.

[67] Franklin SL. Effects of unintentional exposure of children to compounded transdermal sex hormone therapy. Pediatr Endocrinol Rev, 2011, 8(3):208–212.

[68] Henley DV, Lipson N, Korach KS, et al. Prepubertal gynecomastia linked to lavender and tea tree oils. N Engl J Med, 2007, 356(5):479–485.

[69] Martinez-Pajares JD, Diaz-Morales O, Ramos-Diaz JC, et al. Peripheral precocious puberty due to inadvertent exposure to testosterone: case report and review of the literature. J Pediatr Endocrinol Metab, 2012, 25(9/10):1007–1012.

[70] Moreno S, Guillermo M, Decoulx M, et al. Feminizing adrenocortical carcinomas in male adults. A dire prognosis. Three cases in a series of 801 adrenalectomies and review of the literature. Ann Endocrinol (Paris), 2006, 67(1):32–38.

[71] Lumbroso S, Paris F, Sultan C;European Collaborative Study. Activating Gsalpha mutations: analysis of 113 patients with signs of McCune-Albright syndrome—a European Collaborative Study. J Clin Endocrinol Metab, 2004, 89(5):2107–2113.

[72] Boyce AM, Chong WH, Shawker TH, et al. Characterization and management of testicular pathology in McCune-Albright syndrome. J Clin Endocrinol Metab, 2012, 97(9):E1782–1790.

[73] Chanson P, Salenave S, Orcel P. McCune-Albright syndrome in adulthood. Pediatr Endocrinol Rev, 2007, 4(Suppl 4):453–462.

[74] Armengaud JB, Charkaluk ML, Trivin C, et al. Precocious pubarche: distinguishing late-onset congenital adrenal hyperplasia from premature adrenarche. J Clin Endocrinol Metab, 2009, 94(8):2835–2840.

[75] Joint LWPES/ESPE CAH Working Group. Consensus statement on 21-hydroxylase defciency from the Lawson Wilkins Pediatric Endocrine Society and the European Society for Paediatric Endocrinology. J Clin Endocrinol Metab, 2002, 87(9):4048–4053.

[76] Leschek EW, Jones J, Barnes KM, et al. Six-year results of spironolactone and testolactone treatment of familial male-limited precocious puberty with addition of deslorelin after central puberty onset. J Clin Endocrinol Metab, 1999, 84:175–178.

[77] Haddad N, Eugster E. An update on the treatment of precocious puberty in McCune-Albright syndrome and testotoxicosis. J Pediatr Endocrinol Metab, 2007, 20(6):653–661.

[78] Mäntyselkä A, Jääskeläinen J, Lindi V, et al. The presentation of adrenarche is sexually dimorphic and modifed by body adiposity. J Clin Endocrinol Metab, 2014, 99(10):3889–3894.

[79] Utriainen P, Jääskeläinen J, Romppanen J, et al. Childhood metabolic syndrome and its components in premature adrenarche. J Clin Endocrinol Metab, 2007, 92(11):4282–4285.

[80] Ong KK, Potau N, Petry CJ, et al. Avon Longitudinal Study of Parents and Children Study Team. Opposing infuences of prenatal and postnatal weight gain on adrenarche in normal boys and girls. J Clin Endocrinol Metab, 2004, 89(6):2647–2651.

[81] Lappalainen S, Utriainen P, Kuulasmaa T, et al. Androgen receptor gene CAG repeat polymorphism and X-chromosome inactivation in children with premature adrenarche. J Clin Endocrinol Metab, 2008, 93(4):1304–1309. https://doi.org/10.1210/ jc.2007-2707.

青少年精索静脉曲张的临床管理与治疗

Rossella Cannarella, Aldo E. Calogero, Rosita A. Condorelli, Filippo Giacone, Antonio Aversa, Sandro La Vignera

缩略词

ASRM 美国生殖医学学会
AUA 美国泌尿外科协会
EAU 欧洲泌尿外科协会
ESPU 欧洲儿童泌尿外科学会
FSH 卵泡刺激素
HSP 热休克蛋白
LH 黄体生成素
NcP 胡桃夹现象
OR 氧化应激
PRF 反流峰值流速
ROS 活性氧

R. Cannarella · A. E. Calogero · R. A. Condorelli · F. Giacone · S. La Vignera (✉)
Department of Clinical and Experimental Medicine, University of Catania, Catania, Italy
e-mail: sandrolavignera@unict.it; sandrolavignera@policlinico.unict.it

A. Aversa
Department of Experimental and Clinical Medicine, Magna Græcia University, Catanzaro, Italy

© Springer Nature Switzerland AG 2021
C. Foresta, D. Gianfrilli (eds.), Pediatric and Adolescent Andrology, Trends in Andrology and Sexual Medicine, https://doi.org/10.1007/978-3-030-80015-4_7

7.1 引　言

精索静脉曲张指发自睾丸的蔓状静脉丛扩张和迂曲。有证据表明，精索静脉曲张的患病率在原发性不育患者中为 19%~41%，而在继发性不育患者中高达 80%[1]。

成年人的总体患病率为 15%，这一数据在青春期男孩中也得到了证实。一项欧洲的研究显示，7000 名中位年龄为 19 岁的年轻男性队列中，精索静脉曲张的患病率为 15.7%[2]。土耳其一项包含 4052 名儿童和青少年的调查显示，青春期启动后精索静脉曲张的患病率上升（表 7.1）[3]。

表 7.1　儿童和青少年精索静脉曲张的患病率

年龄（岁）	患病率（%）
2~6	0.88
7~10	1
11~14	7.8
15~19	14.1

目前的证据大多来自对成年患者的研究，其表明精索静脉曲张对睾丸功能有不良影响。对于成人来说，精索静脉曲张对睾丸功能有负面影响。因此，与健康对照组相比，精索静脉曲张患者的精液质量、妊娠结局[4-6]和睾酮水平[7]均较差（基于 meta 分析数据）。

目前我们尚缺乏对精索静脉曲张在青春期的影响的认识。尽管在过去 10 年中，关于成人精索静脉曲张的管理和治疗已经达成了共识[8]，但针对青春期精索静脉曲张仍然不清楚并有争议。

在青春期发育期间，睾丸体积的迅速增加和随之而来的激素变化是造成青少年群体中存在巨大异质性的原因。因此，很难制定标准方案，可能要根据青春期发育阶段而定。目前面临的挑战是明确应该对哪些患者进行治疗，以及应该何时实施何种治疗[9]。

本章旨在从内分泌角度讨论青少年精索静脉曲张对睾丸功能的影响。讨论欧洲儿童泌尿外科学会（ESPU）、欧洲泌尿外科协会（EAU）、美国泌尿外科协会（AUA）和美国生殖医学学会（ASRM）目前在诊断、管理和治疗方面的立场。

7.2　睾丸损伤的发病机制

精索静脉曲张可能会影响年轻人的精液常规参数。在这方面，根据最近的一项 meta 分析，将 357 例 15~24 岁的精索静脉曲张患者与 427 例年龄匹配的对照组进行比较，精索静脉曲张组精子浓度（24×10^6/mL）、活动率（7.5%）和形态（1.7%）均显著降低[10]。

这些发现也在其他研究中被证实，并且有人提出了精索静脉曲张引起的睾丸萎缩在精子异常中的作用。据此，与睾丸不对称程度较低的患者相比，睾丸不对称程度高于 10% 的 Tanner V 期青少年患者（14~20 岁）的精子浓度和精子活动总数较低。在睾丸体积不对称程度高于 20% 的患者中检测的数值降幅更大（在睾丸不对称程度为 10%、15% 和 20% 的患者中，活动精子总数的中位数分别为 64×10^6、32×10^6 和 10×10^6）[11]。

已经有几种理论假说被用来阐述精索静脉曲张会影响睾丸功能的原因。

精索静脉曲张可引起阴囊温度升高，影响精子发生。热休克蛋白（HSP）表达的降低可促进热应激，后者与氧化应激（OS）和凋亡的标志物相关。睾丸短暂暴露于高温会干扰精子发生继而影响睾丸的重量。此外，静脉曲张使血液瘀滞引起的白细胞捕获，导致活性氧（ROS）释放并促进睾丸缺氧。

对 OS 和产热性损伤的个体易感性，可能由结构性低抗凋亡和促凋亡基因表达（HSP、金属硫蛋白 –1、BCL-2、BAX、PHUDA1、PRm^2、CCIN）的增加而介导，这也解释了为什么一些患者比其他患者更容易受到重度精索静脉曲张引起的睾丸损伤[12]。

儿童期睾丸主要由未成熟和增殖活跃的支持细胞组成，分泌抗米勒管激素（AMH）。睾丸体积反映了支持细胞在这一生命阶段的增殖程度。在青春期启动后，支持细胞分泌较少的 AMH 并失去增殖能力，由未成熟状态转变为成熟状态。由于每个支持细胞可以支持一定数量的生殖细胞，青春期支持细胞的最终数量将决定精子发生的潜力[13]。

任何干扰儿童支持细胞增殖和成熟的因素都可能损害青春期和成年期的睾丸体积和精子发生潜力。值得注意的是，由于高温会影响支持细胞的增殖[14]，因此精索静脉曲张可能会降低儿童时期的最终支持细胞数量（至少在某些情况下），从而导致不可逆的损害。这一证据强调了管理和治疗儿童和青少年精索静脉曲张的重要性。

7.3 诊断评估

青少年精索静脉曲张在大多数情况下是无症状的，尽管偶尔会出现慢性充盈、阴囊或腹股沟肿胀等症状[9]。90% 的精索静脉曲张发生在左侧，3% 为双侧。这是由于左睾丸静脉以 90° 角流入左肾静脉；相对应的，右睾丸静脉呈钝角直接流入下腔静脉[9,15]。

青少年精索静脉曲张大多是在学校或运动会的例行体检或自行睾丸触诊时诊断出来的。诊断的第一步是体格检查，在仰卧位进行生殖器官检查，行睾丸、附睾、输精管触诊。睾丸体积通过 Prader 睾丸体积测量仪估测。精索静脉曲张适于立位检查，通常表现为静脉丛，如保温袋一般，可以通过 Valsalva 动作来确定血液反流的存在。根据 Dubin 和 Amelar 的临床分期，精索静脉曲张可分为 4 级：0 级，定义为亚临床型精索静脉曲张（临床上不能检测到，只能通过超声检测）；Ⅰ级，仅在做 Valsalva 动作时才能触摸到精索静脉曲张；Ⅱ级，患者静息状态下即可触及精索静脉曲张，而不需要做 Valsalva 动作；Ⅲ级，指患者静息时肉眼可见的精索静脉曲张[16]。

多普勒超声可以用来评估精索静脉曲张的分级，评估最大静脉内径和反流峰值流速（PRF）。通过多普勒检查，根据 Sartesch 分级，精索静脉曲张可以按照检测到反流时间和静脉曲张的程度进行 5 种不同程度的评分（表 7.2）[17]。

胡桃夹现象（NcP）是由于左肾静脉在腹主动脉和肠系膜上动脉之间受压所致。这会导致肾静脉高压和侧支静脉扩张，从而容易引发精索静脉曲张。如果患者有腹痛、血尿、蛋白尿、左侧腹部/下腹部疼痛、静脉曲张、尿频和左侧精索静脉曲张且静脉内径 > 3 mm 的情况，就要考虑 NcP 的可能[18]。在这些情况下，肾血管的多普勒超声可以有效诊断。超声诊断 NcP 的标准见表 7.3。

表 7.2　超声精索静脉曲张程度分类

	程度	描述
Sarteschi	Ⅰ	仅在 Valsalva 动作时检测到反流，超声检查未发现阴囊内静脉曲张
	Ⅱ	静脉曲张延伸至睾丸上极；只有在 Valsalva 动作时，才会出现睾丸静脉增粗和反流
	Ⅲ	只有站立位时，睾丸上级的血管出现增粗，仰卧位未见增粗；只有在 Valsalva 动作时才能观察到反流
	Ⅳ	血管在仰卧位时表现为增粗；扩张在 Valsalva 动作时时更明显
	Ⅴ	静脉性增粗在俯卧位和仰卧位均可见；反流在静息状态下发生，在 Valsalva 动作时不会加重
Dubin	0	Valsalva 动作中的中度和一过性静脉反流
	Ⅰ	在 Valsalva 动作完成之前结束的持续性静脉反流
	Ⅱ	在整个 Valsalva 动作中持续静脉反流
	Ⅲ	静脉反流是基础现象，在 Valsalva 动作期间不会改变

表 7.3　胡桃夹现象（NcP）的症状、体征和超声诊断标准

	描述
体征和症状	血尿
	蛋白尿
	静脉曲张
	尿频
	左侧腹痛 / 下腹痛
超声检查标准	主动脉 / 肠系膜上动脉夹角减小（正常值：38°~65°）
	主动脉和肠系膜上动脉起始处的左肾静脉受压
	左肾静脉的流速增加
	左侧精索静脉曲张，静脉腔直径 > 3 mm

关于年轻患者中 NcP 患病率的报道很少：一些人认为它在青少年中很常见，因为在一组 182 例患有临床型精索静脉曲张的青少年中，有 77 例被诊断为 NcP，其左肾静脉血流速度比其他患者更高。基于这些数据，没有观察到 NcP 对睾丸对称性、初次手术或再次手术的影响[19]。

由于使用 Prader 测量仪会高估真实的睾丸体积，因此需要进行阴囊超声检查，精确评估对精索静脉曲张的修复很重要。超声睾丸体积通常采用椭球公式（长 × 宽 × 厚 × 0.52）计算[20]。

弹性超声是一种评估睾丸弹性的无创技术，已被用于评估儿童睾丸未降或成人精索静脉曲张。精索静脉曲张患者的睾丸弹性只有在体积不对称程度高于 20% 的情况下才能发现，因此弹性超声可能在精索静脉曲张的治疗中起到预测作用[21]。然而，这项技术目前还没有应用于临床实践。

对精索静脉曲张的青少年患者进行精液分析是必要的，但必须在青春期启动后至少 1.5 年进行[22]。然而，儿科医生并不重视这项检查。事实上，只有 13% 的美国儿童泌尿科医生对患有精索静脉曲张的青少年患者进行精液常规分析。多达一半的儿科医生在要求进行这项检查并与患者和家属讨论精液收集的过程中感到不愉快[23]。考虑到青少年精索静脉曲张对精子参数的不利影响，这一现象令人担忧。与对照组相比，患有精索静脉曲张的青少年可能具有较低的精子数量[24] 以及较差的精子活力和形态[25]，随着最大血流速度、基础血流速度和蔓状静脉直径的增加，精子活力受到的影响更大[25]。此外，精索静脉曲张已被证明会影响 Tanner V 患者的精子浓度和活动精子总数，特别是在睾丸不对称的情况下[11]。

尽管缺乏共识，但激素检查可能对青少年精索静脉曲张的评估有帮助。精索静脉曲张患者的卵泡刺激素（FSH）和黄体生成素（LH）水平升高，血清抑制素 B 水平降低 [2,26]。当青春期尚未启动且无法进行精液分析时，AMH 和抑制素 B 可能特别有效，尤其是在促性腺激素和睾酮水平仍不能表明青春期启动的情况下。事实上，很长一段时间以来，尽管人们一直认为睾丸在儿童时期是"沉默的"，但在这个阶段，它们会分泌 AMH 和抑制素 B。血清 AMH 和抑制素 B 水平被认为是青春期前期睾丸功能的指标 [13]。据报道，在患有精索静脉曲张的青春期前期和青春期男孩中，AMH 和抑制素 B 水平均受损 [27-28]。

7.4 管　理

由于尚未达成明确的共识，青少年精索静脉曲张的管理在一定程度上存在争议。精索静脉曲张修复并不总是必需的，因为在某些情况下可以观察到自发的追赶生长和精子恢复。因此，在某些情况下建议保守治疗（监测和随访）。目前的挑战是确定一些标记物，以用于预测哪些患者将受益于精索静脉曲张修复。

无痛性精索静脉曲张和正常睾丸体积的 Tanner V 患者可能适合保守治疗。对 216 例具有这些特征的患者的回顾性分析显示，基线点 45% 的患者的活动精子总数减少（< 2000 万）。这些精子参数较差的患者中有一半自然恢复，这表明在无痛性精索静脉曲张和睾丸体积正常的患者中，有 22.5% 的患者精子参数持续异常。没有使用其他指标来进一步区分这些患者 [29]。

睾丸不对称已被认为是一种预后指标，并可用于决策流程。睾丸不对称程度高于 15% 的青少年中，有 85% 在没有干预的情况下出现了追赶性生长，故在决定是否进行精索静脉曲张治疗之前，应在不同的随访时间进行睾丸体积测量 [30]。在睾丸生长停滞的情况下可建议精索静脉曲张修复手术。

同样，PRF 被认为是青春期精索静脉曲张患者睾丸不对称持续或恶化的预测指标。根据近期的一项研究，在随访 13.2 个月后仍然存在睾丸不对称程度≥ 20% 且 PRF ≥ 38 cm/s 的青少年，应考虑进行精索静脉曲张切除术，而 PRF < 30 cm/s 的患者应该以观察为主 [31]。一项初步研究将睾丸体积不对称与 PRF 值相结合，试图提高此类指标的准确性。持续的睾丸不对称与以下指标相关，不对称程度≥ 20% 和 PRF > 38 cm/s（所谓的"20/38 预兆"）。事实上，94% 的"20/38 预兆"患者在 15.5 个月的监测后没有追赶性增长，表明可能需要对这些患者进行干预 [32-33]。当出现交界性不对称或 PRF 时，可能需要在精子参数异常的情况下进行干预[34]。

总而言之，出现以下体征和症状的"危险"患者值得考虑进行干预[15]：①持续异常的精液参数，随访时没有恢复的迹象；②疼痛；③睾丸体积持续改变，不对称程度 > 15%~20%，随访时无追赶性生长迹象；④ PRF > 38 cm/s；⑤睾丸发育停滞；⑥ "20/38 预兆"（不对称程度可以增至 15%）。

此外，精索静脉曲张患儿 AMH 水平下降可能需要细心监测，因为可能发生支持细胞功能障碍[13]。然而，需要纵向研究来证实这一假设。

7.5 治疗方案

精索静脉曲张的修复可通过放射（介入）或外科方案。最近，有研究连续对 64 例年轻患者（年龄 13~19 岁）进行了经皮硬化栓塞术前和术后睾丸体积和精子结局的评估。与未干预的对照组相比，每单位睾丸体积的精子释放量显著提高。因此，早期硬化栓塞可提高睾丸发育的青少年阶段的精子产量[35]。同样，一项纳入了 1475 例患者的 meta 分析数据也证明了手术干预的有效性。治疗后追赶生长的平均比例为 76.4%，在睾丸不对称程度 ≥ 10% 和 ≥ 20% 的组中，睾丸体积不对称程度显著降低。这强调了当青少年精索静脉曲张不对称程度 ≥ 10% 时，手术干预的优势[36]。

精索静脉曲张修复术对成功生育的影响存在争议。一项对 661 例精索静脉曲张患者（372 例，平均年龄为 15.3 岁，接受硬化栓塞术；289 例，平均年龄为 17.1 岁，保守随访）的研究报告了 85% 的随访者和 78% 的接受治疗的患者生育情况，表明硬化栓塞术对长期结局中的成功生育没有影响[37]。与之不同，相对保守的治疗方案，青春期显微手术或精索静脉曲张外科修复术同时提高了精子参数和生育率（OR=3.63）[38]。

EAU/ESPU[39] 和 ASRM[40] 的 meta 分析数据证实了放射（介入）和手术方案的有效性，但均无绝对优势。更具体地说，ASRM 进行了一项 meta 分析，旨在了解 15~24 岁的年轻人患精索静脉曲张是否会影响精子参数，以及其纠正是否会改善精子结果。从 357 例精索静脉曲张患者和 427 例对照组收集的数据显示，精子浓度降低、活力和形态显著变差。该研究纳入的精索静脉曲张修复术的方法包括 "Palomo"（开放或腹腔镜）术式（n=5）、硬化栓塞术（n=1）、显微镜下腹股沟或腹股沟下入路（n=4），然后对数据进行二次分析。总的来说，精索静脉曲张修复可提高精子浓度和活力。各项技术均能有效改善精子参数，尽管硬化栓塞只纳入了一项研究[10]。最近，EAU/ESPU 对 16 130 例患者（7~21 岁）

进行了 meta 分析，将睾丸体积纳入结果。与观察组相比，精索静脉曲张修复组患者的睾丸体积（+1.52 mL）和精子浓度（+25.54 × 10^6/mL）均有所改善。分析手术和放射方案，发现两者治疗结局相似。与非淋巴管保留手术相比，淋巴管保留手术后鞘膜积液发生率较低[39]。

最后，放射学和外科方案均可推荐用于精索静脉曲张修复术。NcP 的治疗必须考虑其他方法（例如，精索静脉近端与腹壁下静脉吻合）[40]。

7.6 现有指南

目前还没有专门针对青少年精索静脉曲张管理和治疗的指南，我们当前的认识来自成年男性不育管理的指南[41]。ASRM/ 男性生殖和泌尿外科学会（SMRU）/ AUA 实践委员会建议使用 Dubin 和 Amelar 临床分型进行精索静脉曲张评估，只有在不确定的情况下才进行多普勒超声检查。当睾丸体积缩小或存在精子异常时，建议进行治疗，但禁用于亚临床型精索静脉曲张。然而，尚未确定精索静脉曲张修复与否的睾丸体积截断值的情况，也不推荐指定的治疗方式。建议每年至少进行一次随访。

EAU 男性不育指南[42] 同样建议使用 Dubin 和 Amelar 临床分级和阴囊超声来确认临床结果。然而，没有提到青少年精索静脉曲张的治疗指征，也没有提到精索静脉曲张修复术的明确益处。腹股沟下显微手术具有较低的复发率和并发症发生率。

最近，EAU/ESPU 和 ASRM 的 meta 分析明确显示了儿童和青少年精索静脉曲张修复的益处[39-40]。

7.7 结论和建议

精索静脉曲张的评估应首先在临床上使用 Dubin 和 Amelar 评分。为准确估计睾丸体积、不对称程度及 PRF，应采用阴囊超声及彩色多普勒超声。检测激素（包括儿童期的 AMH 和抑制素 B，以及青春期的 LH、FSH 和总睾酮）水平，以便更全面地评估睾丸功能。重要的是，必须在青春期启动后至少 1.5 年才能对患者进行精液分析。特殊病例，则需对肾血管进行多普勒超声检查（表 7.3）。

儿童和青少年精索静脉曲张对睾丸生长和精子产量的负面影响已经明确。在某些情况下，可以观察到睾丸自发的追赶生长。一些指标可以用来确定哪些患者可能从精索静脉曲张修复术中受益，主要包括睾丸体积不对称程度和 PRF。

对于 PRF < 30 cm/s、睾丸不对称程度 < 10%、没有精子和激素异常的患者，建议保守治疗。对于睾丸体积不对称程度为 10%~20%、30 cm/s < PRF ≤ 38 cm/s 和（或）精子畸形的患者，谨慎随访是明智的。如果没有出现追赶生长或精子恢复，则建议行精索静脉曲张修复术。最后，痛性精索静脉曲张、睾丸体积不对称程度 ≥ 20%、PRF > 38 cm/s、不育、睾丸发育停滞及严重精子异常，均属于治疗指征。根据目前的证据，放射和外科干预均行之有效。青少年精索静脉曲张诊治流程见图 7.1。

利益冲突

作者在本研究中不涉及利益冲突。

资　助

本研究未从公共、商业或非营利部门等资助机构获得任何资助。

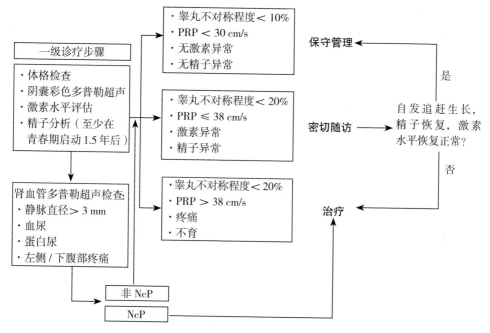

图 7.1　儿童和青少年精索静脉曲张的管理

参考文献

[1] Agarwal A, Deepinder F, Cocuzza M, et al. Effcacy of varicocelectomy in improving semen parameters: new meta-analytical approach. Urology, 2007, 70(3):532–538.

[2] Damsgaard J, Joensen UN, Carlsen E, et al. Varicocele is associated with impaired semen quality and reproductive hormone levels: a study of 7035 healthy young men from six European countries. Eur Urol, 2016, 70(6):1019–1029(2016-07-14). https://doi.org/10.1016/j.eururo.2016.06.044. Epub

[3] Akbay E, Cayan S, Doruk E, et al. The prevalence of varicocele and varicocelerelated testicular

atrophy in Turkish children and adolescents. BJU Int, 2000, 86(4):490–493.

[4] Mongioì LM, Mammino L, Compagnone M, et al. Effects of varicocele treatment on sperm conventional parameters: surgical varicocelectomy versus sclerotherapy. Cardiovasc Intervent Radiol, 2019, 42(3):396–404.

[5] Kirby EW, Wiener LE, Rajanahally S, et al. Undergoing varicocele repair before assisted reproduction improves pregnancy rate and live birth rate in azoospermic and oligospermic men with a varicocele: a systematic review and meta-analysis. Fertil Steril, 2016, 106(6):1338–1343(2016-08-12). https://doi.org/10.1016/j.fertnstert.2016.07.1093.

[6] La Vignera S, Condorelli R, Vicari E, et al. Effects of varicocelectomy on sperm DNA fragmentation, mitochondrial function, chromatin condensation, and apoptosis. J Androl, 2012, 33(3):389–396.

[7] Li F, Yue H, Yamaguchi K, et al. Effect of surgical repair on testosterone production in infertile men with varicocele: a meta-analysis. Int J Urol, 2012, 19(2):149–154(2011-11-08). https://doi.org/10.1111/j.1442-2042.2011.02890.x.

[8] Cho CL, Esteves SC, Agarwal A. Indications and outcomes of varicocele repair. Panminerva Med, 2019, 61(2):152–163.

[9] Chung JM, Lee SD. Current issues in adolescent varicocele: pediatric urological perspectives. World J Mens Health, 2018, 36(2):123–131(2018-03-22). https://doi.org/10.5534/wjmh.170053.

[10] Nork JJ, Berger JH, Crain DS, et al. Youth varicocele and varicocele treatment: a meta-analysis of semen outcomes. Fertil Steril, 2014, 102(2):381–387.e6.

[11] Diamond DA, Zurakowski D, Bauer SB, et al. Relationship of varicocele grade and testicular hypotrophy to semen parameters in adolescents. J Urol, 2007, 178(4 Pt 2):1584–1588.

[12] Hassanin AM, Ahmed HH, Kaddah AN. A global view of the pathophysiology of varicocele. Andrology, 2018, 6(5):654–661(2018-07-06). https://doi.org/10.1111/andr.12511.

[13] Condorelli RA, Cannarella R, Calogero AE, et al. Evaluation of testicular function in prepubertal children. Endocrine, 2018, 62(2):274–280.

[14] Hu JT, Shao CH, Wang PT, et al. High temperature reduces the proliferation of and occludin expression in rat Sertoli cells in vitro. Zhonghua Nan Ke Xue, 2012, 18(10):920–924.

[15] Macey MR, Owen RC, Ross SS, et al. Best practice in the diagnosis and treatment of varicocele in children and adolescents. Ther Adv Urol, 2018, 10(9):273–282(2018-09). https://doi.org/10.1177/1756287218783900.

[16] Dubin L, Amelar RD. Varicocele size and results of varicocelectomy in selected subfertile men with varicocele. Fertil Steril, 1970, 21(8):606–609.

[17] Pauroso S, Di Leo N, Fulle I, et al. Varicocele: Ultrasonographic assessment in daily clinical practice. J Ultrasound, 2011, 14(4):199–204.

[18] Englund KM, Rayment M. Nutcracker syndrome: a proposed ultrasound protocol. Austr J Ultrasound Med Banner, 2018, 21(2):75–78.

[19] Hannick JH, Blais AS, Kim JK, et al. Prevalence, Doppler ultrasound fndings, and clinical implications of the nutcracker phenomenon in pediatric varicoceles. Urology, 2019, 128:78–83.

[20] Condorelli RA, Calogero AE, Vicari E, et al. Reduced seminal concentration of CD45pos cells after follicle-stimulating hormone treatment in selected patients with idiopathic oligoasthenoteratozoospermia. Int J Endocrinol, 2014, 2014:372060.

[21] Jedrzejewski G, Osemlak P, Wieczorek AP, et al. Prognostic values of shear wave elastography in adolescent boys with varicocele. J Pediatr Urol, 2019, 15(3):223.e1–5.

[22] Dabaja AA, Wosnitzer MS, Bolyakov A, et al. When to ask male adolescents to provide semen sample for fertility preservation? Transl Androl Urol, 2014, 3(1):2–8.

[23] Fine RG, Gitlin J, Reda EF, et al. Barriers to use of semen analysis in the adolescent with a varicocele:

survey of patient, parental, and practitioner attitudes. J Pediatr Urol, 2016, 12(1):41.e1–6.

[24] Haans LC, Laven JS, Mali WP, et al. Testis volumes, semen quality, and hormonal patterns in adolescents with and without a varicocele. Fertil Steril, 1991, 56(4):731–736.

[25] Paduch DA, Niedzielski J. Semen analysis in young men with varicocele: preliminary study. J Urol, 1996, 156(2 Pt 2):788–790.

[26] Romeo C, Arrigo T, Impellizzeri P, et al. Altered serum inhibin b levels in adolescents with varicocele. J Pediatr Surg, 2007, 42(2):390–394.

[27] Niu XB, Tang J, Wang HB, et al. Inhibin B level helps evaluate the testicular function of prepubertal patients with varicocele. Zhonghua Nan Ke Xue, 2018, 24(7):618–621.

[28] Trigo RV, Bergadá I, Rey R, et al. Altered serum profile of inhibin B, pro-alphaC and anti-Müllerian hormone in prepubertal and pubertal boys with varicocele. Clin Endocrinol, 2004, 60(6):758–764.

[29] Chu DI, Zderic SA, Shukla AR, et al. The natural history of semen parameters in untreated asymptomatic adolescent varicocele patients: A retrospective cohort study. J Pediatr Urol, 2017, 13(1):77.e1–5.

[30] Kolon TF, Clement MR, Cartwright L, et al. Transient asynchronous testicular growth in adolescent males with a varicocele. J Urol, 2008, 180(3):1111–1114; discussion 1114–1115.

[31] Kozakowski KA, Gjertson CK, Decastro GJ, et al. Peak retrograde fow: a novel predictor of persistent, progressive and new onset asymmetry in adolescent varicocele. J Urol, 2009, 181(6):2717–2722; discussion 2723.

[32] Van Batavia JP, Badalato G, Fast A, et al. Adolescent varicocele-is the 20/38 harbinger a durable predictor of testicular asymmetry? J Urol, 2013, 189(5):1897–1901.

[33] Cimador M, Castagnetti M, Gattuccio I, et al. The hemodynamic approach to evaluating adolescent varicocele. Nat Rev Urol, 2012, 9(5):247–257.

[34] Glassberg KI. My indications for treatment of the adolescent varicocele (and why?). Transl Androl Urol, 2014, 3(4):402–412.

[35] Mancini M, Carrafello G, Melchiorre F, et al. Early varicocelectomy by percutaneous scleroembolization improves seminiferous tubules spermatozoa release in the adolescent phase of testicular growth. Andrologia, 2019, 51(7):e13286.

[36] Li F, Chiba K, Yamaguchi K, et al. Effect of varicocelectomy on testicular volume in children and adolescents: a meta-analysis. Urology, 2012, 79(6):1340–1345.

[37] Bogaert G, Orye C, De Win G. Pubertal screening and treatment for varicocele do not improve chance of paternity as adult. J Urol, 2013, 189(6):2298–2303.

[38] Çayan S, Şahin S, Akbay E. Paternity rates and time to conception in adolescents with varicocele undergoing microsurgical varicocele repair vs observation only: a single institution experience with 408 patients. J Urol, 2017, 198(1):195–201.

[39] Silay MS, Hoen L, Quadackaers J, et al. Treatment of varicocele in children and adolescents: a systematic review and meta-analysis from the European Association of Urology/European Society for Paediatric Urology Guidelines Panel. Eur Urol, 2019, 75(3):448–461.

[40] Dong W, Yao Y, Huang H, et al. Surgical management of nutcracker phenomenon presenting as left varicocele in adolescents: a novel approach. J Pediatr Urol, 2014, 10(3):424–429.

[41] Practice Committee of the American Society for Reproductive Medicine, Society for Male Reproduction and Urology. Report on varicocele and infertility: a committee opinion. Fertil Steril, 2014, 102(6):1556–1560.

[42] Jungwirth A, Giwercman A, Tournaye H, et al;European Association of Urology Working Group on Male Infertility. European Association of Urology guidelines on male infertility: the 2012 update. Eur Urol, 2012, 62(2):324–332.

高促性腺激素性性腺功能减退症的先天性病因：无睾症和克兰费尔特综合征

第 **8** 章

Lise Aksglaede, Shanlee Davis, Judith L. Ross, Anders Juul

8.1 无睾症

8.1.1 病因和诊断

　　无睾症的定义是：一个有正常性征且核型正常的男性缺乏有功能的睾丸组织。其发病率在新生儿中约为 1/20 000，而在双侧隐睾症的群体中约为 1/177[1]。这种疾病可以是先天性的，也可以是后天性的。先天性无睾症的病因尚不清楚，已有的观点是基因因素与胎儿生长受限和（或）低出生体重、子宫内环境共同作用的结果。预估睾丸组织应在妊娠 16 周前于子宫内出现并发挥功能，但直到新生儿期或儿童早期完成性分化后性腺将丧失功能（睾丸消失或消退综合征）。这符合与精索盲端的关系，因为精索结构的存在提示睾丸在子宫

L. Aksglaede(✉) · A. Juul
Department of Growth and Reproduction, GR, 5064, Rigshospitalet, Copenhagen, Denmark
e-mail: lise.aksglaede@regionh.dk; Anders.Juul@regionh.dk

S. Davis
Department of Pediatrics, University of Colorado School of Medicine, Aurora, CO, USA
Section of Pediatric Endocrinology, Children's Hospital Colorado, Aurora, CO, USA

J. L. Ross
Department of Pediatrics, Thomas Jefferson University, Philadelphia, PA, USA
Nemours DuPont Hospital for Children, Wilmington, DE, USA

© Springer Nature Switzerland AG 2021
C. Foresta, D. Gianfrilli (eds.), Pediatric and Adolescent Andrology, Trends in
Andrology and Sexual Medicine, https://doi.org/10.1007/978-3-030-80015-4_8

内早期曾存在[2]。对于出生时即无法触及睾丸的男孩，由于之后患生殖细胞癌的风险增加，验证腹内是否存在有功能的睾丸组织很重要。另一方面，尽管无睾症患者由纤维组织组成的萎缩性睾丸残留物可能持续存在，但有功能的睾丸组织缺失。一些家族性病例报告提示其有基因病因。事实上，法国无睾症合作组织对 24 例双侧无睾症和小阴茎患者的 *NR5A1* 突变分析发现，其中 1 例患者存在 *NR5A1* 突变[3]，而在另一项纳入 26 例无睾症患者的研究中，对参与性腺发育和睾丸下降的靶基因（*SRY*、*NR5A1*、*INSL3*、*MAMLD1*）进行测序，未发现突变[4]。这表明可能有其他基因影响表型。

8.1.2 临床和生化表现

患有无睾症的男婴通常表现为睾丸缺失，但阴茎大小正常。然而，有 5%~50% 的病例报告了小阴茎[5]。

对于出生时无法触及睾丸的男孩，诊断评估包括染色体核型、性激素及一些腹部影像学检查 [超声或磁共振成像（MRI）]。通常，腹腔镜检查是金标准。初步研究表明，血清中抗米勒管激素（AMH）[6]、抑制素 B、卵泡刺激素（FSH）和黄体生成素（LH）的浓度可鉴别双侧隐睾症与双侧无睾症的男孩[4]。此外，人绒毛膜促性腺激素（hCG）刺激试验可提示存在有功能的睾丸组织[7]，即使超声、CT 或 MRI 未能检测到腹内睾丸的存在[8]。最后，可以考虑腹腔镜探查，虽然这仍然存在争议。

8.2 克兰费尔特（Klinefelter）综合征

8.2.1 病因与诊断

克兰费尔特综合征（KS）的特征是存在一条额外的 X 染色体，80%~90% 的病例为 47，XXY 核型[9]，其余病例中有更高级别的非整倍体（如 48，XXXY 和 49，XXXXY）或嵌合体（47，XXY/46，XY）[10-11]。通常嵌合体 KS 男性几乎没有症状，而额外增加 X 染色体的数量与表型的严重程度相关[12]。每 660 名新生男婴中就有 1 名男婴携带一条额外的 X 染色体[10,13]。KS 是男性中最常见的性染色体疾病，也是最常见的可致不育的遗传原因，在不育男性中占 3%，在无精子症男性中占 11%[14]。

成年男性 KS 患者的典型表现包括原发性睾丸功能衰竭伴小透明质化睾丸、高促性腺激素性性腺功能减退症、不育、身材高大、去势征和合并症风险增加（如骨质疏松症、代谢综合征和社会心理问题）。然而，KS 的表型谱非常广泛，主要临床特征可能直到青春期启动后才变得明显。

KS 可在出生前或通常在以下 3 个主要阶段被诊断出来：①儿童期，表现为发育迟缓、行为障碍或过度生长；②围青春期，表现为青春期发育延迟或不良、男性乳房发育或小睾丸，或者早期阶段出现行为或生长障碍；③成年期，因不育症进行诊断性检查，或表现为性腺功能减退或男性乳房发育。无论年龄大小，除小睾丸外，均未发现一致的临床特征或特定异常，只能通过基因检测做出明确诊断[15]。

由于儿童期表型的变异性、相对非特异性、不明显的症状，以及医疗专业人员缺乏相关意识，KS 存在很高的漏诊率。约 75% 的 KS 患者仍未被确诊[10]。此外，已确诊的患者中，在青春期前期确诊的不到 10%[10]。随着一些国家开始采用常规产前基因筛查，这些统计数据可能正在发生变化[16]。

8.2.2 基　因

KS 的特征是存在一条或多条额外的 X 染色体。额外的 X 染色体是由于第一次减数分裂的父系不分离（约 50% 的病例），第一 / 第二次减数分裂（约 50% 的病例）或合子后分裂的母系不分离[17]。

尽管近年来进行了广泛的研究，但 KS 表型的自然史和表型多变的原因尚未完全阐明。可能影响因素包括基因剂量、偏移 X 失活、雄激素受体（AR）基因外显子 1 的 CAG 重复长度、多余 X 染色体的亲代起源，这些研究表明至少与 KS 的一些表型特征有关，尽管数据少且不一致[18]。AR 中的 CAG 重复长度可能至少与 KS 的一些表型特征有关，但尚未确定明确的关系[12,19-25]。此外，在关于 X 染色体亲代起源的可能影响的研究中没有发现明显的表型差异[19,26-27]，尽管在父系遗传病例中有一组患者的说话 / 语言发育问题（88% *vs.* 59%）和运动障碍（77% *vs.* 46%）的发生率较高[28]。此外，*SHOX* 基因拷贝数的增加已被证明与身材高大有关[29]。

通过使用新技术和对 KS 中甲基组和转录组的更详细分析，最近的研究已经确定了全基因组的改变并提出了新的候选基因，包括非编码基因，这些基因可能参与了 KS 的表型和 KS 相关合并症的发生[30-35]。来自一名 KS 男性的血细胞单细胞测序显示常染色体和 X 染色体的转录组均发生了变化[32]，而单个生殖细胞的表观遗传学和转录分析显示，与精子发生正常的男性精原细胞和精子相比，选定的生殖细胞特异性标记物的 DNA 甲基化正常[36]。在随后的研究中，发现了印记区域的 DNA 甲基化差异[36]。

8.2.3 临床和生化表现

8.2.3.1 婴儿期

KS 男婴常表现为出生时身长、体重和头围正常[37]。其隐睾症的患病率增加[38]，睾丸体积小，阴茎长度缩短[27,37]，而小阴茎罕见。此外，还可能观察到轻微的畸形体征，如第五指斜指、高拱的上腭、眼距过宽和肌张力减退[27,37]。其他的先天性异常，如结构性心脏病、肾脏异常、唇裂或腭裂、马蹄足等，在 KS 婴儿中很少报告。

KS 婴儿展现出的激素激增与所谓的"小青春期"相似而又不同[37,39-42]。众多对 KS 中"小青春期"的研究都受到睾酮检测指标不佳、纳入患儿数少的质疑。然而，一项基于液相色谱 / 串联质谱（LC/MS）的测量报告睾酮（T）的浓度虽然在正常范围内，却显著低于对照组。2~180 日龄的男童中，20% 的男童的 T 浓度低于正常范围的第 5 百分位数，38 例 17~152 日龄的婴儿中只有 5 例 T 浓度高于对照组中位数[40,43]。有趣的是，胰岛素样肽 –3（INSL3）的浓度在"小青春期"处于正常范围内[40]。尽管存在潜在的睾丸间质细胞损伤，但 LH 浓度正常，且在该年龄与 T 和 INSL3 水平相关[37,39-42]。

虽然现有研究的规模较小，KS 婴儿的抑制素 B 和 AMH 水平正常，但 FSH 升高提示支持细胞功能受损[39-42]。

8.2.3.2 青春期前期

儿童期生长加速，从 5~6 岁开始，KS 男孩的身高明显高于对照组，且高于预期的遗传目标。此外，他们可能会发育成与无睾者相似的身体比例[27,29,44-47]。重要的是，这些男孩也可能具有正常的身体比例，并且可能有正常或偏矮的身高，其睾丸体积和阴茎长度通常小于平均值[27,48]。一项研究显示，17% 的青春期前期男孩符合小阴茎标准[48]。

对患有 KS 的青春期前期男孩进行激素评估具有与上述类似的挑战。此外，促性腺激素和 T 的预计血清浓度非常低，通常低于该发育阶段的检测限度。

直到最近，青春期前期 T、INSL3、抑制素 B、AMH、LH 和 FSH 的浓度仍被视为处于正常范围[15,42,45,49-54]。然而，更新的一些研究揭示了一个事实，即这些男孩在青春期前期可能已经缺乏雄激素[27,48]。据报道，在 49% 的青春期前期 KS 男童中，LC/MS 测得的 T 浓度低于正常下限（≤ 3 ng/dL）[48]。有趣的是，尽管这些男童的 T 含量低，但与健康对照组相比，他们的 LH 浓度正常[27]或明显更低[48]。有 20% 的男童 FSH 升高，但 FSH 与抑制素 B 或 AMH 浓度间没有相关性，在一部分患者中，抑制素 B 或 AMH 浓度分别趋于低和高[48]（图 8.1）。

8.2.3.3 青春期

一般来说，KS 男孩在预期年龄进入青春期，睾丸增大并促进生殖器发育，但阴茎长度可能会缩短[15,27,49,52,55]。睾丸体积的增加在青春期中期达到高峰，之后可能观察到减小至青春期前期的大小[55-57]。

男性乳房发育是一种可见于 20%~70% 健康男孩青春期的生理现象[58]。据报道，KS 男孩青春期乳房发育的发生率与健康男孩一致（18%~59%）[27,47-48,59-60]。然而，KS 患者可能存在持续的男性乳房发育，特别是性腺功能减退且未经治疗的患者。

高促性腺激素性性腺功能减退症在大多数青春期 KS 患者中明显。最初，T 和 INSL3 的水平随着 LH 水平的增加而增加。然而在青春期中期左右，LH 和 FSH 增加到非常高的水平，随后 T 和 INSL3 水平趋于平稳，大多数处于正常范围的下半区域，而抑制素 B 下降到无法检测的水平[27,42,49,53-54]。AMH 在青春期下降，但与健康男孩相比，KS 患儿下降推迟，这可能反映了睾丸内 T 浓度较低[42,53,57]（图 8.2）。

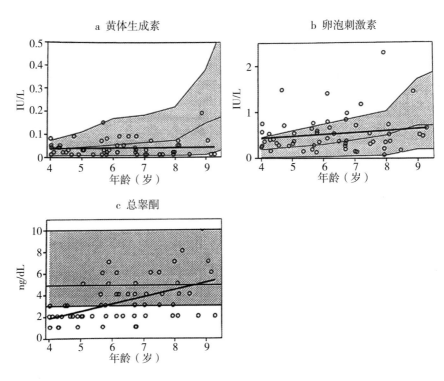

图 8.1　60 例 4~9.5 岁青春期前期 KS 男孩的血清激素浓度[48]。KS 男孩的黄体生成素（a）和总睾酮（c）明显较低，而卵泡刺激素（b）明显较高。实线上的空心圆代表单个的值，灰色阴影区域是实验室提供的对应年龄的正常激素浓度范围

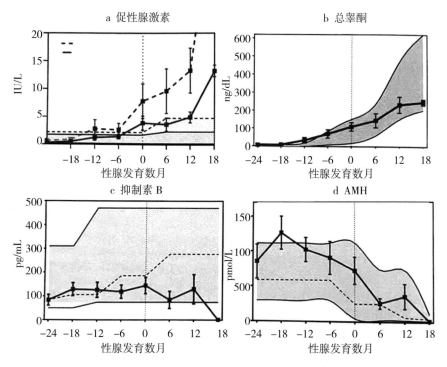

图 8.2　12 名 KS 男孩在性腺发育前后数月的围青春期激素浓度（睾丸体积 4 mL）。促性腺激素（a）在性腺发育时已经升高，并持续升高。睾酮（b）和抑制素 B（c）在正常范围内，但在性腺发育后不会像预期的那样显著增加。抗米勒管激素（AMH）（d）高于性腺发育前的预期，在性腺发育后至 18 个月降至极低浓度。图中显示了平均值和标准差，灰色阴影区域是实验室提供的对应年龄的正常激素浓度范围

8.2.3.4　成年期

根据 Harry F. Klinefelter（1942）对 KS 患者的首次描述，成年 KS 患者表现为身材高大、去势样体型、男性乳房发育和小睾丸[61]。然而，这些不是患者全部的特征，患者可能只表现出部分特征。T 的水平通常足以维持正常的男性化表征，但部分患者有男性化减少的现象（例如，声音不够低沉、面部毛发和体毛稀疏、肌肉量减少、阴茎长度较短）[62]。

成年 KS 男性表现为高促性腺激素性性腺功能减退症，伴 LH 和 FSH 显著升高，与健康男性相比，其 T、AMH 和 INSL3 的水平表现为低至正常偏低，抑制素 B 通常低至无法测量[42,54,63]。

8.2.4　睾丸组织学

成年 KS 患者的睾丸组织学已被描述良好，其特征是广泛的纤维化和斑片状

透明质化的小管，其内包括仅含支持细胞的小管、含支持细胞和少量精原细胞的小管，在某些情况下，病灶仅存于单个小管，保留了完整的精子发生能力。存在两种类型的支持细胞小管（A 型和 B 型），分别为已分化的支持细胞和未成熟的性染色质阳性支持细胞，对成年 KS 患者的组织学诊断具有特异性意义[64]。此外，大量间质细胞增生和大间质细胞结节的存在是特征性的[65-67]（图 8.3）。

人们普遍认为，睾丸退化和生殖细胞耗竭在青春期启动时加速[57]，而来自 KS 胎儿和青春期前期男孩的数据很少且相互矛盾[68]。更多近期的研究已表明，KS 胎儿的生殖细胞缺失，证据是 MAGE-A4 阳性细胞没有增加[34]，而 Van Saen 等人发现样本中生殖细胞数量存在很大差异，但与对照组相比，KS 胎儿中 MAGE-A4 阳性细胞的数量没有差异[67]。在随后的研究中，与对照组相比，4~16 岁 KS 男童的 MAGE-A4 阳性细胞数量减少[67]，且首次在围青春期男童的睾丸中观察到纤维化。

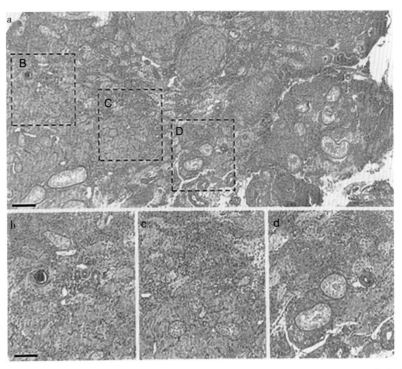

图 8.3　22 岁 47，XXY 患者的睾丸组织学检查。a. 成人患者异质性的大间质细胞结节、"幽灵小管"、A 型和 B 型支持细胞及微结石。b. 微结石。c. 不完全分化的 B 型支持细胞。d. 分化完成的 A 型支持细胞。图 a 中的黑色线条长 250 μm，图 b 中的黑色线条长 100 μm，图 c 和 d 使用了与图 b 相同的放大倍率。均使用过碘酸希夫染色（PAS）

8.2.5 生 育

大多数 KS 患者患有非阻塞性无精子症，曾被认为无法生育，即使一小部分患者的精液中可能发现活动精子[12,62,69-70]。然而，20 多年来，使用睾丸取精（TESE）或显微睾丸取精（mTESE）结合卵胞质内单精子注射（ICSI）技术已可以实现生育。使用 TESE 和 mTESE 的精子提取率分别为 43% 和 45%[71]。大多数关于 TESE 结局的研究中没有报告出生率，但最近的一项研究发现，在接受治疗获得生育能力的 KS 夫妇中，只有 10.1% 有自己的生物学后代[72]。

TESE/mTESE 成功获取精子的预测指标尚未发现，但一些研究表明年轻时成功取精率更高[73-83]。基于组织学的研究表明，青春期启动时生殖细胞耗竭加速，TESE/mTESE 技术已可以为青春期前期和青春期 KS 男孩冷冻保存精子，并在研究方案中用于保存精子干细胞或睾丸组织[67,80,84-87]。然而，近期一项 meta 分析未能证明年龄的影响[71]，事实上，在 16 岁以下的青少年中成功取精率似乎更低[86]。

鉴于外源性睾酮会抑制下丘脑—垂体—性腺轴，也许可以假设睾酮治疗可能会降低取精成功率。一项研究显示，睾酮治疗史并未改变 TESE 的成功率[80]，而其他研究也报道，即使当前使用外用睾酮和芳香酶抑制剂治疗，14~22 岁 KS 青少年的取精成功率也很高[88]。然而，Corona 等人的 meta 分析认为，关于睾酮治疗的检索率和影响的数据不足以得出结论[71]。

近期，研究者向男性生殖研究协会、儿科内分泌协会和内分泌协会的成员提交了一份包含 24 个问题的关于生育和男科当前实践的调查报告。有回应的 232 名专家对 KS 青少年的生育能力维持治疗实践持不同观点。所有专家都鼓励在青春期后期储存精子，但不同意在青春期早期储存精子[89]。

8.2.6 神经发育和社会心理表现

KS 患儿肌张力低下的可能性较高，这可能导致运动发育延迟。语言发育迟缓在 KS 男孩中也更常见，在前瞻性出生队列研究中，75% 的男童在儿童早期接受了言语治疗[90]。KS 患儿的平均认知能力（IQ）在正常范围内，但比兄弟姐妹对照组低 5~10 分，其中在非语言领域具有相对优势，在语言领域有相对劣势。超过半数的 KS 男孩有学习障碍（尤其是阅读方面的障碍）[91]。执行功能障碍和注意力障碍在 KS 男孩中也受到重视，可表现为行为障碍[92-94]。KS 男孩可能存在社交障碍，约 10% 的男孩符合孤独症的诊断标准[95-96]。此外，KS 男孩在童年后期和青春期可能出现精神疾病，焦虑和抑郁是最常见的，并常因社交、行为或学习困难而加剧。

8.2.7 性别认同、性和性功能

大多数 KS 男性的性功能正常[97-98]，有与正常男性相同的性伴侣数量和性生活频率，但与对照组相比，首次性行为发生时间可能更晚[99]。然而，近期一项使用国际勃起功能指数问卷调查（IIEF-15）评估性功能的研究发现，与普通人群对照组（*n*=313）（年龄、地区和教育水平相匹配）相比，KS 患者的勃起功能障碍（ED）（*n*=132）明显更严重，性高潮障碍，性生活满意度降低，射精延迟[99]。KS 患者的性欲降低可能与睾酮缺乏有关，在睾酮治疗后可改善[100]。相比之下，ED 与神经认知、性心理和人际关系问题有关，未观察到睾酮治疗的效果[100]。

一项研究中报告的 KS 男性中同性恋（3.4% *vs.* 0.4%）或双性恋（6.7% *vs.* 1.1%）明显多于对照组[99]，还有研究报告了性别焦虑和性瘾的症状[101-104]。

8.2.8 合并症

少量数据报告了骨骼异常（脊柱侧凸、脊柱后凸、扁平足、肘关节发育不良、漏斗胸和鸡胸）、高拱的上腭、第五指斜指和关节松弛[27,47]。在患有 KS 的成年男性中，骨密度降低，髋关节和椎体骨折的发病率和死亡率更高。然而，有一项研究报告 KS 患儿的骨密度正常[105]。在一项研究中，16 例男孩中有 4 例可观察到手部震颤[47]，并随年龄增长而加重，尤其是那些有多余性染色体的男性[106-107]。癫痫发作可能比一般人更常见，但只影响少数 KS 男性[108]。

成年 KS 患者的 2 型糖尿病和心血管疾病的患病率很高，导致高发病率和死亡率[11,109-113]。2 型糖尿病影响约 20% 的 KS 男性，多达 50% 的患者有代谢综合征。这种不健康代谢能力的前兆在年轻时就应被重视。KS 男孩往往体重指数（BMI）正常，但腰臀比和体脂率的增加提示向心性肥胖[48,53,105]。青春期前期 KS 男孩也被证明患有血脂异常，伴有高甘油三酯和低高密度脂蛋白（HDL），这是胰岛素抵抗的特征，这可能是 KS 男性代谢功能障碍的前兆[46,48]。与未患 KS 的男性相比，KS 男性发生自身免疫性疾病 [狼疮、类风湿性关节炎、干燥综合征、艾迪生（Addison）病、甲状腺功能减退和 1 型糖尿病] 的风险更高[114-115]。

KS 患者的恶性肿瘤风险总体上不高于一般人群[116]；然而，某些类型的癌症的发生似乎比正常男性更普遍，包括乳腺癌和纵隔生殖细胞肿瘤[117-118]。虽然有许多关于 KS 患者血液系统恶性肿瘤的病例报道，但流行病学研究并不支持 KS 患者的白血病或淋巴瘤风险增加[119]。

8.3　睾酮治疗

8.3.1　无睾症

无睾症男孩诱发青春期的标准治疗是睾酮补充。无睾症男孩的青春期男性化的睾酮替代治疗可通过口服或透皮给药途径或使用肌内长效注射来实现，具体取决于药物的获取途径和不同国家的实践情况[120]。对于无睾症和小阴茎婴儿，早期治疗可显著刺激阴茎生长[5]。

9 名无睾症男孩应用睾酮替代治疗后，促进了外生殖器男性化并刺激青春期快速生长[121-122]。在这些男孩中，睾酮诱导的青春期平均身高增加 21.7 cm，略低于预期的青春期身高增加量（25 cm）[122]，提示青春期雄激素治疗方案可能需要优化。一项小型回顾性研究纳入了从青春期接受睾酮治疗的无睾症男性，其骨密度正常，尽管进行了睾酮治疗，但骨皮质面积和厚度仍轻度减少[123]。

8.3.2　克兰费尔特综合征（KS）

只有有限的研究探索了睾酮治疗对 KS 患者的效果，大多数研究本质上是回顾性的，而不是基于随机试验，其结果具有固有的偏倚风险。对于何时开始 KS 患者的睾酮治疗，还没有基于证据的指导，但人们普遍认为是从青春期开始且 LH 浓度增加到青春期的正常范围之上时。平均而言，LH 在青春期开始后约 2 年上升到正常范围以上。男性乳房发育、去势样体型、身材高大和性腺功能减退症的症状出现时，也建议开始治疗。有多种睾酮剂型可供选择。应逐渐调整剂量，使血清睾酮浓度恢复到对应年龄和青春期正常范围的中间值，而不超过生理范围的上限。治疗目标包括第二性征发育，获取最大化的峰值骨量（和减少骨质流失），这有助于良好的身心健康。对于青春期晚期或成年患者，应在开始睾酮治疗之前讨论生育意愿。

青春期前期的睾酮治疗问题一直受到 KS 群体的关注。几十年来，内分泌科和泌尿科医生一直支持对小阴茎的婴儿或儿童进行短期睾酮治疗，少数 KS 男孩也符合小阴茎的标准。Samango-Sprouse 等人的回顾性报告比较了 4~15 月龄内未经治疗的 KS 男孩和因较短阴茎（但不是小阴茎）而接受睾酮治疗的 KS 男孩（每个月 25mg 庚酸睾酮注射，持续 3 个月）。在 36 月龄和 72 月龄时，与未接受治疗的男孩相比，接受治疗的男孩在神经运动、言语和语言、智力和阅读功能方面的结局更好[124]。一项随机先导性研究发现，未接受睾酮治疗的 KS 婴儿在 5 月龄时脂肪过度堆积，明显多于健康男孩，而接受了 3 个月疗程睾酮治疗的 10 名婴儿没有脂肪的过度增加[125]。需要更多的前瞻性研究来评估婴儿期睾酮治疗的益处和潜在风险。

迄今为止，只有一项双盲、随机、安慰剂对照研究是在儿童期进行的。Ross 等人评估了低剂量口服合成雄激素（氧雄龙）治疗 4~12 岁青春期前期男孩的效果 [126-128]，目的是恢复正常的生理雄激素水平，并评估对运动功能 / 力量、认知和社会心理功能、心脏代谢健康和性腺初发育 / 阴毛发育的影响。作者报告了心脏代谢的改善，体内脂肪和甘油三酯显著减少，但 HDL 也减少。与安慰剂组相比，焦虑和视觉运动整合能力有所改善，但未观察到认知或运动能力的显著变化。不幸的是，接受氧雄龙治疗的男孩出现性早熟和阴毛提早发育的意外风险增加，并出现骨龄超前，尽管在接受治疗和未接受治疗的男孩之间没有发现睾酮和促性腺激素浓度的显著差异。Samango-Sprouse 等人近期还报道，与只接受早期治疗（5 岁前）相比，合并接受早期治疗和在 5~10 岁时进行睾酮强化治疗有额外的积极作用。然而，该研究是回顾性的，且未讨论不良反应 [129]。此时，应谨慎考虑在小青春期（＜ 6 月龄）和真正的青春期（10 岁）之间给予雄激素治疗，因为这个年龄段男孩的睾酮生理水平普遍相当低，长期或高剂量的雄激素可能会破坏正常的下丘脑—垂体—性腺轴并导致青春期提前。

一项包括 13 名 KS 成年男性的双盲、安慰剂对照研究，展示了口服十一酸睾酮治疗对身体组分（全身脂肪量和腹部脂肪量）的积极作用，但对血糖稳定和游离脂肪酸量无影响 [130]。

232 位专家报告，性腺功能减退症（28%）、促性腺激素水平升高（15%）和睾酮水平不足（15%）所致的临床症状是开始睾酮替代治疗最常被提及的原因 [89]。

总之，先天性高促性腺激素性性腺功能减退症可以在婴儿期或儿童期被诊断。虽然睾酮治疗是男性青春期的标准治疗，但儿童早期治疗仍待研究。还有许多悬而未决的问题，例如何时治疗，在什么年龄开始治疗，使用什么剂量和睾酮制剂等，正在进行的研究将解决这些问题。

参考文献

[1] Aynsley-Green A, Zachmann M, Illig R, et al. Congenital bilateral anorchia in childhood: a clinical, endocrine and therapeutic evaluation of twenty-one cases. Clin Endocrinol, 1976, 5(4):381–391.

[2] Smith NM, Byard RW, Bourne AJ. Testicular regression syndrome—a pathological study of 77 cases. Histopathology, 1991, 19(3):269–272.

[3] Philibert P, Zenaty D, Lin L, et al. Mutational analysis of steroidogenic factor 1 (NR5a1) in 24 boys with bilateral anorchia: a French collaborative study. Hum Reprod, 2007, 22(12):3255–3261.

[4] Brauner R, Neve M, Allali S, et al. Clinical, biological and genetic analysis of anorchia in 26 boys. PLoS One, 2011, 6(8):e23292.

[5] Zenaty D, Dijoud F, Morel Y, et al. Bilateral anorchia in infancy: occurence of micropenis and the effect of testosterone treatment. J Pediatr, 2006, 149(5):687–691.

[6] Lee MM, Donahoe PK, Silverman BL, et al. Measurements of serum mullerian inhibiting substance in the evaluation of children with nonpalpable gonads. N Engl J Med, 1997, 336(21):1480–1486.

[7] McEachern R, Houle AM, Garel L, et al. Lost and found testes: the importance of the hCG stimulation test and other testicular markers to confirm a surgical declaration of anorchia. Horm Res, 2004, 62(3):124–128.

[8] De RM, Lupoli G, Menniti M, et al. Congenital bilateral anorchia: clinical, hormonal and imaging study in 12 cases. Andrologia, 1996, 28(5):281–285.

[9] Jacobs PA, Strong JA. A case of human intersexuality having a possible XXY sex-determining mechanism. Nature, 1959, 183(4657):302–303.

[10] Bojesen A, Juul S, Gravholt CH. Prenatal and postnatal prevalence of Klinefelter syndrome: a national registry study. J Clin Endocrinol Metab, 2003, 88(2):622–626.

[11] Swerdlow AJ, Higgins CD, Schoemaker MJ, et al. Mortality in patients with Klinefelter syndrome in Britain: a cohort study. J Clin Endocrinol Metab, 2005, 90(12):6516–6522.

[12] Lanfranco F, Kamischke A, Zitzmann M, et al. Klinefelter's syndrome. Lancet, 2004, 364(9430):273–283.

[13] Nielsen J, Wohlert M. Sex chromosome abnormalities found among 34, 910 newborn children: results from a 13-year incidence study in Arhus, Denmark. Birth Defects Orig Artic Ser, 1990, 26(4):209–223.

[14] Van Assche E, Bonduelle M, Tournaye H, et al. Cytogenetics of infertile men. Hum Reprod, 1996, 11(Suppl 4):1–24.

[15] Aksglaede L, Skakkebaek NE, Almstrup K, et al. Clinical and biological parameters in 166 boys, adolescents and adults with nonmosaic Klinefelter syndrome: a Copenhagen experience. Acta Paediatr, 2011, 100(6):793–806.

[16] Bianchi DW, Wilkins-Haug L. Integration of noninvasive DNA testing for aneuploidy into prenatal care: what has happened since the rubber met the road? Clin Chem, 2014, 60(1):78–87.

[17] Maiburg M, Repping S, Giltay J. The genetic origin of Klinefelter syndrome and its effect on spermatogenesis. Fertil Steril, 2012, 98(2):253–260.

[18] Gravholt CH, Chang S, Wallentin M, et al. Klinefelter syndrome: integrating genetics, neuropsychology, and endocrinology. Endocr Rev, 2018, 39(4):389–423.

[19] Zinn AR, Ramos P, Elder FF, et al. Androgen receptor CAGn repeat length influences phenotype of 47, XXY (Klinefelter) syndrome. J Clin Endocrinol Metab, 2005, 14.

[20] Zitzmann M, Depenbusch M, Gromoll J, et al. X-chromosome inactivation patterns and androgen receptor functionality influence phenotype and social characteristics as well as pharmacogenetics of testosterone therapy in Klinefelter patients. J Clin Endocrinol Metab, 2004, 89(12):6208–6217.

[21] Bojesen A, Hertz JM, Gravholt CH. Genotype and phenotype in Klinefelter syndrome—impact of androgen receptor polymorphism and skewed X inactivation. Int J Androl, 2011, 34(6 Pt 2):e642–648.

[22] Ferlin A, Schipilliti M, Vinanzi C, et al. Bone mass in subjects with Klinefelter syndrome: role of testosterone levels and androgen receptor gene CAG polymorphism. J Clin Endocrinol Metab, 2011, 96(4):739–745.

[23] Wikstrom AM, Painter JN, Raivio T, et al. Genetic features of the X chromosome affect pubertal development and testicular degeneration in adolescent boys with Klinefelter syndrome. Clin Endocrinol, 2006, 65(1):92–97.

[24] Ross JL, Roeltgen DP, Stefanatos G, et al. Cognitive and motor development during childhood in

boys with Klinefelter syndrome. Am J Med Genet A, 2008, 146A(6):708–719.

[25] Chang S, Skakkebaek A, Trolle C, et al. Anthropometry in Klinefelter syndrome—multifactorial influences due to CAG length, testosterone treatment and possibly intrauterine hypogonadism. J Clin Endocrinol Metab, 2015, 100(3):E508–517.

[26] Ross NL, Wadekar R, Lopes A, et al. Methylation of two Homo sapiens-specific X-Y homologous genes in Klinefelter's syndrome (XXY). Am J Med Genet B Neuropsychiatr Genet, 2006, 141B(5):544–548.

[27] Zeger MP, Zinn AR, Lahlou N, et al. Effect of ascertainment and genetic features on the phenotype of Klinefelter syndrome. J Pediatr, 2008, 152(5):716–722.

[28] Stemkens D, Roza T, Verrij L, et al. Is there an influence of X-chromosomal imprinting on the phenotype in Klinefelter syndrome? A clinical and molecular genetic study of 61 cases. Clin Genet, 2006, 70(1):43–48.

[29] Ottesen AM, Aksglaede L, Garn I, et al. Increased number of sex chromosomes affects height in a nonlinear fashion: a study of 305 patients with sex chromosome aneuploidy. Am J Med Genet A, 2010, 152A(5):1206–1212.

[30] Skakkebaek A, Nielsen MM, Trolle C, et al. DNA hypermethylation and differential gene expression associated with Klinefelter syndrome. Sci Rep, 2018, 8(1):13, 740.

[31] Belling K, Russo F, Jensen AB, et al. Klinefelter syndrome comorbidities linked to increased X chromosome gene dosage and altered protein interactome activity. Hum Mol Genet, 2017, 26(7):1219–1229.

[32] Liu X, Tang D, Zheng F, et al. Single-cell sequencing reveals the relationship between phenotypes and genotypes of Klinefelter syndrome. Cytogenet Genome Res, 2019, 159:55–65.

[33] Winge SB, Dalgaard MD, Belling KG, et al. Transcriptome analysis of the adult human Klinefelter testis and cellularity-matched controls reveals disturbed differentiation of Sertoli- and Leydig cells. Cell Death Dis, 2018, 9(6):586.

[34] Winge SB, Dalgaard MD, Jensen JM, et al. Transcriptome profiling of fetal Klinefelter testis tissue reveals a possible involvement of long non-coding RNAs in gonocyte maturation. Hum Mol Genet, 2018, 27(3):430–439.

[35] Huang J, Zhang L, Deng H, et al. Global transcriptome analysis of peripheral blood identifies the most significantly down-regulated genes associated with metabolism regulation in Klinefelter syndrome. Mol Reprod Dev, 2015, 82(1):17–25.

[36] Laurentino S, Heckmann L, Di PS, et al. High-resolution analysis of germ cells from men with sex chromosomal aneuploidies reveals normal tran- scriptome but impaired imprinting. Clin Epigenetics, 2019, 11(1):127.

[37] Ross JL, Samango-Sprouse C, Lahlou N, et al. Early androgen deficiency in infants and young boys with 47, XXY Klinefelter syndrome. Horm Res, 2005, 64(1):39–45.

[38] Bojesen A, Juul S, Birkebaek NH, et al. Morbidity in Klinefelter syndrome: a Danish register study based on hospital discharge diagnoses. J Clin Endocrinol Metab, 2006, 91(4):1254–1260.

[39] Aksglaede L, Petersen JH, Main KM, et al. High normal testosterone levels in infants with non-mosaic Klinefelter's syndrome. Eur J Endocrinol, 2007, 157(3):345–350.

[40] Cabrol S, Ross JL, Fennoy I, et al. Assessment of Leydig and Sertoli cell functions in infants with nonmosaic Klinefelter syndrome: insulin-like peptide 3 levels are normal and positively correlated with LH levels. J Clin Endocrinol Metab, 2011, 96(4):E746–753.

[41] Lahlou N, Fennoy I, Carel JC, et al. Inhibin B and anti-Mullerian hormone, but not testosterone levels, are normal in infants with nonmosaic Klinefelter syndrome. J Clin Endocrinol Metab, 2004, 89(4):1864–1868.

[42] Aksglaede L, Christiansen P, Sorensen K, et al. Serum concentrations of anti-Mullerian hormone

(AMH) in 95 patients with Klinefelter syndrome with or without cryptorchidism. Acta Paediatr, 2011, 100(6):839–845.

[43] Fennoy I. Testosterone and the child (0-12 years) with Klinefelter syndrome (47XXY): a review. Acta Paediatr, 2011, 100(6):846–850.

[44] Ratcliffe SG, Butler GE, Jones M. Edinburgh study of growth and development of children with sex chromosome abnormalities. IV Birth defects. Orig Artic Ser, 1990, 26(4):1–44.

[45] Aksglaede L, Skakkebaek NE, Juul A. Abnormal sex chromosome constitution and longitudinal growth: serum levels of insulin-like growth factor (IGF)-I, IGF binding protein-3, luteinizing hormone, and testosterone in 109 males with 47, XXY, 47, XYY, or sex-determining region of the Y chromosome (SRY)-positive 46, XX karyotypes. J Clin Endocrinol Metab, 2008, 93(1):169–176.

[46] Bardsley MZ, Falkner B, Kowal K, et al. Insulin resistance and metabolic syndrome in prepubertal boys with Klinefelter syndrome. Acta Paediatr, 2011, 100(6):866–870.

[47] Close S, Fennoy I, Smaldone A, et al. Phenotype and adverse quality of life in boys with Klinefelter syndrome. J Pediatr, 2015, 167(3):650–657.

[48] Davis S, Lahlou N, Bardsley M, et al. Gonadal function is associated with cardiometabolic health in pre-pubertal boys with Klinefelter syndrome. Andrology, 2016, 4(6):1169–1177.

[49] Wikstrom AM, Dunkel L, Wickman S, et al. Are adolescent boys with Klinefelter syndrome androgen deficient? A longitudinal study of Finnish 47, XXY boys. Pediatr Res, 2006, 59(6):854–859.

[50] Topper E, Dickerman Z, Prager-Lewin R, et al. Puberty in 24 patients with Klinefelter syndrome. Eur J Pediatr, 1982, 139(1):8–12.

[51] Christiansen P, Andersson AM, Skakkebaek NE. Longitudinal studies of inhibin B levels in boys and young adults with Klinefelter syndrome. J Clin Endocrinol Metab, 2003, 88(2):888–891.

[52] Salbenblatt JA, Bender BG, Puck MH, et al. Pituitary-gonadal function in Klinefelter syndrome before and during puberty. Pediatr Res, 1985, 19(1):82–86.

[53] Bastida MG, Rey RA, Bergada I, et al. Establishment of testicular endocrine function impairment during childhood and puberty in boys with Klinefelter syndrome. Clin Endocrinol, 2007, 67(6):863–870.

[54] Wikstrom AM, Bay K, Hero M, et al. Serum insulin-like factor 3 levels during puberty in healthy boys and boys with Klinefelter syndrome. J Clin Endocrinol Metab, 2006, 91(11):4705–4708.

[55] Ratcliffe SG, Murray L, Teague P. Edinburgh study of growth and development of children with sex chromosome abnormalities. III. Birth defects. Orig Artic Ser, 1986, 22(3):73–118.

[56] Robinson A, Bender BG, Borelli JB, et al. Sex chromo- somal aneuploidy: prospective and longitudinal studies. Birth Defects Orig Artic Ser, 1986, 22(3):23–71.

[57] Wikstrom AM, Raivio T, Hadziselimovic F, et al. Klinefelter syndrome in adolescence: onset of puberty is associated with accelerated germ cell depletion. J Clin Endocrinol Metab, 2004, 89(5):2263–2270.

[58] Mieritz MG, Raket LL, Hagen CP, et al. A longitudinal study of growth, sex steroids, and IGF-1 in boys with physiological gynecomastia. J Clin Endocrinol Metab, 2015, 100(10):3752–3759.

[59] Ratcliffe SG, Bancroft J, Axworthy D, et al. Klinefelter's syndrome in adolescence. Arch Dis Child, 1982, 57(1):6–12.

[60] Girardin CM, Lemyre E, Alos N, et al. Comparison of adolescents with Klinefelter syndrome according to the circumstances of diagnosis: amniocentesis versus clinical signs. Horm Res, 2009, 72(2):98–105.

[61] Klinefelter HF, Reifenstein EC, Albright F. Syndrome characterized by gynecomastia, aspermatogenesis without A-leydigism, and increased excretion of follicle-stimulating hormone. J Clin

Endocrinol, 1942, 2:615–627.

[62] Rohayem J, Nieschlag E, Zitzmann M, et al. Testicular function during puberty and young adulthood in patients with Klinefelter's syndrome with and without spermatozoa in seminal fluid. Andrology, 2016, 4(6):1178–1186.

[63] Foresta C, Bettella A, Vinanzi C, et al. A novel circulating hormone of testis origin in humans. J Clin Endocrinol Metab, 2004, 89(12):5952–5958.

[64] Skakkebaek NE. Two types of tubules containing only Sertoli cells in adults with Klinefelter's syndrome. Nature, 1969, 223(206):643–655.

[65] Aksglaede L, Wikstrom AM, Rajpert-De ME, et al. Natural history of seminiferous tubule degeneration in Klinefelter syndrome. Hum Reprod Update, 2006, 12(1):39–48.

[66] Foresta C, Galeazzi C, Bettella A, et al. Analysis of meiosis in intratesticular germ cells from subjects affected by classic Klinefelter's syndrome. J Clin Endocrinol Metab, 1999, 84(10):3807–3810.

[67] Van SD, Vloeberghs V, Gies I, et al. When does germ cell loss and fibrosis occur in patients with Klinefelter syndrome? Hum Reprod, 2018, 33(6):1009–1022.

[68] Oates RD. The natural history of endocrine function and spermatogenesis in Klinefelter syndrome: what the data show. Fertil Steril, 2012, 98(2):266–273.

[69] Kitamura M, Matsumiya K, Koga M, et al. Ejaculated spermatozoa in patients with non-mosaic Klinefelter's syndrome. Int J Urol, 2000, 7(3):88–92.

[70] Aksglaede L, Jorgensen N, Skakkebaek NE, et al. Low semen volume in 47 adolescents and adults with 47, XXY Klinefelter or 46, XX male syndrome. Int J Androl, 2009, 32(4):376–384.

[71] Corona G, Pizzocaro A, Lanfranco F, et al. Sperm recovery and ICSI outcomes in Klinefelter syndrome: a systematic review and meta-analysis.Hum Reprod Update, 2017, 23(3):265–275.

[72] Vloeberghs V, Verheyen G, Santos-Ribeiro S, et al.Is genetic fatherhood within reach for all azoospermic Klinefelter men? PLoS One, 2018, 13(7):e0200300.

[73] Garolla A, Selice R, Menegazzo M, et al. Novel insights on testicular volume and testosterone replacement therapy in Klinefelter patients undergoing testicular sperm extraction. A retrospective clinical study. Clin Endocrinol, 2018, 88(5):711–718.

[74] Westlander G, Ekerhovd E, Bergh C. Low levels of serum inhibin B do not exclude successful sperm recovery in men with nonmosaic Klinefelter syndrome. Fertil Steril, 2003, 79(Suppl3):1680–1682.

[75] Vernaeve V, Staessen C, Verheyen G, et al. Can biological or clinical parameters predict testicular sperm recovery in 47, XXY Klinefelter's syndrome patients? Hum Reprod, 2004, 19(5):1135–1139.

[76] Okada H, Goda K, Yamamoto Y, et al. Age as a limiting factor for successful sperm retrieval in patients with nonmosaic Klinefelter's syndrome. Fertil Steril, 2005, 84(6):1662–1664.

[77] Ferhi K, Avakian R, Griveau JF, et al. Age as only predictive factor for successful sperm recovery in patients with Klinefelter's syndrome. Andrologia, 2009, 41(2):84–87.

[78] Schiff JD, Palermo GD, Veeck LL, et al. Success of testicular sperm extraction [corrected] and intracytoplasmic sperm injection in men withKlinefelter syndrome. J Clin Endocrinol Metab, 2005, 90(11):6263–6267.

[79] Koga M, Tsujimura A, Takeyama M, et al. Clinical comparison of successful and failed microdissection testicular sperm extraction in patients withnonmosaic Klinefelter syndrome. Urology, 2007, 70(2):341–345.

[80] Plotton I, Giscard ES, Cuzin B, et al. Preliminary results of a prospective study of testicular sperm extraction in young versus adult patients with non-mosaic 47, XXY Klinefelter syndrome. J Clin Endocrinol Metab, 2015, 100(3):961–967.

[81] Emre BM, Erden HF, Kaplancan T, et al. Aging may adversely affect testicular sperm recovery in patients with Klinefelter syndrome. Urology, 2006, 68(5):1082–1086.

[82] Ramasamy R, Ricci JA, Palermo GD, et al. Successful fertility treatment for Klinefelter's syndrome. J Urol, 2009, 182(3):1108–1113.

[83] Fullerton G, Hamilton M, Maheshwari A. Should non-mosaic Klinefelter syndrome men belabelled as infertile in 2009? Hum Reprod, 2010, 25(3):588–597.

[84] Van SD, Gies I, De SJ, et al. Can pubertal boys with Klinefelter syndrome benefit from spermatogonial stem cell banking? Hum Reprod, 2012, 27(2):323–330.

[85] Nahata L, Yu RN, Paltiel HJ, et al. Sperm retrieval in adolescents and young adults with Klinefelter syndrome: a prospective, pilot study. J Pediatr, 2016, 170:260–265.

[86] Franik S, Hoeijmakers Y, D'Hauwers K, et al. Klinefelter syndrome and fertility: sperm preservation should not be offered to children with Klinefelter syndrome. Hum Reprod, 2016, 31(9):1952–1959.

[87] Gies I, De SJ, Van SD, et al. Failure of a combined clinical- and hormonal-based strategy to detect early spermatogenesis and retrieve spermatogonial stem cells in 47, XXY boys by single testicular biopsy. Hum Reprod, 2012, 27:998–1004.

[88] Mehta A, Paduch DA, Schlegel PN. Successful testicular sperm retrieval in adolescents with Klinefelter syndrome treated with at least 1 year of topical testosterone and aromatase inhibitor. Fertil Steril, 2013, 100(4):e27.

[89] Zganjar A, Nangia A, Sokol R, et al. Fertility in adolescents with Klinefelter syndrome: a survey of current clinical practice. J Clin Endocrinol Metab, 2019, 14

[90] Robinson A, Bender BG, Linden MG. Summary of clinical findings in children and young adults with sex chromosome anomalies. Birth Defects Orig Artic Ser, 1990, 26(4):225–228.

[91] Pennington BF, Bender B, Puck M, et al. Learning disabilities in children with sex chromosome anomalies. Child Dev, 1982, 53(5):1182–1192.

[92] Lee NR, Wallace GL, Clasen LS, et al. Executive function in young males with Klinefelter (XXY) syndrome with and without comorbid attention-deficit/hyperactivity disorder. J Int Neuropsychol Soc, 2011, 22:1–9.

[93] Tartaglia NR, Ayari N, Hutaff-Lee C, et al. Attention-deficit hyperactivity disorder symptoms in children and adolescents with sex chromosome aneuploidy: XXY, XXX, XYY, and XXYY. J Dev Behav Pediatr, 2012, 33(4):309–318.

[94] Van RS, Swaab H. Executive dysfunction and the relation with behavioral problems in children with 47, XXY and 47, XXX. Genes Brain Behav, 2015, 14(2):200–208.

[95] Ross JL, Roeltgen DP, Kushner H, et al. Behavioral and social phenotypes in boys with 47, XYY syndrome or 47, XXY Klinefelter syndrome.Pediatrics, 2012, 129(4):769–778.

[96] Wilson AC, King J, Bishop DVM. Autism and social anxiety in children with sex chromosome trisomies: an observational study. Wellcome Open Res, 2019, 4:32.

[97] Corona G, Petrone L, Paggi F, et al. Sexual dysfunction in subjectswith Klinefelter's syndrome. Int J Androl, 2010, 33(4):574–580.

[98] El BH, Majzoub A, Al SS, et al. Sexual dysfunction in Klinefelter's syndrome patients. Andrologia, 2017:49(6).

[99] Skakkebaek A, Moore PJ, Chang S, et al. Quality of life in men with Klinefelter syndrome: the impact of genotype, health, socioeconomics, and sexual function.Genet Med, 2018, 20(2):214–222.

[100] Ferlin A, Selice R, Angelini S, et al. Endocrine and psychological aspects of sexual dysfunction in Klinefelter patients. Andrology, 2018, 6(3):414–419.

[101] Fisher AD, Castellini G, Casale H, et al. Hypersexuality, paraphilic behaviors, and gender

dysphoria in individuals with Klinefelter's syndrome. J Sex Med, 2015, 12(12):2413–2424.

[102] Davies GW, Parkinson J. Gender dysphoria in Klinefelter's syndrome: three cases. AustralasPsychiatry, 2018, 26(3):313–314.

[103] Fernandez R, Guillamon A, Gomez-Gil E, et al.Analyses of karyotype by G-banding and high-resolution microarrays in a gender dysphoria population. Genes Genomics, 2018, 40(5):465–473.

[104] Kreukels BPC, Cohen-Kettenis PT, Roehle R, et al. Sexuality in adults with differences/disorders of sex development (DSD): findings from the dsd-LIFE study. J Sex Marital Ther, 2019, 45(8):688–705.

[105] Aksglaede L, Molgaard C, Skakkebaek NE, et al. Normal bone mineral content but unfavourable muscle/fat ratio in Klinefelter syndrome. Arch Dis Child, 2008, 93(1):30–34.

[106] Baughman FA Jr. Klinefelter's syndrome and essential tremor. Lancet, 1969, 2(7619):545.

[107] Tartaglia N, Borodyanskya M, Hall DA. Tremor in 48, XXYY syndrome. Mov Disord, 2009, 24:2001–2007.

[108] Tatum WO, Passaro EA, Elia M, et al. Seizures in Klinefelter's syndrome. Pediatr Neurol, 1998, 19(4):275–278.

[109] Bojesen A, Gravholt CH. Morbidity and mortality in Klinefelter syndrome (47, XXY). Acta Paediatr, 2011, 100(6):807–813.

[110] Gravholt CH, Jensen AS, Host C, et al. Body composition, metabolic syndrome and type 2 diabetes in Klinefelter syndrome. Acta Paediatr, 2011, 100(6):871–877.

[111] Jiang-Feng M, Hong-Li X, Xue-Yan W, et al. Prevalence and risk factors of diabetes in patients with Klinefelter syndrome: a longitudinal observational study. Fertil Steril, 2012, 98(5):1331–1335.

[112] Andersen NH, Bojesen A, Kristensen K, et al. Left ventricular dysfunction in Klinefelter syndrome is associated to insulin resistance, abdominal adiposity and hypogonadism. Clin Endocrinol, 2008, 69(5):785–791.

[113] Salzano A, Arcopinto M, Marra AM, et al. Klinefelter syndrome, cardiovascular system, and thromboembolic disease: review of literature and clinical perspectives. Eur J Endocrinol, 2016, 175(1):R27–40.

[114] Seminog OO, Seminog AB, Yeates D, et al. Associations between Klinefelter's syndrome and autoimmune diseases: English national record linkage studies. Autoimmunity, 2015, 48(2):125–128.

[115] Sawalha AH, Harley JB, Scofield RH. Autoimmunity and Klinefelter's syndrome: when men have two X chromosomes. J Autoimmun, 2009, 33(1):31–34.

[116] Swerdlow AJ, Schoemaker MJ, Higgins CD, et al. Cancer incidence and mortality in men with Klinefelter syndrome: a cohort study. J Natl Cancer Inst, 2005, 97(16):1204–1210.

[117] Volkl TM, Langer T, Aigner T, et al. Klinefelter syndrome and mediastinal germ cell tumors. Am J Med Genet A, 2006, 140(5):471–481.

[118] Williams LA, Pankratz N, Lane J, et al. Klinefelter syndrome in males with germ cell tumors: a report from the Children's Oncology Group. Cancer, 2018, 124(19):3900–3908.

[119] Keung YK, Buss D, Chauvenet A, et al. Hematologic malignancies and Klinefelter syndrome. A chance association? Cancer Genet Cytogenet, 2002, 139(1):9–13.

[120] Rogol AD, Swerdloff RS, Reiter EO, et al. A multicenter, open-label, observational study of testosterone gel (1%) in the treatment of adolescent boys with Klinefelter syndrome or Anorchia. J Adolesc Health, 2014, 54:20–25.

[121] Moorthy B, Papadopolou M, Shaw DG, et al. Depot testosterone in boys with anorchia or gonadotrophin deficiency: effect on growth rate and adult height. Arch Dis Child, 1991, 66(2):197–199.

[122] Fouatih K, Belin F, Lambert AS, et al. Pubertal growth spurt in patients with bilateral anorchia after testosterone replacement therapy. Arch Pediatr, 2019, 26(6):320–323.

[123] Wong SC, Scott D, Lim A, et al. Mild deficits of cortical bone in young adults with Klinefelter syndrome or Anorchia treated with testosterone. J Clin Endocrinol Metab, 2015, 100(9):3581–3589.

[124] Samango-Sprouse CA, Sadeghin T, Mitchell FL, et al. Positive effects of short course androgen therapy on the neurodevelopmental outcome in boys with 47, XXY syndrome at 36 and 72 months of age. Am J Med Genet A, 2013, 161A(3):501–508.

[125] Davis SM, Reynolds RM, Dabelea DM, et al. Testosterone treatment in infants with 47, XXY: effects on body composition. J Endocr Soc, 2019, 3(12):2276–2285.

[126] Davis SM, Cox-Martin MG, Bardsley MZ, et al. Effects of oxandrolone on cardiometabolic health in boys with Klinefelter syndrome: a randomized controlled trial. J Clin Endocrinol Metab, 2017, 102(1):176–184.

[127] Davis SM, Lahlou N, Cox-Martin M, et al. Oxandrolone treatment results in an increased risk of gonadarche in prepubertal boys with Klinefelter syndrome. J Clin Endocrinol Metab, 2018, 103(9):3449–3455.

[128] Ross JL, Kushner H, Kowal K, et al. Androgen treatment effects on motor function, cognition, and behavior in boys with Klinefelter syndrome. J Pediatr, 2017, 185:193–199.

[129] Samango-Sprouse C, Lasutschinkow P, Powell S, et al. The incidence of anxiety symptoms in boys with 47, XXY (Klinefelter syndrome) and the possible impact of timing of diagnosis and hormonal replacement therapy. Am J Med Genet A, 2019, 179(3):423–428.

[130] Host C, Bojesen A, Erlandsen M, et al. A placebo- controlled randomized study with testosterone in Klinefelter syndrome—beneficial effects on body composition. Endocr Connect, 2019, 8:1250–1261.

获得性睾丸疾病

第 **9** 章

Giulia Izzo, Roberta Pujia, Antonio Aversa

9.1 睾丸损伤

通常情况下，睾丸受到解剖屏障的保护以免受创。尽管睾丸位于体外，但睾丸在阴囊中有一定弹性且可以活动。睾丸表面覆盖白膜，白膜是一种具有韧性的结缔组织膜。提睾反射也是一种防御机制[1]。因此，睾丸损伤并不常见。

9.1.1 流行病学

根据回顾性研究，外伤占阴囊急症的 10%。近 91% 的泌尿生殖系统创伤发生在 18~64 岁的患者，平均年龄为 26 岁。睾丸损伤在老年男性中较少见。

9.1.2 病因学和病理生理学

根据损伤的病理生理机制，睾丸损伤可分为钝性损伤和穿透性损伤。这两种损伤的临床治疗不同。

钝性损伤是最常见的睾丸损伤形式，占 85%。通常发生在单侧[2]：事实上，双侧睾丸受累只发生在 1.5% 的钝性损伤中。

暴力、交通事故和接触性运动是钝性损伤的主要原因。诱因可能还包括腹股沟疝气和睾丸萎缩。阴囊钝性损伤可造成睾丸破裂或断裂、血肿、积血、睾

G. Izzo · A. Aversa (✉)
Department of Experimental and Clinical Medicine, Magna Græcia University,
Catanzaro, Italy
e-mail: aversa@unicz.it

R. Pujia
Department of Medical and Surgical Sciences, Magna Græcia University, Catanzaro, Italy

丸扭转及精索损伤。50% 的病例会发生睾丸破裂，其特征是白膜破裂和阴囊内容物脱出 [3]。通常情况下，睾丸破裂是由于阴囊受到直接打击导致睾丸压向耻骨联合。然而，在睾丸破裂中，白膜完整而睾丸实质断裂。睾丸破裂也可能与出血有关，出血局限在白膜和鞘膜之间，而血肿出血超过鞘膜。当睾丸在腹股沟管内或在腹膜腔内运动时，就会发生睾丸脱位。

穿透性损伤比钝性损伤更少见。双侧损伤更常见（高达 30%），70% 的患者与其他损伤相关。最常见的原因是枪击和刺伤。

最后，在患有精神疾病或滥用药物和酒精的患者中也报道了生殖器自残的案例 [4]。

9.1.3 临床表现

睾丸损伤通常会引起疼痛，并常伴随着恶心、呕吐。受累的睾丸可有压痛和肿胀，伴有擦伤、瘀斑和皮下血肿，周围也可出现瘀斑。在穿透性损伤中，伤口处可见伤道入口。血管损伤可能会影响血液供应。在这些情况下，还有可能出现局部或全身感染。

9.1.4 诊　断

确诊需要结合病史和体检结果。应询问疼痛开始的时间、疼痛程度、损伤原因和力度、既往史和局部相关疾病（如疝气）。体格检查应评估受累睾丸与对侧睾丸的大小和位置是否一致，以及提睾反射和白膜的完整性。如果怀疑白膜破裂，必须立即实行干预措施 [5]。有时，由于种种原因（如患者因疼痛而不配合），在急性情况下对阴囊进行临床检查可能会困难且不可靠 [2]。还可以进行实验室检查（如全血细胞计数）。阴囊超声（US）是睾丸损伤影像诊断和随访的首选方法 [6]。

彩色多普勒（CD）超声检查对于评估睾丸内的血流灌注是必要的，并有助于确定受损睾丸的活力 [7]。超声也可用于鉴别睾丸破裂与其他病变，如血肿或血囊肿。通常，在睾丸破裂时，正常情况下睾丸的白膜高回声线中断，实质回声纹理不均匀，CD-US 显示血流减少。相反，睾丸内血肿和积血的超声特征随时间而变化 [1]：急性期表现为等回声，随后为低回声或无回声。超声诊断睾丸损伤的灵敏度为 64%，特异度为 75%~98% [8]。然而，US 对睾丸破裂的诊断有一定的局限性。事实上，睾丸外或睾丸内血肿可能导致假阳性结果；而白膜的微小中断可能导致假阴性结果。对于可疑的阴囊超声表现，可以使用磁共振成像（MRI）[9]。然而，由于检查所需的成本高且时间长，MRI 作为二线影像检查。

在 T2 加权图像上，白膜显示为一条黑色信号线。既往研究表明，MRI 对睾丸破裂的诊断准确率为 100%[9]。

9.1.5 管理和治疗

应根据创伤的类型制定不同的治疗方法。美国泌尿学协会（AUA）和欧洲泌尿学协会（EAU）指南建议，早期（在创伤后 72 h 内）怀疑睾丸破裂时应进行阴囊手术探查[10]。延迟手术降低了睾丸恢复的概率[9]。需要进行手术来清除血肿，清除不重要的生精小管并缝合白膜。

虽然应尽量保留残留睾丸组织以维持内分泌功能，但当无法保留睾丸时，必须进行睾丸切除术。在某些病例中，带血管蒂鞘膜瓣可用于修复白膜缺损[11]。增大的积血和血肿需要手术探查并清除血凝块，以防止缺血、坏死、睾丸萎缩或感染。小的（< 5 cm）或不能扩张的血肿可以用冰块冷敷、休息和抬高患侧睾丸保守治疗。小范围积血同样需要治疗。当精索断裂时，应重新修复精索，以恢复血液流动。随后，若受累睾丸仍有活力，可以行显微外科血管吻合术。睾丸脱位可通过手法复位和睾丸固定术纠正。穿透性损伤同样需要临床处理，治疗手段包括手术探查和随后的坏死组织清创。

治疗目标是止血、预防感染、缓解疼痛和缩短恢复时间。主要目的是保护患者的生育能力，这是最先受到损害的功能。在手术和创伤的随访过程中可能会发生睾丸萎缩。此外，睾丸切除或清创术使阴囊内容物减少，导致精子发生受损和激素分泌障碍。因此，应监测血浆睾酮和抗精子抗体（ASA）水平，评估创伤后射精和冷冻保存的精子质量。

最后，西地那非对大鼠阴囊损伤后的睾丸具有良好的保护作用[12]。

9.2 睾丸扭转

睾丸扭转是由于精索在阴囊内绕其纵轴突然旋转而引起的一种疾病。扭转会导致流向受累睾丸的血流减少或中断，从而造成缺血性损伤[13]。因为睾丸扭转可能导致有害甚至不可逆转的并发症，所以它是一种需要及时诊断和治疗的外科急症。

9.2.1 流行病学

睾丸扭转可发生在任何年龄段，但在老年男性中较少见。年龄分布呈双峰分布，第一个发病高峰在围生期，第二个发病高峰在青春期[14]。这种疾病影响全球儿童。25 岁以下男性的年发病率为 5/100 000，18 岁以下男性为 3.8/100 000[15]。睾丸扭转占儿童阴囊急症的 13%~54%，睾丸切除率为 42%[16-17]。

9.2.2 病因学和病理生理学

睾丸扭转有两种类型：精索可能在鞘膜内扭转（鞘膜内扭转）或与鞘膜同时扭转（鞘膜外扭转）。后者是典型的产前或出生后早期扭转（围生期睾丸扭转），扭转时整个睾丸不附着于阴囊壁，精索和鞘膜在阴囊内旋转。鞘膜外扭转主要是由于睾丸固定系统发育不成熟，导致睾丸在阴囊内活动过度。它与睾丸活力的不良结局有关，需要及时进行手术。

发生在围生期以外的扭转中 90% 是由鞘膜内扭转引起的。主要的危险因素是一种被称为"睾丸钟摆畸形"的解剖学结构，其特征是睾丸和附睾到阴囊缺乏正常的固定点。因此，睾丸和精索可以在鞘膜内自由旋转。

其他可能的危险因素包括青春期睾丸快速发育、睾丸癌、反复创伤、性行为及寒冷环境。这些因素导致提睾肌的不对称收缩，继而发生睾丸扭转。此外，睾丸扭转存在遗传易感性[18]。约 10% 的病例与阳性家族史有关，约 80% 的病例为双侧睾丸钟摆畸形。有证据表明，睾丸扭转往往发生在同一个家庭中不同代的同一年龄段[19]。

因此，笔者推测基因突变在睾丸扭转的发病机制中可能起到作用。特别是胰岛素样激素 3（*INSL3*）基因及其受体（*RXFP2*）在睾丸下降的第一阶段至关重要，并可能参与扭转的发病。事实上，*INSL3* 基因敲除的小鼠受到睾丸引带发育不全、睾丸下降改变、腹内双侧隐睾症以及腹膜后存在可移动的睾丸的影响，继而睾丸扭转的发病率更高[20]。然而，对睾丸扭转男性的 DNA 研究并未发现这些基因的显著突变[20]。

9.2.3 临床表现

睾丸扭转表现为突然发作的单侧急性阴囊疼痛并伴有恶心和呕吐。有时可能会出现发热和尿频。尽管无阴囊疼痛可以排除急性睾丸扭转，但特异性差（灵敏度为 91%，特异度为 27%），因为疼痛在其他疾病也可存在。因此，阴囊急症鉴别诊断应包括附睾炎、睾丸炎、睾丸附件扭转、阴囊损伤、精索静脉曲张、恶性病变、绞窄性腹股沟疝及鞘膜积液[21]。在扭转开始后的几个小时内，阴囊出现不同程度的红斑和肿胀。睾丸扭转的病征是由于精索缩短导致患侧睾丸相对于对侧升高。有时，扭转可自发缓解，继而复发，间歇性发作提示发病较轻。

9.2.4 诊 断

诊断应仔细评估临床病史、体征和症状。出现腹痛并伴有恶心和呕吐的患者均应进行阴囊检查。突发剧烈的、无法控制的单侧阴囊疼痛，并伴有恶心、呕吐及睾丸位置改变均提示睾丸扭转。临床检查应包括对腹部、腹股沟和生殖器区域的彻底检查。提示睾丸扭转的临床表现包括：睾丸抬高、阴囊增厚、附睾前部触诊、睾丸向腹股沟外环升高、睾丸定位（Gouverneur 征）及提睾反射消失 [22]。尽管急性扭转中常常缺失提睾反射，但提睾反射存在并不能排除睾丸扭转 [22]。此外，提睾反射缺失在伴有同侧疼痛时（对侧的提睾反射存在时）是更可靠的诊断指征，而当双侧疼痛时可靠性较低。

TWIST 评分有助于诊断睾丸扭转。这是一个有效的评分系统，基于睾丸扭转中的常见体征和症状：睾丸肿胀（2 分）、睾丸变硬（2 分）、提睾反射消失（1 分）、恶心 / 呕吐（1 分）及睾丸位于高位（1 分）。评分 > 5 分的阳性预测值为 100%，< 2 分的阴性预测值为 100%。

睾丸 CD 超声是诊断睾丸扭转的影像学金标准。然而，当临床病史和体检强烈提示睾丸扭转时，应立即进行手术探查 [21]。超声可见睾丸横位、充血、水肿、多普勒血流减少或消失、精索扭转（漩涡征）、附睾部及近端精索血管充血（假瘤征）。睾丸回声在疾病早期可能表现正常。

然而，CD 超声检查有局限性，如在非完全性血管阻塞的情况下可能会出现假阴性 [21]。事实上，睾丸扭转并非立刻导致动脉血流阻塞。最初可能发生静脉阻塞，随后出现弥漫性充血，最后导致动脉血流中断。此外，用于诊断部分性、完全性或间歇性畸形的超声参数具有很强的异质性和误差性。

最近，近红外光谱（NIRS）已被研究作为一种可能更可靠的影像诊断替代方案。在使用 NIRS 诊断急性扭转的动物研究中取得了可喜的结果 [23]。人体研究仍然效果不佳，而且是基于小样本的。

9.2.5 并发症

睾丸萎缩是睾丸扭转最严重的结局 [21]。由于血液最终流入阴囊，使睾丸很容易受到缺血性损伤，因为血液最终流入阴囊。此外，白膜没有弹性，这限制了创伤期间睾丸的代偿性扩张。无论切除还是保留睾丸，不育症仍然是睾丸扭转最严重的后遗症之一。睾丸扭转后不育的严重程度取决于缺血范围的大小和对侧睾丸的损害程度。在单侧睾丸或双侧睾丸扭转患者中，精子发生直接受损时将导致不育症。在单侧扭转而对侧睾丸正常的情况下，不育症的原因尚不完全清楚。主要假说是缺血 / 再灌注损伤和 ASA 介导的自身免疫反应 [24]。ASA

与睾丸扭转相关，ASA 水平升高与睾丸缺血持续时间相关。

9.2.6 管理和治疗

当临床病史和体格检查提示睾丸扭转时，强烈建议立即手术探查并最终行睾丸固定术。不能立即进行手术时，可以使用手法复位。由于睾丸扭转通常以逆时针方向发生，因此复位手法应以顺时针方向进行，因为睾丸扭转通常是逆时针方向[21]。然而，扭转可能在两个方向上发生。手法复位后，应进行 CD 超声检查，以评估血流恢复情况。手术探查和将睾丸固定在阴囊内的睾丸固定术是首选治疗[25]。在 39%~71% 的病例中，当受影响的睾丸出现坏死或无法存活时，应进行睾丸切除术[26]。年龄和延迟诊断是切除的危险因素，因为青春期前的男性比青春期后的男性有更高的切除风险。事实上，青春期前患者更有可能因非典型症状而延误诊断。睾丸扭转的严重程度取决于损伤的持续时间和扭转程度：扭转程度越大，缺血发作越快，睾丸萎缩和睾丸切除的风险也越高[21]。在睾丸切除时可考虑放置睾丸假体。然而，在儿科患者中植入假体仍然存在争议。假体植入在性心理方面的优势还没有得到证实，而且这一过程有许多并发症，如假体挤压和迁移。切开白膜及鞘膜瓣行白膜减压术可能是传统手术方法的替代方法，其目的是通过解除睾丸筋膜室高压[27]，从而进一步减轻的血管病变[28]。这一方法在恢复睾丸活力的结果上取得了较好的结果，但长期成功率尚不清楚。手术干预的主要目的是防止睾丸的不可逆损伤，并保持睾丸的活力。因此，及时诊断和治疗至关重要。睾丸恢复率与缺血时间密切相关。如果在 6 h 内完成扭转矫正，睾丸恢复率可达 90%，12 h 后降至 50%，24 h 后低于 10%[29]。

9.3 睾丸炎

附睾炎和睾丸炎是分别累及附睾和睾丸的炎症过程（感染或非感染）[30]。性传播感染（STI）是年轻人的主要病因，而尿路感染（UTI）是老年男性最常见的病因[31]。

9.3.1 流行病学和分类

流行病学数据显示，英国的发病率为 2.45/1000[32]，发病率呈双峰分布，16~30 岁和 51~70 岁的男性发病率最高[30]。附睾炎比睾丸炎更常见。约 58% 的患者由于附睾炎扩散至邻近睾丸导致睾丸炎。而孤立性睾丸炎是一种罕见疾病，通常与青春期前男童的腮腺炎感染有关[30]。根据病程长短，睾丸附睾炎（EO）可分为急性（＜6 周）、亚急性和慢性（＞6 个月）[30-31]。

9.3.2 病因学和病理生理学

EO 是阴囊内炎症的常见原因，与泌尿生殖道病原体逆行上升有关[30,33]。危险因素包括 UTI 或 STI、解剖异常（膀胱出口梗阻）、前列腺/尿路手术或医疗操作、剧烈体力活动、骑自行车及久坐[34-36]。

附睾炎和睾丸炎可能由感染性或非感染性因素引起[31]。病因和涉及的病原体因患者的年龄而异[30]。

9.3.2.1 感染性睾丸附睾炎

EO 可能是因 STI 或非性传播的尿路病原体经尿路途径感染的（表 9.1）[32]。在 14~35 岁的男性中，EO 通常与淋球菌/沙眼衣原体的 STI[30,32]或与肛交相关的肠道微生物感染[32]有关。在 14 岁以下和 35 岁以上的男性中，由大肠杆菌引起的尿路感染可能会导致附睾炎。梗阻性尿路疾病、尿路手术或器械损伤是革兰氏阴性肠杆菌感染的主要危险因素[32]。此外，文献报道了未割包皮的儿童尿路感染和附睾炎的发病率增加[37]。感染性睾丸炎通常是附睾炎的结果，二者具有相同的病因。原发性睾丸炎症可能是由于腮腺炎、柯萨奇病毒、EB 病毒、流感和人类免疫缺陷病毒引起的全身感染经血液传播导致的[30,38]。腮腺炎性睾丸炎最为常见，是腮腺炎病毒引起的病毒性腮腺炎的并发症。最近，由于疫苗接种的减少，青春期和青春期后男性的流行性腮腺炎发病率有所上升。14~24 岁的男孩易患此病，青春期后患腮腺炎的男性的睾丸炎发病率约为 40%[39]。

9.3.2.2 非感染性睾丸附睾炎

儿童和青春期前男性附睾炎的非感染性病因（表 9.1）包括尿路异常（例如，后尿道瓣膜或后尿道瓣狭窄导致尿液反流进入射精管）和肺炎支原体、肠道病毒和腺病毒等病原体感染后的炎症反应[30,34,40]。此外，大约 20% 的男性肛门直肠畸形及直肠和尿路相通可能会导致 EO[41]。EO 的其他病因如表 9.1 所示。

9.3.3 临床表现

EO 通常以疼痛和肿胀（阴囊急症）为特征。炎症开始于睾丸后极，通常是单侧，逐渐扩散到整个阴囊直到放射到下腹部[30,32]。疼痛可能会累及相邻的睾丸，通常与发热、较轻的 UTI 症状（尿频、尿急、血尿、排尿困难）和阴茎刺痛有关。一些患者可能会出现轻微的睾丸疼痛、肿胀和睾丸包膜轻度增厚，此外，睾丸体积和硬度可能会减小[31]。然而，在大多数情况下，亚急性或慢性

表 9.1　睾丸附睾炎的病因

类型	病因
感染性因素	
STI[30,32]	淋病奈瑟球菌 沙眼衣原体 大肠埃希氏菌（男性肛交） 流感嗜血杆菌（较少发生） 生殖支原体（罕见和假定病因）
非 STI[30,32]	大肠杆菌 革兰氏阴性肠杆菌 解脲支原体（少见） 奇异变形杆菌（少见） 肺炎克雷伯菌（少见） 铜绿假单胞菌 结核分枝杆菌 布鲁氏菌（流行地区） 念珠菌[30,32,34]
与 HIV 相关的 EO[30,34]	巨细胞病毒、沙门氏菌、弓形虫、解脲支原体、棒状杆菌、支原体、分枝杆菌、真菌
传染性原发性睾丸炎[30,38-39]	麻疹病毒[39] 柯萨奇病毒 EB 病毒 流感 HIV
肉芽肿性睾丸炎[38,42]	肺结核、梅毒、麻风病、布鲁氏菌病和血吸虫病（重症，儿童少见）
非感染性因素	
泌尿生殖道异常	后尿道瓣[30,34,40] 尿道口狭窄 肛门直肠畸形[41] 直肠和尿路相通[41]
自身免疫性疾病	原发自身免疫性睾丸炎，由 ASA 直接累及基底膜或生精小管而无全身疾病的证据[31]； 继发性自身免疫性睾丸炎伴有全身性疾病，如风湿性疾病或血管炎[31]
系统性疾病	结节病 血管炎（多血管炎、结节性多动脉炎和过敏性紫癜性肉芽肿性炎）[42-43] 白塞综合征[43]
泌尿生殖手术 / 医疗操作	输精管切除术[30,34,40] 器械操作
临床情况	创伤[30,34,40]、扭转[30,34,40]、肿瘤[30,34,40]、隐睾症[30,34,40]
药物原因	胺碘酮[44]

STI：性传播感染；EO：睾丸附睾炎；ASA：抗精子抗体；HIV：人类免疫缺陷病毒

睾丸炎无症状 [31]。其他非特异性症状和体征包括恶心、呕吐、心动过速和坐姿不适 [30]。也可能出现尿道分泌物、鞘膜积液、红斑及阴囊水肿 [32]。不典型的 EO 患者可能出现双侧睾丸肿胀和附睾炎，也可能没有全身症状 [32]。有泌尿生殖系统异常的患者表现出更严重的附睾肿胀、疼痛、排尿障碍，以及反复发作的 EO。

病毒性睾丸炎的特征是突然发作的阴囊疼痛和肿胀，主要是单侧受累，但15%~30% 的患者发生在双侧睾丸。在腮腺炎感染中，睾丸肿胀和疼痛发生在腮腺炎发病后 10 d 至 6 周 [30,39,45]。睾丸炎发病前往往会出现一些特殊的症状。睾丸异常发热和肿胀，与阴囊内的压痛和炎症有关。症状可持续约 3 d，但往往在 2 周内消失。然而，在 20% 的病例中，睾丸压痛可持续数周 [39]。

原发 AO 通常无症状，并与不育有关。继发性 AO 罕见，存在其他自身免疫或全身性疾病的情况下，与急性睾丸炎和（或）睾丸血管炎相关 [31]。

药物（如胺碘酮）可导致双侧睾丸受累而不出现发热或白细胞增多 [44]，炎性症状通常随着治疗的停止而消失 [32]。

9.3.4 诊　断

9.3.4.1 病史和体格检查

准确的病史有助于评估炎症的病因。体格检查显示附睾 / 睾丸有压痛和肿胀，阴囊抬高疼痛减轻（Prehn 征）[34]。鞘膜积液可能出现在 EO 后期 [30]。此外，精索压痛可能提示附睾炎 [34]。生殖器检查发现解剖学异常，如尿道口狭窄、尿道下裂或包茎 [37]。还应检查腹股沟区是否有疝气或淋巴结肿大 / 压痛，这些症状均提示有附睾炎和睾丸炎 [30]。应排除终末期前列腺炎导致的睾丸炎。EO 应与睾丸扭转鉴别（表 9.2）[30]。

9.3.4.2 检查方法

应进行尿拭子、尿液分析和尿培养 [32,46]。尿液分析试纸条仅可用中段尿（MSU）作为辅助检查 [32,46]，但男性尿液分析试纸条阴性不应排除 UTI 诊断 [32,47-48]。亚硝酸盐和白细胞酯酶提示有泌尿系统症状的男性发生 UTI [32,47-48]，有助于与附睾和睾丸扭转相鉴别 [30]。实验室检查应包括淋球菌的尿拭子，尿拭子或尿液标本进行淋球菌、沙眼衣原体或生殖支原体的聚合酶链式反应（PCR）分析，以及镜检和培养的 MSU [32]。

附睾炎患者的 C 反应蛋白（CRP）和血沉（ESR）升高，有助于阴囊疾病的鉴别诊断 [32]，其对附睾炎的灵敏度和特异度分别为 96.2% 和 94.2% [30]。

表 9.2 阴囊急症的鉴别诊断 [30,32]

附睾炎	临床表现：
	逐渐开始疼痛，放射至下腹部
	下尿路感染症状（LUTS）
	反复疼痛罕见
	临诊发现：
	局限性附睾痛，进展为睾丸肿胀和压痛
	提睾反射正常（触及大腿内侧上部的皮肤引起）
	Prehn 征阳性
	睾丸位置正常
	超声结果：
	附睾增大、增厚
	彩色多普勒血流增加
睾丸炎	临床表现：
	突发睾丸疼痛
	有时可见泌尿系统症状
	临诊发现：
	睾丸肿胀和压痛
	提睾反射正常
	睾丸位置正常
	超声征象：
	睾丸肿块或睾丸肿胀
	低回声和多血管区域（"火海征"）
睾丸扭转	临床表现：
	急性和突发性剧烈疼痛
	恶心 / 呕吐，无发热或泌尿系症状
	复发性疼痛（间歇性扭转）
	常见于围生期或青春期
	临诊发现：
	睾丸横向倾斜
	提睾反射异常
	疼痛伴睾丸抬高
	反应性鞘膜积液（常见）
	超声表现：
	睾丸解剖正常
	彩色多普勒血流减少
睾丸附件扭转	临床表现：
	复发性疼痛不常见
	常见于 7~14 岁男孩
	临诊发现：
	睾丸附件处有青色区域（蓝点征）
	提睾反射正常（触及大腿内侧上部皮肤引起）

在疑诊流行性腮腺炎时，可以在症状发作的第 1 周从唾液、尿液、血液、鼻咽拭子及精液中分离出病毒。在腮腺炎性睾丸炎中，白细胞计数和分类计数一般正常；可发生白细胞增多或白细胞减少症，CRP 通常升高超过 140 mg/L。尿液分析、尿路培养和 MSU 通常为阴性[39]。

在原发性 AO 中，血清 / 精浆或精子表面发现 ASA，但精液参数正常[31]。在继发性 AO 中，也可以检测到特定的系统性自身免疫性疾病[31]。

CD-US 可能有助于诊断[32]。虽然超声灰阶征象（如低回声）和睾丸增大在鉴别诊断中不具特异性[49]（表 9.2），但血流增加（"火海征"）提示 EO。在儿童中，CD 检查对附睾炎的灵敏度为 70%、特异度为 88%[30]。此外，CD-US 可能有助于诊断腮腺炎性睾丸炎的睾丸炎症[39,50]。

最后，建议对 5 岁以下表现为附睾炎的儿童进行进一步的检查，如肾 / 膀胱超声和膀胱尿路造影术，而对于 10 岁以上表现为急性和复发性附睾炎的男孩，建议详细询问排尿症状，进行尿流率测定、超声检查和排尿后残余尿检[37]。

9.3.5 并发症

EO 的并发症包括鞘膜积液、睾丸脓肿和梗死、败血症、感染蔓延及不育症。这些并发症往往在尿路病原体引起的 EO 中更常见[32]，并且更有可能与治疗失败有关。抗生素治疗无效的危险因素包括脓毒症、明显的阴囊水肿、睾丸深部疼痛及阴囊壁炎症[51]。

睾丸损伤可能导致反应性鞘膜积液，这可能会产生张力效应，但很少降低睾丸的血流灌注。罕见的并发症包括睾丸梗死[51] 和睾丸脓肿形成[52-53]；后者常见于免疫功能低下的患者。

EO 的炎性损伤可能与男性不育有关。腮腺炎性睾丸炎被认为与下丘脑—垂体—性腺（HPT）轴一过性异常、淋巴细胞血管周围浸润、生精小管充血、透明样变和坏死有关，可能导致睾丸纤维化和萎缩。不育症的发生率较低，且与严重的双侧睾丸炎合并萎缩有关；相反，约 22% 的患者出现生育力低下，与睾丸萎缩无关[39]。睾丸炎的严重程度与精液异常有直接关系。

最后，慢性睾丸炎症和萎缩与睾丸癌的风险增加有关。

9.3.6 管理和治疗

如果疑诊 STI，应充分告知患者及其伴侣，并建议禁欲，直到药物治疗结束和炎症症状消除[32]。

结合病史和临床表现，应根据可能的病原体开始经验性治疗。内科治疗包括治愈感染，改善症状，防止传染，减少并发症。

在小于 2 岁的儿童中，EO 的病因多种多样，可能需要对潜在的肠道微生物进行抗生素治疗。在 2~14 岁没有发热等全身症状的儿童中，抗生素只能在尿液分析或培养阳性的情况下使用，而在 14 岁以上的患者中，建议经验性使用抗生素[34]。为了预防并发症，我们建议在实验室检查之前开始治疗，并根据衣原体、淋病或肠道微生物的风险进行选择治疗（表 9.3）。

氧氟沙星是一种针对淋球菌、沙眼衣原体和大多数病原性感染的良好的药物，它能够渗透到前列腺。然而，由于细菌对喹诺酮类药物的耐药性不断增加，所以并不作为一线治疗[32,54]。在淋病感染中，阿奇霉素应与头孢曲松和多西环素联合应用[32,54]。

表 9.3　EO 的治疗

性传播 EO[32]
一线治疗：头孢曲松 500 mg，肌肉注射，2 次 / 天，连用 10~14 d；或多西环素 100 mg，2 次 / 天，连用 10~14 d；
二线选择：氧氟沙星 200 mg，2 次 / 天，连服 14 d；或左氧氟沙星 500 mg，1 次 / 天，连用 10 d。
当不存在淋病感染且没有淋病感染的危险因素或体征时，应考虑使用氧氟沙星和滴注头孢曲松
生殖支原体诱导的 EO[32]
莫西沙星 400 mg，1 次 / 天，连用 14 d
淋病感染 [32]
阿奇霉素与头孢曲松和（或）多西环素联合应用
与肠道微生物有关的 EO[32]
氧氟沙星 200 mg，2 次 / 天，连续使用 14 d 或左氧氟沙星 500 mg，1 次 / 天，连续使用 10 d
病毒性睾丸炎 [30,34,39]
支持治疗 [止痛剂、休息、阴囊支撑、热（冷）敷]；
抗生素仅适用于相关细菌感染；
使用含 5 mL 1% 的普鲁卡因、大剂量类固醇或羟苯丁酮进行精索封闭疗法，以达到镇痛和抗炎的目的
自身免疫性睾丸炎 [31]
支持性治疗（镇痛剂、卧床休息、阴囊提高）；
不常用神经阻滞术；
类固醇、免疫抑制剂和静脉注射免疫球蛋白可用于继发性 AO

EO：睾丸附睾炎；AO：自身免疫性睾丸炎

支持治疗包括镇痛剂、消炎药、卧床休息、冷敷或热敷，以及抬高阴囊[30,34]。初始治疗方法为 2 周的非甾体抗炎药物治疗，并配合阴囊冰敷和阴囊抬高。疼痛和炎症通常在治疗后 2~3 d 内减轻，但残留的疼痛可以持续数周[34]。对于持续性疼痛，可用三环类抗抑郁药或神经镇静剂（加巴喷丁）[34]。

有顽固性疼痛、呕吐、疑似脓肿、其他治疗失败及疑似败血症的患者，应用静脉注射抗生素治疗直至痊愈[30,34]。

9.3.7 随　访

与病因无关，EO 的治疗需要密切随访。如果治疗 3 d 后无临床改善，应重新评估患者并重新考虑诊断。

对于淋球菌性 EO，应在停药后 3 d 重复培养，并在 2 周后重新评估患者的治疗依从性和临床病程。此外，治疗结束后 2 周应进行核酸扩增试验。在停止治疗 4 周后，继发于沙眼衣原体或生殖支原体的 EO 需要进行治愈测试[32]。

对于疑诊或诊断为性传播 EO 的患者，应进行所有其他 STI 的筛查，并告知和治疗其伴侣。

治疗无效或诊断存疑的患者应行阴囊超声检查。

最后，建议改善卫生条件并使用避孕套，以降低感染风险。

9.4 医源性睾丸损伤

医疗方案和程序有时可能会引起睾丸毒性，导致许多患者性腺功能衰竭或许多患者不育。

癌症治疗是医源性睾丸损伤最常见的病因。然而，非恶性疾病的常见治疗方法也可能导致睾丸衰竭。例如，巨噬细胞增多症、地中海贫血、特发性骨髓再生障碍性疾病及肉芽肿性疾病可能会对睾丸功能产生负面影响，因为它们需要在造血干细胞移植（SCT）和羟基脲方案之前进行放射治疗（RT）大量减少血液干细胞系。此外，任何需要骨髓移植的疾病都与青春期前男性的不育高风险有关。最后，严重的自身免疫性疾病，如青少年系统性红斑狼疮或系统性硬化症，可采用高剂量化学治疗（CT）来治疗，也可能会阻碍精子发生[55]。

一些证据表明，CT 和 RT 累及骨盆、睾丸、头部、脊柱或全身，并可能通过影响睾丸的管状和间质成分对青春期和最终生育力产生有害影响[56]。后期生育力和性功能的改变可能会危及癌症幸存者的生活质量[57]。

鉴于欧洲和美国的儿童、青少年和成人癌症患者的存活率在过去几年中都有所提高，医源性性腺功能障碍的发生率可能非常高[57]。事实上，70%~80% 的

15 岁之前患癌症的儿童可长期存活[56,58]，43% 的幸存者有晚发性内分泌功能障碍，涉及甲状腺（22%）、性欲 / 生育能力（22%）和新陈代谢（6%）[58-59]。此外，30% 的男性儿童癌症幸存者成人后发展为无精子症[55]。

治疗时儿童的年龄，以及治疗的性质、持续时间、剂量和组合及个体敏感性，都可能与医源性睾丸损伤发病相关[56,60]。癌症、CT 和 RT 可能会影响下丘脑—垂体—睾丸（HPT）轴和靶器官，从而降低未来的生育力[58,61]。性腺损伤是急症，最早发生在最后一次 CT 治疗后 72 d[57]。大剂量治疗决定了从轻度到严重的性腺功能障碍 / 功能不全的综合征的康复可能性不同。性腺严重受损的患者在大多数情况下表现为严重甚至永久性性腺衰竭[57]。此外，在接受 SCT 的患者中，可能出现性腺延迟损伤[57]。儿童和青春期男孩癌症治疗后不育的风险与肿瘤病理分型有关（表 9.4）[56,62]。

9.4.1 CT 相关的睾丸损伤

不同细胞毒性药物引起的性腺功能障碍或毒性的风险程度不同（表 9.5），含氮衍生物、烷化药物和顺铂可能对生殖细胞增殖最具破坏性[55-56]。

精子发生可被 DNA 烷化剂改变，这些药物能交联 DNA，如顺铂、环磷酰胺、二氯甲基二乙胺、异环磷酰胺、丙卡巴肼、白消安、美法仑及亚硝脲类 BCNU（卡莫司汀）和 CCNU（洛莫司汀）[58]。

表 9.4　根据肿瘤病理，儿童和青少年癌症治疗后生育损害的风险[56,62]

风险等级	肿瘤病理分型
低风险	急性淋巴细胞白血病、肾母细胞瘤、软组织肉瘤（Ⅰ期）、恶性生殖细胞肿瘤（未经放射治疗）、视网膜母细胞瘤、脑肿瘤（手术或颅脑照射＜ 24 Gy）
中风险	急性髓母细胞白血病、肝母细胞瘤、骨肉瘤、非转移性尤因肉瘤、软组织肉瘤（Ⅱ / Ⅲ期）、神经母细胞瘤、非霍奇金淋巴瘤、脑肿瘤（颅脑放疗＞ 24 Gy）
高风险	骨髓移植前全身放疗、盆腔或睾丸放疗、骨髓移植前化疗、烷化剂治疗霍奇金淋巴瘤、软组织肉瘤（Ⅳ期）、转移性尤因肉瘤

表 9.5　与细胞毒性药物有关的性腺毒性风险[56,62]

风险等级	细胞毒性药物
低风险	长春新碱、氨甲蝶呤、放线菌素、博来霉素、硫代嘌呤、长春碱
中风险	顺铂、卡铂、阿霉素
高风险	环磷酰胺、异环磷酰胺、氮芥、白消安、美法仑、丙卡巴肼、苯丁酸氮芥

CT 药物的累积剂量决定了生精障碍的持续时间和损害范围。长期无精子症与环磷酰胺（单一药物＞19 ng/m²；联合其他药物＞7.5g/m²）、丙卡巴肼（＞4 g/m²）、美法仑（＞140 mg/m²）、顺铂（＞500 mg/m²）、白消安（＞600 mg/m²）和苯丁酸氮芥（＞1.4 g/m²）的总累积剂量有关[58]。此外，阿霉素、长春碱或阿糖胞苷在确定延长的无精子症方面与上述药物叠加效应，但不联合使用时只会导致精子数量的暂时性减少[58]。

在男孩中，精原细胞比间质细胞和支持细胞对 CT 引起的损伤更敏感，因为它们的有丝分裂指数较高。因此，根据所用药物的不同，治疗后无精子症的发生率从 17% 到 82% 不等。如果精原细胞没有被 CT 药物破坏，精子发生在停药后 12 周内恢复[58,63-64]。相反，使干细胞死亡的因素可能会导致持续 12 周以上的无精子症[58,65]。

目前尚不清楚青春期后的睾丸是否比青春期前的睾丸敏感度更高。有证据表明，确诊时小于 4 岁的男性比确诊时在 15~20 岁的男性更有可能在以后的生活中实现受精[58,66]。尽管在青春期前的睾丸中没有实现完全生精，但有证据表明，青春期前男孩的细胞毒性治疗会影响他们以后的生育能力[58,67]。因此，青春期前的诊断年龄，并不能作为预防烷化剂性腺毒性的标准[58,68]。

9.4.2 SCT 相关睾丸损伤

在接受 SCT 的男性儿童中，移植前的方案可能会在移植前就减少睾丸储备。移植前的方案包括烷化剂、RT 或两者兼而有之，可能会导致生殖细胞或间质细胞损伤，通常具有累积的剂量依赖效应。年龄较大、局部 RT 或全身照射（TBI）同种异体移植可能会使性腺损伤复杂化。SCT 引起的性腺损伤在接受移植前治疗或脑损伤同种异体移植的青春期后成人中更为常见[57]。

临床表现各不相同。高危人群的性腺损伤严重，恢复的可能性很小，而接受 CT 治疗的受试者的损伤较小，可逆性较大[57]。

9.4.3 RT 相关的睾丸损伤

RT 可能对外分泌和内分泌性腺功能具有有害影响[56,62]。事实上，辐射对睾丸生殖细胞的影响具有剂量依赖性，而且精原细胞比成熟精子更敏感（表 9.6）[58]。

间质细胞比生精细胞对 RT 更敏感；然而，在青春期前儿童和青少年中，它们对 20 Gy 射线和 30 Gy 射线的剂量更敏感[56,69]。

辐射也可能阻碍促性腺激素的分泌，从而改变 HPT 轴。这种效应取决于照射剂量和靶区肿瘤的位置[58]。可以确定的是，接受常规分次脑放疗

表 9.6　RT 剂量相关的睾丸生殖细胞损伤

剂量	影响
0.15 Gy	少精子症
0.30 Gy	暂时性无精子症
> 1 Gy	精原细胞和细线期前精母细胞数量减少
> 2~3 Gy	精母细胞死亡
> 4~6 Gy	精子细胞损伤与少精子症

（30~50 Gy）的约 60% 的垂体瘤幸存者在 10 年后会出现促性腺激素缺乏症，而 20% 以上的非垂体脑瘤患者会出现促性腺激素缺乏症[58,61]。促性腺激素缺乏可能从亚临床阶段发展至严重阶段[58]。临床表现明显的促性腺激素缺乏症通常是一种晚期并发症，长期随访的发生率为 20%~50%，无论男性在接受 RT 时的年龄多大[58]。

9.4.4　癌症幸存者的内分泌评估

癌症幸存者应该从青春期发育开始就进行生殖功能评估。在青春期前暴露于较高累积剂量或烷化剂组合或睾丸和骨盆 RT 剂量 > 20 Gy 以及头颅 RT 剂量 > 30 Gy 的幸存者，应从青春期发育到性成熟期进行评估[58]。应分析 Tanner 分期、睾丸体积以及促性腺激素、睾酮和抑制素 B。生发细胞团减少与小而柔软的睾丸有关；此外，患无精子症和少弱精子症的癌症幸存者通常平均睾丸体积减小，基础卵泡刺激素（FSH）水平较高。血清抑制素 B 是生殖细胞功能的标记物；然而，抑制素 B 单独或与 FSH 联合并不能反映儿童癌症患者的正常精子发生[58]。

精子冷冻保存可能是青春期后男性生育能力保存的一种成功方法，而对于青春期前的儿童，由于他们尚未生育，因此保存生育能力更加困难。实验技术基于含有 SSC 的睾丸组织的冷冻保存或从保存的睾丸组织中获取 SSC 用于体外成熟和睾丸组织移植。此外，显微附睾取精术、睾丸精子提取和显微睾丸精子提取（mTESE）已被用于实施卵胞质内单精子注射（ICSI）[58]。在这些患者中，精子提取率约为 37%，受精率为 57.1%[58]。

9.4.5　医源性睾丸损伤的其他原因

许多环境内分泌干扰物、食品添加剂和药物（依托咪酯、曲格列酮、甲羟孕酮、醋酸盐和酮康唑）抑制睾丸 3β-羟基类固醇脱氢酶（HSD3B）干扰雄激素合成[70]。

有证据表明，酮康唑和茶碱可能在胎儿时期对男性性腺产生负面影响，抑制睾酮合成和雄激素作用，从而导致隐睾症或其他泌尿生殖系统畸形[71]。

此外，应用甲硝唑 500 mg/（kg·d）、连续 28 d，会损害雄性大鼠的生精活性、精子活力和生育力[72]。

有证据表明，有害物和药物滥用（酒精、阿片类药物、合成雄激素）可能会减少睾酮的产生，干扰睾丸和 HPT 轴功能（表 9.7）。此外，尼古丁、大麻和安非他命可能会损害睾丸，造成氧化应激和睾丸细胞凋亡，可能对精子发生产生有害影响（表 9.7）。在以上所有情况下，睾丸衰竭都有可能在停药时逆转[73]。

表 9.7 药物滥用及其对睾酮和精子发生的影响[73]

物质	内分泌影响
大麻	急性给药可显著降低 LH 水平； CB1 受体激动剂 ANA 抑制 LH 和睾酮； 降低睾丸 LH 受体的表达； 降低睾丸 HSD3B 的活性
可卡因	诱发性全垂体功能减退症； 鼻吸可卡因所致的垂体性脑梗死； 产生 HNE-ANCA
安非他明、甲基苯丙胺、MDMA（摇头丸）	腺苷环化酶激活抑制睾酮的产生； 降低 HSD3B、P450c17 和 17-KR 活性； 通过 L 型钙通道的钙内流； 增加甲基苯丙胺处理的大鼠睾丸 GABA 浓度（代偿反应）； 急性或慢性给予 MDMA 后，成年雄性 SD 大鼠 GnRH mRNA 表达降低
阿片类药物	OPIAD（减少睾酮、性欲和肌肉质量，疲劳，骨量减少）； 抑制下丘脑 GnRH 分泌，扰乱其正常释放，导致 LH 水平下降； 阿片类药物急性给药后人和动物模型中催乳素水平升高
合成代谢类雄激素	通过负反馈机制抑制垂体和下丘脑 GnRH 释放细胞释放促性腺激素； 动物实验中间质细胞的永久性耗竭
内分泌干扰物	对生育的影响
大麻	抑制顶体反应和精子获能； 诱导支持细胞程序性死亡
可卡因	局部缺血效应； 伴有强烈血管收缩的去甲肾上腺素和肾上腺素释放增加； 再灌注损伤

物质	内分泌影响
安非他明、甲基苯丙胺、MDMA（摇头丸）	甲基苯丙胺显著抑制大鼠精原细胞和初级精母细胞的细胞增殖，增加细胞凋亡率，改变细胞增殖 / 凋亡率和羟基自由基的形成； GSH/GSSG 比值显著下降； 甲基苯丙胺可能减少雄性大鼠的孕激素和雌激素受体的表达； MDMA 诱导的高热可激活大鼠睾丸组织细胞凋亡
阿片类药物	对位于精子头部、中部和尾部的 μ－、δ－和 κ－阿片受体的影响低抗氧化活性和高精子 DNA 碎片指数； 生精小管、支持细胞和间质细胞的组织学退行性变化（曲马多）； 曲马多慢性染毒大鼠 caspase-3 表达增加及抗凋亡蛋白 Bcl-2 表达降低
合成代谢类雄激素	LH 减少、间质细胞功能停滞和睾丸内睾酮减少所致的精子发生减少； 生精小管腔内运输睾酮的 ABP 减少

LH：黄体生成素；ANA：大麻素；HSD3B：3β－羟基类固醇脱氢酶；HNE-ANCA：人中性粒细胞弹性蛋白酶－抗中性粒细胞胞浆抗体；17-KR：17－酮类固醇还原酶；GABA：γ 氨基丁酸；GnRH：促性腺激素释放激素；OPIAD：阿片类药物诱导的雄激素缺乏；AAS：合成代谢雄激素；ABP：雄激素结合蛋白

9.5 结 论

正确识别儿童和青少年的睾丸疾病对预防成年后的生殖问题十分重要。在青春期前和青春期应推荐适当的生活方式并就诊男科，以确保预防常见的疾病（初级男科预防）。成年患者更容易识别体征和症状，建议立即进行治疗，防止与睾酮生成减少相关的生育问题和性功能障碍。对于实施化疗或放疗前的睾丸肿瘤患者和某些特发性不育症的患者、没有任何已知病因但生育力随着时间推移而下降的年轻人，应推荐精子冷冻保存。

参考文献

[1] Bhatt S, Dogra VS. Role of US in testicular and scrotal trauma. Radiographics, 2008, 28:1617–1629.

[2] Morey AF, Metro MJ, Carney KJ, et al. Consensus on genitourinary trauma: external genitalia. BJU Int, 2004, 94(4s):507–515.

[3] Ballestero R, Correas GM, Lastra GP, et al. Testicular reconstruction after testicular rupture and review of the literature. Arch Esp Urol, 2013, 66:372–376.

[4] Sherif A, Reynaldo G, McAninch Jack W. Genital self-mutilation. J Urol, 1993, 150(4):1143–1146.

[5] Buckley JC, McAninch JW. Diagnosis and management of testicular ruptures. Urol Clin North Am, 2006, 33:111–116.

[6] Cubillos J, Reda EF, Gitlin J, et al. A conservative approach to testicular rupture in adolescent boys. J Urol, 2010, 184:1733–1738.

[7] Adlan T, Freeman SJ. Can ultrasound help to manage patients with scrotal trauma? Ultrasound, 2014, 22:205–212.

[8] Lee SH, Bak CW, Choi MH, et al. Trauma to male genital organs: a 10-year review of 156 patients, including 118 treated by surgery. BJU Int, 2008, 101(2):211–215.

[9] Wang Z, Yang JR, Huang YM, et al. Diagnosis and management of testicular rupture after blunt scrotal trauma: a literature review. Int Urol Nephrol, 2016, 48(12):1967–1976.

[10] Redmond EJ, Mac Namara FT, Giri SK, et al. Blunt testicular trauma—is surgical exploration necessary? Ir J Med Sci, 2018, 187(4):1109–1113.

[11] Molokwu CN, Doull RI, Townell NH. A novel technique for repair of testicular rupture after blunt trauma. Urology, 2010, 76(4):1002–1003.

[12] Moeini Moghaddam R, Shalizar Jalali A, Najaf G, et al. Effect of sildenafl in protection of contralateral testis following unilateral blunt testicular trauma in mouse. Horizon Med Sci, 2017, 23(1):63–67.

[13] Bowlin PR, Gatti JM, Murphy JP. Pediatric testicular torsion. Surg Clin North Am, 2017, 97:161–172.

[14] Sharp VJ, Kieran K, Arlen AM. Testicular torsion: diagnosis, evaluation, and management. Am Fam Physician, 2013, 88:835–840.

[15] Zhao LC, Lautz TB, Meeks JJ, et al. Pediatric testicular torsion epidemiology using a national database: incidence, risk of orchiectomy and possible measures toward improving the quality of care. J Urol, 2011, 186(5):2009–2013.

[16] Barbosa JA, Tiseo BC, Barayan GA, et al.Development and initial validation of a scoring system to diagnose testicular torsion in children. J Urol, 2013, 189(5):1859–1864.

[17] Liang T, Metcalfe P, Sevcik W, Noga M. Retrospective review of diagnosis and treatment in children presenting to the pediatric department with acute scrotum. AJR Am J Rentgenol, 2013, 200(5):W444–449.

[18] Cubillos J, Palmer JS, Friedman SC, et al. Familial testicular torsion. J Urol, 2011, 185:2469–2472.

[19] Shteynshlyuger A, Yu J. Familial testicular torsion: a meta-analysis suggests inheritance. J Pediatr Urol, 2013, 9:683–690.

[20] Sozubir S, Barber T, Wang Y, et al. Loss of Insl3: a potential predisposing factor for testicular torsion. J Urol, 2010, 183(6):2373–2379.

[21] Osumah TS, Jimbo M, Granberg CF, et al.Frontiers in pediatric testicular torsion: an integrated review of prevailing trends and management outcomes. J Pediatr Urol, 2018, 14(5):394–401.

[22] Beni-Israel T, Goldman M, Bar Chaim S, et al. Clinical predictors for testicular torsion as seen in the pediatric ED. Am J Emerg Med, 2010, 28(7):786–789.

[23] Hallacoglu B, Matulewicz RS, Paltiel HJ, et al. Noninvasive assessment of testicular torsion in rabbits using frequency-domain near-infrared spectroscopy: prospects for pediatric urology. J Biomed Opt, 2009, 14(5):054027.

[24] Monga M, Hellstrom WJG. The effects of testicular torsion on fertility// Hellstrom WJG, editor. Male infertility and sexual dysfunction. New York, NY: Springer New York, 1997：323–334.

[25] Taskinen S, Taskinen M, Rintala R. Testicular torsion: orchiectomy or orchiopexy? J Pediatr Urol, 2008, 4(3):210–213.

[26] Yang C Jr, Song B, Liu X, et al. Acute scrotum in children: an 18-year retrospective study. Pediatr Emerg Care, 2011, 27(4):270–274.

[27] Kutikov A, Casale P, White MA, et al. Testicular compartment syndrome: a new approach to conceptualizing and managing testicular torsion. Urology, 2008, 72:786–789.

[28] Arena S, Iacona R, Antonuccio P, et al. Medical perspective in testicular ischemia-reperfusion

injury. Exp Ther Med, 2017, 13:2115–2122.

[29] Ringdahl E, Teague L. Testicular torsion. Am Fam Physician, 2006, 74:1739–1743.

[30] Trojian TH, Lishnak TS, Heiman D. Epididymitis and orchitis: an overview. Am Fam Physician, 2009, 79(7):583–587.

[31] Silva CA, Cocuzza M, Carvalho JF, et al. Diagnosis and classifcation of autoimmune orchitis. Autoimmun Rev, 2014, 13(4/5):431–434.

[32] Street EJ, Justice ED, Kopa Z, et al. The 2016 European guideline on the management of epididymo-orchitis. Int J STD AIDS, 2017, 28(8):744–749.

[33] Luzzi GA, O'Brien TS. Acute epididymitis. BJU Int, 2001, 87(8):747–755.

[34] McConaghy JR, Panchal B. Epididymitis: an overview. Am Fam Physician, 2016, 94(9):723–726.

[35] Kaver I, Matzkin H, Braf ZF. Epididymo-orchitis: a retrospective study of 121 patients. J Fam Pract, 1990, 30(5):548–552.

[36] Kadish HA, Bolte RG. A retrospective review of pediatric patients with epididymitis, testicular torsion, and torsion of testicular appendages. Pediatrics, 1998, 102:73–76.

[37] Gkentzis A, Lee L. The aetiology and current management of prepubertal epididymitis. Ann R Coll Surg Engl, 2014, 96(3):181–183.

[38] Jacobo P. The role of regulatory T cells in autoimmune orchitis. Andrologia, 2018, 50(11):e13092.

[39] Davis NF, McGuire BB, Mahon JA, et al. The increasing incidence of mumps orchitis: a comprehensive review. BJU Int, 2010, 105(8):1060–1065.

[40] Somekh E, Gorenstein A, Serour F. Acute epididymitis in boys: evidence of a post-infectious etiology. J Urol, 2004, 171(1):391–394.

[41] Zaccara A, Ragozzino S, Iacobelli BD, et al. Epidydimo-orchitis and anorectal malformations: when and in whom? Pediatr Surg Int, 2015, 31(3):305–309.

[42] Jesus LE, Rocha KL, Caldas ML, et al. Granulomatous orchitis in a pre-pubertal school-aged child: differential diagnosis dilemmas. J Pediatr Urol, 2012, 8(5):e51–54.

[43] Kanakis MA, Vaiopoulos AG, Vaiopoulos GA, et al. Epididymo-orchitis in Behcet's disease: a review of the wide spectrum of the disease. Acta Med Iran, 2017, 55(8):482–485.

[44] Dasu N, Khalid Y, Panuganti S, et al. Amiodarone induced epididymo-orchitis. Urol Case Rep, 2019, 26:100929.

[45] Gemmill I. Mumps vaccine: is it time to re-evaluate our approach? CMAJ, 2006, 175:491–492.

[46] Schmiemann G, Kniehl E, Gebhardt K, et al. The diagnosis of urinary tract infection: a systematic review. Dtsch Arztebl Int, 2010, 107(21):361–367.

[47] Koeijers JJ, Kessels AG, Nys S, et al. Evaluation of the nitrite and leukocyte esterase activity tests for the diagnosis of acute symptomatic urinary tract infection in men. Clin Infect Dis, 2007, 45(7):894–896.

[48] Etienne M, Pestel-Caron M, Chavanet P, et al. Performance of the urine leukocyte esterase and nitrite dipstick test for the diagnosis of acute prostatitis. Clin Infect Dis, 2008, 46(6):951–953.

[49] Artul S, Abu Rahmah Y, Abu Shkara H, et al. Inferno: colour Doppler ultrasound sign of orchitis. BMJ Case Rep, 2014, 2014:bcr2014203613.

[50] Basekim CC, Kizilkaya E, Pekkafali Z, et al. Mumps epididymo-orchitis: sonography and color Doppler sonographic fndings. Abdom Imaging, 2000, 25:322–325.

[51] Rhudd A, Moghul M, Reid G. Epididymo-orchitis causing testicular infarction: a serious complication of a common disorder. J Surg Case Rep, 2017, 10:rjx207.

[52] Agrawal V, Ranjan R. Scrotal abscess consequent on syphilitic epididymo-orchitis. Trop Dr, 2019, 49(1):45–47.

[53] Yam WL, Ng FC. Spermatic cord abscess: a rare complication of epididymo-orchitis, the diagnosis and management. BMJ Case Rep, 2014, 2014:bcr2014205019.

[54] Bignell C, Fitzgerald M, Group GD. UK BAfSHaH. UK national guideline for the management of gonorrhoea in adults, 2011. Int J STD AIDS, 2011, 22(10):541–547.

[55] Onofre J, Baert Y, Faes K, et al. Cryopreservation of testicular tissue or testicular cell suspensions: a pivotal step in fertility preservation. Hum Reprod Update, 2016, 22(6):744–761.

[56] de Lambert G, Poirot C, Guérin F, et al. Preservation of future fertility in pediatric patients with cancer. J Visc Surg, 2018, 155(Suppl 1):S41–46.

[57] Chatterjee R, Kottaridis PD. Treatment of gonadal damage in recipients of allogeneic or autologous transplantation for haematological malignancies. Bone Marrow Transplant, 2002, 30(10):629–635.

[58] Lee SH, Shin CH. Reduced male fertility in childhood cancer survivors. Ann Pediatr Endocrinol Metab, 2013, 18(4):168–172.

[59] Jeruss JS, Woodruff TK. Preservation of fertility in patients with cancer. N Engl J Med, 2009, 360:902–911.

[60] Meirow D, Nugent D. The effects of radiotherapy and chemotherapy on female reproduction. Hum Reprod Update, 2001, 7:535–543.

[61] Darzy KH, Shalet SM. Hypopituitarism following radiotherapy revisited. Endocr Dev, 2009, 15:1–24.

[62] Wallace WHB, Anderson RA, Irvine DS. Fertility preservation for young patients with cancer: who is at risk and what can be offered? Lancet Oncol, 2005, 6:209–218.

[63] Meistrich ML, Wilson G, Mathur K, et al. Rapid recovery of spermatogenesis after mitoxantrone, vincristine, vinblastine, and prednisone chemotherapy for Hodgkin's disease. J Clin Oncol, 1997, 15:3488–3495.

[64] da Cunha MF, Meistrich ML, Haq MM, et al. Temporary effects of AMSA [4′-(9-acridinylamino) methanesulfon-m-anisidide] chemotherapy on spermatogenesis. Cancer, 1982, 49:2459–2462.

[65] Meistrich ML. Effects of chemotherapy and radiotherapy on spermatogenesis in humans. Fertil Steril, 2013, 100:1180–1186.

[66] Green DM, Kawashima T, Stovall M, et al. Fertility of male survivors of childhood cancer: a report from the childhood Cancer survivor study. J Clin Oncol, 2010, 28:332–339.

[67] Wyns C, Curaba M, Vanabelle B, et al. Options for fertility preservation in prepubertal boys. Hum Reprod Update, 2010, 16:312–328.

[68] Kenney LB, Cohen LE, Shnorhavorian M, et al. Male reproductive health after childhood, adolescent, and young adult cancers: a report from the Children's Oncology Group. J Clin Oncol, 2012, 30:3408–3416.

[69] Wallace WHB. Oncofertility and preservation of reproductive capacity in children and young adults. Cancer, 2011, 117(Suppl):2301–2310.

[70] Zhang S, Mo J, Wang Y, et al. Endocrine disruptors of inhibiting testicular 3β-hydroxysteroid dehydrogenase. Chem Biol Interact, 2019, 303:90–97.

[71] Gaudriault P, Mazaud-Guittot S, Lavoué V, et al. Endocrine disruption in human fetal testis explants by individual and combined exposures to selected pharmaceuticals, pesticides, and environmental pollutants. Environ Health Perspect, 2017, 125(8):087004.

[72] Kumari M, Singh P. Tribulus terrestris improves metronidazole-induced impaired fertility in the male mice. Afr Health Sci, 2018, 18(3):645–652.

[73] Duca Y, Aversa A, Condorelli RA, et al. Substance abuse and male hypogonadism. J Clin Med, 2019, 8(5):E732.

影响青春期的风险因素：环境、肥胖和生活方式

第 10 章

Cristina de Angelis, Francesco Garifalos, Marco Mazzella,
Davide Menafra, Nunzia Verde, Michele Castoro,
Chiara Simeoli, Claudia Pivonello, Annamaria Colao,
Rosario Pivonello

10.1 引 言

　　青春期是一个重要生理过程和关键的发育阶段，男孩的青春期一般从9.5~13.5 岁（平均11.5 岁）开始，通常持续5~6 年，这个从儿童期到成年期的过渡阶段伴随出现第二性征，以性成熟和生殖能力为主要特点[1]。男孩青春期发育期的激素和生理变化包括阴毛和腋毛开始生长（阴毛初现），肾上腺雄激素开始分泌（肾上腺功能初现），性腺开始分泌性激素（性腺功能初现）及精子开始生成（生精功能初现）[2]。从儿童期过渡到成年期的关键生理过程是下丘

C. de Angelis · F. Garifalos · M. Mazzella · D. Menafra · N. Verde · M. Castoro · C. Simeoli ·
C. Pivonello
Dipartimento di Medicina Clinica e Chirurgia, Sezione di Endocrinologia, Unità di
Andrologia e Medicina della Riproduzione e della Sessualità Maschile e Femminile
(FERTISEXCARES), Università Federico II di Napoli, Naples, Italy

A. Colao · R. Pivonello (✉)
Dipartimento di Medicina Clinica e Chirurgia, Sezione di Endocrinologia, Unità di
Andrologia e Medicina della Riproduzione e della Sessualità Maschile e Femminile
(FERTISEXCARES), Università Federico II di Napoli, Naples, Italy

Unesco Chair for Health Education and Sustainable Development, Federico II University,
Naples, Italy
e-mail: colao@unina.it; rosario.pivonello@unina.it

© Springer Nature Switzerland AG 2021
C. Foresta, D. Gianfrilli (eds.), Pediatric and Adolescent Andrology, Trends in
Andrology and Sexual Medicine, https://doi.org/10.1007/978-3-030-80015-4_10

脑—垂体—性腺（HPG）轴的激活，以及随后黄体生成素（LH）和卵泡刺激素（FSH）两种促性腺激素对性腺的刺激[3]。

生理上，位于垂体前叶促性腺细胞分泌的促性腺激素是由位于大脑视前区的下丘脑神经元合成的促性腺激素释放激素（GnRH）控制的，在垂体门脉循环系统中以脉冲的方式释放。GnRH脉冲频率决定了促性腺激素的优先释放，在高GnRH脉冲频率下LH优先被刺激，而在低GnRH脉冲频率下FSH优先被刺激[4]。促性腺激素的分泌受到下丘脑和垂体水平的性激素的负反馈机制调节，特别是雄激素（主要是睾酮），通过作用于下丘脑来降低GnRH脉冲频率并作用于垂体促性腺细胞来减少促性腺激素的分泌；而雌激素（主要是雌二醇），通过作用于下丘脑来降低GnRH脉冲频率并且降低促性腺细胞对GnRH的敏感性[5-6]。此外，FSH的分泌也受激活素—抑制素—卵泡抑制素轴的调节。促性腺激素激活素和抑制素属于转化生长因子–β超家族的生长和分化因子，它们由睾丸内的支持细胞产生，是支持细胞增殖和生殖细胞发育的自分泌和旁分泌调节剂[7-8]。抑制素是由α亚基和βA或βB亚基组成的异源二聚体，分别形成抑制素A和抑制素B。抑制素B是胎儿和成人睾丸中支持细胞在FSH刺激下所产生的主要形式，它反映精子发生的现状；事实上，抑制素B的浓度与支持细胞的数量和功能成正相关，因此它是反映精子发生状态的临床指标[6,9-10]。激活素是由抑制素相同的两种β亚基（βA或βB）组成的同源二聚体，由支持细胞和位于垂体前叶的包括促性腺细胞在内的多种细胞产生。因此，支持细胞所产生的激活素受到抑制素的调节，抑制素水平决定了激活素中β亚基的可用性[7-8]；与抑制素B相反，目前仍不确定睾丸激活素的产生是否也直接受FSH的调控[11]。垂体激活素诱导其自身的结合蛋白卵泡抑制素的产生，并减少激活素β亚基，由此来限制自身过多的产生[13]。睾丸抑制素B和激活素在垂体水平分别抑制和刺激FSH的产生[7-8,12]，然而，除了GnRH之外，与睾丸激活素–抑制素B系统相比，垂体内局部产生的激活素及其受睾丸抑制素B调节是刺激FSH的主要效应因子[11-12]。

卵泡抑制素是在垂体前叶的促性腺细胞和卵泡星状细胞在GnRH的刺激作用下，并在雄激素的抑制作用下与垂体内自限性激活素的相互作用下共同产生的，这些共同作用是维持卵泡抑制素水平所必需的，它受到激活素–卵泡抑制素的相互负反馈环的影响，最终接受FSH的调节[12]。事实上，卵泡抑制素通过结合和中和激活素作用，对FSH的产生进行局部控制，从而间接降低FSH水平[12]。值得注意的是，抑制素B通过调节垂体激活素而对FSH产生的内分泌反馈似乎是最具生理相关性的机制[12]。

　　胰岛素样因子 3（INSL3）是胰岛素超家族的一种肽类激素，由睾丸内的间质细胞特异性产生[14]。在胎儿期，特别是妊娠中期和出生后，INSL3 参与睾丸下降[14]。在成年期，INSL3 通过调节间质细胞的自分泌方式参与雄激素的产生；另外，INSL3 也被猜想可能在精子发生中起作用。因为 INSL3 不受 HPG 轴的调控，而是间质细胞分泌的一种组成性激素，因此 INSL3 被认为是间质细胞分化和功能的良好标志[14]。事实上，在成年人的 HPG 轴中，睾酮反馈逐渐使 LH 水平稳定，并相应降低间质细胞代谢水平（稳定的分化状态），稳定的 INSL3 水平反映了这一点[14]。所谓的"小青春期"，发生在出生后的第 1~6 个月，其特征是 HPG 轴的暂时激活，从而决定了促性腺激素和性激素分泌的相关增加，并且 HPG 轴活动在出生后的第 3 个月达到峰值。这一阶段促性腺激素的产生有利于睾丸下降和睾丸细胞群的进一步成熟；然而，从出生后的第 3 个月开始，促性腺激素和性激素水平开始下降，而 HPG 轴活动恢复不活跃状态，并保持在相对静止阶段，直到青春期[15]。在青春期，HPG 轴的激活诱导 GnRH 分泌脉冲式持续增加，从而决定了促性腺激素分泌程度的增加（特别是 LH），并随之促进了雄激素的产生，尤其是睾酮。这些激素的变化引起青春期组织和器官发生变化，包括睾丸增大、阴茎生长、体味改变，皮肤皮脂分泌增加并促进痤疮的发生、腋毛和阴毛出现，声带的延长和喉结的增大决定了声音的改变，肌肉和骨骼发育导致生长突增，以及大脑的变化及随之而来的行为变化，第一次夜间遗精被认为是性成熟的标志[3,16]。

　　青春期根据 Tanner 分类分为 5 期，男孩分类标准依据睾丸体积、阴毛、阴茎长度和阴囊皮肤颜色[1,17]。Tanner 1 期对应于所有发育迹象的青春期前状态，发展到 Tanner 5 期对应于成人状态。青春期开始的具体标志（青春期的第一个标志）是睾丸容积达到 4 mL，这是促性腺激素产生的一个指标[18]。具体来说，1 期的特征是睾丸体积 < 4 mL 或长度 < 2.5 cm；2 期的睾丸体积为 4~8 mL 或长度为 2.5~3.3 cm；3 期的睾丸体积为 9~12 mL 或长度为 3.4~4.0 cm；4 期的睾丸体积为 5~20 mL 或长度为 4.1~4.5 cm；5 期为睾丸体积 > 20 mL 或长度 > 4.5 cm[18]。睾丸体积的增大与精索的伸长和生精小管直径的增加有关，这反映了支持细胞的增殖[19]。支持细胞对于胎儿期的性别分化和成年期的精子发生是必不可少的。在胎儿期，睾丸支持细胞在形态和功能上都是不成熟的，并释放抗米勒管激素（AMH）从而触发女性米勒管（女性输卵管、子宫和阴道上部的胚胎前体）的退化，因此有助于男性生殖器的分化。青春期启动后，间质细胞分泌睾酮的增加决定了睾丸内睾酮水平的增加，通过反映支持细胞的成熟负向调节 AMH 分泌[20]。抑制素 B 水平在青春期早期升高，在 Tanner 2 期，抑制素 B 已经达到成人水平，并且与 LH 和睾酮成正相关，但与 FSH 水平无关，这表明间质细胞在青春期早期的支持细胞成熟中起着显著的支持作用。相反，青春期后期（从 Tanner 3 期开始）抑制素 B 与 LH 成弱负相关，抑制素 B 与 FSH 成负相关，这一特征在成人中维持，而抑制素 B 与睾酮无相关性反映了 HPG 轴成熟的完成和反馈调节机制已充分建立 [21]。INSL3 水平在儿童时期下降，并在 LH 对间质细胞的分化作用下在青春期开始重新增加，直到达到成年水平 [22]。最后，青春期发育伴随着肾上腺功能的初现，它被定义为随着肾上腺皮质网状区域的逐渐发育，肾上腺逐渐成熟，它主要产生弱雄激素，特别是雄烯二酮、脱氢表雄酮（DHEA）和硫酸脱氢表雄酮（DHEAS）[23]。肾上腺功能初现通常先于性腺发育，而性腺发育由 HPG 轴的成熟诱导并取决于 HPG 轴功能的完全建立，肾上腺雄激素的产生贯穿整个青春期，与性腺分泌的睾酮一起，在青春期引起了大部分身体的变化，包括腋毛和阴毛的发育、成人体味的产生、皮肤皮脂分泌增加、出现痤疮 [2]。肾上腺功能初现伴随着下丘脑—垂体—促生长（HPS）轴和生长激素（GH）/ 胰岛素样生长因子 1（IGF-1）系统的激活，这有助于青春期发育 [24]。

在生理上，青春期启动是由下丘脑 GnRH 的脉冲式释放驱动的，尽管 GnRH 释放的潜在分子机制尚未完全了解。GnRH 脉冲式释放被认为是由散布在下丘脑核内的不同神经元的协调活动所调节的，被称为 GnRH 脉冲发生器 [2]。位于下丘脑漏斗核 / 弓状核的神经元分泌肽参与神经内分泌网络，它包括基肽、神经激肽 B（NKB）和抗啡肽（Dyn），因此被称为 KNDy 神经元。编码基肽和 NKB 及其受体的基因失活性突变与人类青春期或性腺功能减退有关，这强调了其对 GnRH 释放的刺激作用；相反，基于实验模型的研究，Dyn 被公认为是一种 GnRH 抑制剂。此外，NKB 和 Dyn 还通过自分泌信号直接作用于 KNDy 神经元，间接调节 GnRH 的释放，分别正或负调节基肽的分泌，进而调节 GnRH 的释放。最后，KNDy 神经元的活动似乎直接受性激素的负反馈控制 [2]。许多其他因素与青春期启动有关，包括参与 HPG 激活上游过程的基因，即参与 GnRH 神经元迁移的基因（GNRHR、KAL-1），以及下丘脑—垂体单位的正常发育的基因（DAX-1）[25]。图 10.1 提供了 HPG 轴和 GnRH 脉冲发生器调节的概述图形。本章将对与病理性青春期的相关知识提供一个简要概述，涉及发育与环境、肥胖和生活方式相关的外源性因素，包括母体产前、产后和自身青春期暴露于具有内分泌干扰作用的环境污染物、肥胖和不健康的生活方式，并特别关注负能量平衡的条件，如严重营养不良和过度运动。

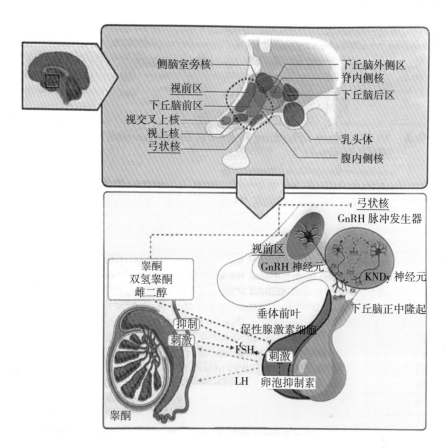

图 10.1　下丘脑—垂体—性腺（HPG）轴和促性腺激素释放激素（GnRH）脉冲发生器调节的图形概述。GnRH 由位于下丘脑视前区的 GnRH 神经元分泌。垂体的前部，特别是促性腺细胞，产生促性腺激素黄体生成素（LH）和卵泡刺激素（FSH），它们反过来刺激睾丸内的类固醇生成和精子发生。控制 GnRH 产生的主要激素是睾酮，它通过在下丘脑和垂体水平负反馈抑制促性腺激素的产生；睾酮可以自行发挥作用，也可以转化为双氢睾酮或雌二醇发挥作用。由睾丸产生的抑制素也对 FSH 提供了选择性的负反馈，被睾丸和垂体前叶产生的激活素抵消，后者反过来由垂体卵泡抑制素调节。在生理条件下，青春期启动是由 GnRH 神经元脉冲式释放 GnRH 的持续增加所触发的，位于下丘脑弓状核的 GnRH 脉冲发生器驱动启动青春期所必需的 GnRH 脉冲增加。在 GnRH 脉冲发生器中，由 KNDy 神经元分泌一个及时调节神经内分泌网络，包括基肽（Kp）、神经激肽 B（NKB）和抗啡肽（Dyn）的分泌，协调调节 GnRH 的释放。特别是，Kp 和 NKB 刺激 GnRH 神经元末端 GnRH 的释放，而 Dyn 抑制。此外，NKB 和 Dyn 也间接调节 GnRH 的释放，通过反向作用于 KNDy 神经元，正或负调节 Kp 的分泌，从而刺激 GnRH 的释放。最后，KNDy 神经元的活动似乎直接受到雌二醇和睾酮的负反馈效应的调节

10.2 影响青春期的危险因素：环境、肥胖和生活方式

健康儿童的青春期启动年龄存在生理差异。青春期发育的差异可能主要与两个特征有关：发病和进展。除了生理变异外，基于发病的青春期相关疾病被分为两种主要类型，青春期性早熟和青春期延迟，以及反映了儿童与年龄和性别匹配的同龄人相比，其在青春期时的参照成熟程度 [26]。青春期疾病的进展涉及从青春期 Tanner 1 期到整个 5 期的进展速度 [1,2,17]。男孩性早熟的定义是在 9 岁之前开始出现青春期的第一个迹象和（或）第二性征的出现，发生的原因可能是由 HPG 轴的过早激活（中枢性性早熟）或睾丸 / 肾上腺的原发性疾病决定的，不依赖于 HPG 轴的激活（外周性或假性性早熟）。男孩青春期延迟被定义为在 14 岁时缺乏青春期的第一个迹象和（或）第二性征，实际上可能是由青春期发育的开始、进展或完成延迟所致；青春期延迟可进一步分为青春期延迟和青春期失败 [2]。

男孩在青春期初期的体征和青春期结束的体征方面存在不同的长期变化，在青春期体征上的年龄分布呈倾斜趋势，即青春期早期的年龄较小，而青春期晚期的年龄较大；因此，无论是在青春期早期还是在青春期晚期，青春期的范围都超过了生理上的 5 年 [27]。

青春期的及时启动可能受到许多因素的影响，包括遗传、内分泌、环境和营养因素，遗传因素影响了 50%~80% 的青春期时间 [25]。地理差异、社会心理压力，母体产前和产后暴露于来自环境污染物或化学物质和工业化合物的内分泌干扰物（EDC），以及青春期前或青春期期间不健康的生活方式，都可能影响男孩的正常青春期发育；事实上，人们越来越意识到，青春期的发育不再只由遗传因素决定。与女孩相比，明确男孩青春期发育异常面临着相关挑战，这些挑战涉及缺乏客观临床检查睾丸体积的研究，有限的简单可靠的自我报告标记，以及随之而来与正确识别青春期发病和（或）进展有关的问题。事实上，大多数研究完全依赖于生殖器发育的视觉分级，这可能会忽略一些细微的变化，或者是依赖于带有 Tanner 阶段图的问卷调查或判断青春期体征是否存在及等级的项目，所有这些均为易于代理的识别工具报告。一个图形（图 10.2）概述了在预测或延迟男孩青春期启动和（或）进展中发挥作用的因素。

10.3 环　境

如果在发育的关键时期，暴露于 EDC 等环境污染物中，会对内分泌干扰的易感性增加，并可能导致青春期发育障碍和长期生殖后果的倾向，这符合巴克

（Barker）假说发展起源的健康和疾病关系 [28-29]。对动物模型（主要是雌性）的实验研究表明，产前和新生儿暴露于 EDC 决定了下丘脑和垂体水平的神经内分泌失衡，以及影响性腺水平的外周内分泌，最终导致青春期发育受损 [30]。尽管有几项人体临床研究调查了产前或儿童时期接触 EDC 与女孩青春期疾病发展的潜在关系，但由于缺乏青春期的有力指标，如女孩的初潮或提供不明确的结果，所以潜在关系结果不明朗，而对男孩进行的调查很少。青春期发育与暴露于某些 EDC 之间的关联很少被提到，包括多氯联苯（PCB）、二噁英和类二噁英化合物、邻苯二甲酸盐、双酚 A（BPA）、农药 [有机氯化学品、硫丹、二氯二苯三氯乙烷（DDT）] 和铅（Pb）。

　　YuCheng（"油症"）事件（1978—1979 年）中食用受多氯联苯（PCB）污染的米糠油的民众，与年龄匹配的未接触的同龄人相比，意外接触 PCB 的女性所生男性后代的阴茎较短，这也表明产前接触 PCB 会损害生殖器发育，也可能延迟青春期的发育；然而，这些研究的具体目标不是青春期，所以没有对主要的青春期体征进行进一步的调查 [31-32]。

　　有一项针对在青春期发育过程中暴露于 PCB 的青春期男孩的横断面研究，该项研究通过体检从而客观评估青春期阶段，研究表明 PCB 水平与青春期发育成负相关；特别是，较高暴露于 PCB 水平的男孩在生殖器发育和阴毛生长状态未能达到成年期的风险增加，因此证实了这种暴露于 PCB 的男孩的青春期发育存在明显延迟 [33]。然而，评估产前 [34-36]、产后（哺乳期）[34,36] 和当前青少年 [34] 暴露于 PCB、二噁英和二噁英样化合物之间关系的不同研究，除了一项通过评估自我报告青春期 [36] 和体检 [34-35] 的研究显示当前暴露与第一次射精年龄成正相关 [34]，其余研究未能发现其与青春期发育之间的关联。研究强调，PCB 抑

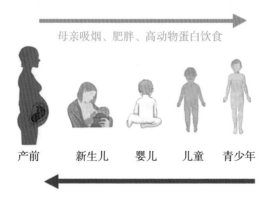

母亲吸烟、肥胖、高动物蛋白饮食

产前　　新生儿　　婴儿　　儿童　　青少年

多氯联苯、二噁英化合物、邻苯二甲酸盐、双酚 A、农药、铅，
母亲及自身青春期饮酒

图 10.2　男孩青春期启动和（或）进展的预测（绿色箭头）或延迟（红色箭头）因素的图形概述

制 GnRH 产生，降低细胞活力，导致下丘脑 GnRH 导致细胞氧化应激和凋亡增加 [37-39]，并降低间质细胞中抗氧化酶、类固醇生成酶和 LH 受体的表达 [40]，从而减少促性腺激素和睾酮的产生 [40-41]，因此支持 PCB 暴露作用在下丘脑和睾丸水平起到阻止激活或扰乱 HPG 轴功能的假设。

暴露于邻苯二甲酸酯和 BPA 的男孩在其青春期会表现出一些时间依赖的抗雄激素或雌激素效应；特别是，当母亲妊娠晚期肾上腺和耻骨暴露于此污染物时会延迟发病，表现出在青春期前后性激素结合球蛋白（SHBG）水平升高 [42]；尽管发现 SHBG 水平升高，总睾酮水平和游离睾酮水平下降，但儿童暴露与青春期启动的偏差无关 [42]。此外，肛门 - 生殖器距离缩短和男性乳房发育被认为是抗雄激素或雌激素暴露的临床体征的指标，这个指标在邻苯二甲酸酯暴露和 BPA 暴露的男孩中格外明显。事实上，肛门 - 生殖器距离缩短与父母在妊娠期间职业性暴露于邻苯二甲酸盐和 BPA 有关，显示出显著的剂量 - 反应关系，因此，通过考虑母亲和（或）父亲职业暴露，如参观配偶的工作地点及在 BPA 工厂附近居住，可以作为母亲通过受污染的服装间接暴露的替代指标，表明产前暴露对男孩的男性生殖器发育有不利影响。此外，虽然父母的职业性 BPA 暴露似乎与肛门 - 生殖器距离缩短均显著相关，但与母亲接触的相关性更强，这可能意味着胎盘对 BPA 几乎很少或没有屏障作用，这让暴露孕妇的男性后代可能在出生前就暴露于高水平的 BPA 中 [44]。同样，与没有男性乳房发育的儿童相比，有乳房发育的青春期男孩的邻苯二甲酸盐水平明显更高，尽管邻苯二甲酸盐水平与促性腺激素和性激素水平之间并没有相关性；从这些发现可以推测接触邻苯二甲酸酯暴露可能不是通过影响激素水平而是通过激活雌激素受体或细胞内通路，从而在增加激素敏感性的时间段内引起青春期乳房增大 [45]。总的来说，现有证据强烈支持邻苯二甲酸盐和 BPA 这类化合物的抗雄激素或雌激素作用可能会影响青春期发育。有趣的是，动物实验表明，邻苯二甲酸盐和 BPA 可能会诱导生殖障碍的长期跨代遗传，而在种系的表观遗传变化中，邻苯二甲酸盐和 BPA 诱导的生殖毒性可能存在另一种潜在机制。将妊娠大鼠暴露于邻苯二甲酸盐和 BPA 的混合物中发现，与未暴露组母鼠的第三代雄性后代相比，暴露组第三代雄性后代睾丸病理和青春期异常的发生率显著增加，并且同时有证据表明其生精细胞系凋亡增加。此外，与未暴露组动物相比，在暴露组第三代雄性后代的精子 DNA 中，发现了显著不同的甲基化特征，这可能与其包括生殖异常在内的成年发病的疾病有关 [46]。

一项针对生活在俄罗斯污染严重地区并接受了年度体检（包括青春期阶段和睾丸容量评估在内）的男孩的前瞻性研究表明，通过在男孩入学时（8~9 岁）

进行检测，发现青春期前后接触有机氯化学品类农药和铅与青春期发育延迟有关 [47]。与这些发现一致的是，在暴露于另一种农药（硫丹）史中也发现暴露与阴毛减少、睾丸和阴茎生长有关。暴露于硫丹者与未暴露于硫丹的同龄人相比，出现了性成熟延迟 [48]；然而，在母亲产前暴露于 DDT 的男性后代中，没有发现母亲 DDT 水平与其身高、体重指数（BMI）、骨龄、睾酮或脱氢性激素（DHEAS）之间有关联。个别研究强调，有机氯农药增加下丘脑 GnRH 引起的细胞凋亡，从而抑制 GnRH 产生 [50-51]，并减少睾丸类固醇合成酶的表达和睾酮水平 [52-54]，因此这类农药可能作用在下丘脑和睾丸水平而干扰 HPG 轴的激活或正常功能的假设得到了支持。由于缺乏可靠的证据，我们仍需要对这一领域进一步研究，在青春期疾病管理中，特别是在出生前发育和出生后早期及青春期前期这几个时期，建议在内分泌高度敏感的时间段内尽量减少 EDC 暴露，并适当评估 EDC 暴露及其对青春期发育的潜在影响。表 10.1 总结了关于人类 EDC 暴露的观察性研究所报告的主要青春期结局和内分泌特征。

10.4 肥　胖

根据世界卫生组织（WHO）的定义，肥胖是指脂肪在体内病理性堆积，从而对总体健康状况产生不利影响，是世界范围内最常见的疾病之一 [55]。特别是，据 WHO 估计，2016 年全球超过 19 亿成年人超重或肥胖，超重的患病率为 39%；男性的肥胖患病率为 11%；而 3.4 亿儿童和 5~19 岁的青少年超重或肥胖，超重的患病率为 19%，男孩的肥胖患病率为 8% [55]。肥胖相关的疾病主要包括代谢、心血管和心理疾病，以及包括 HPG 轴受损在内的内分泌障碍；男性肥胖引起的继发性性腺功能减退（MOSH）在临床上可能是一种以肥胖为主要诱因的继发性功能性性腺功能减退症，而其他器质性和不同功能性性腺功能减退症的病因，如药物、酒精或药物滥用、全身疾病、营养不良或过度运动、睡眠障碍，以及与衰老相关的疾病已被排除 [56-58]。虽然很少有研究评估体脂分布与雄激素状态的关系，但一些证据表明，体脂分布与肥胖本身无关，但体内固定部位的脂肪分布，特别是内脏脂肪沉积，与男性性腺功能低下有关 [57,59-60]。事实上，内脏肥胖会引起睾酮缺乏，进一步促进了肥胖男性的内脏脂肪沉积，导致了 MOSH 的经典恶性循环特征 [60-61]。与内脏肥胖相关的功能性性腺功能减退症源于几种致病事件的相互作用，而这些相互作用会导致 HPG 轴功能和雄激素状态受损。脂肪组织是一种富含芳香化酶活性的内分泌器官，能够产生炎症介质；因此，内脏脂肪的增加与芳香化酶活性增加和慢性全身低度炎症状态有

表 10.1 人体内分泌干扰物观察性研究报告的主要青春期结果和激素状况

研究	N° 受试者/组	年龄（岁）	暴露时间	暴露类型/测量样本	青春期的主要结果 [a]	激素的状况 [a]
Guo YL 等（2004）	组1: 来自 Yuchen 的 55 名男孩（母亲暴露）；组2: 55 名男孩（母亲未暴露）	组1: R11~14	产前暴露于意外中毒的母亲（受污染的米油）	PCB/产妇血清	↓阴茎长度	NA
Den Hond E 等（2002）	组1: 来自 2 个城市地区的 40 名男生；组2: 来自 1 个农村地区的 40 名男生	组1: M 17.9; M 17.3; 组2: M 17.1	当前环境暴露	PCB/血清	↓处于生殖器期 G5 和阴毛期 PH5 男孩的百分比 ↓睾丸体积	=TT、FT、SHBG、TE、FE、Inh-B、LH、FSH
Leijs MM 等（2008）	组1: 15 名男孩	组1: m 14.3	产前、哺乳期和当前环境暴露	二噁英和二噁英样化合物（PCDD 和 dl-PCB）/母乳—母乳以总母乳摄入量—血清	+第一次射精年龄（当前 dl-PCB）=生殖器阶段、睾丸体积、腋毛发育、阴毛生长阶段、首次阴毛生长年龄	NA
Mol NM 等（2002）	组1: 196 名男孩	组1: M 13.9	产前环境暴露	PCB/脐带	=生殖期、睾丸体积、阴毛期	=TT、SHBG、Inh-B、LH、FSH
Gladen BC 等（2000）	组1: 278 名男孩	组1: R 10~15	产前和哺乳期环境暴露	PCB/母血—脐带血—胎盘—母乳	=达到青春期的年龄	NA
Ferguson KK 等（2014）	组1: 278 名男孩	组1: R 8~14	产前和当前环境暴露	邻苯二甲酸盐-BPA/妊娠晚期尿液	产前邻苯二甲酸酯和 BPA: -肾上腺功能出现和阴毛出现 BPA: =肾上腺素和多巴胺	产前邻苯二甲酸二甲酯: -Inh-B +SHBG =TT、FT、TE 当前邻苯二甲酸盐: +SHBG -TT、FT

表 10.1（续）

研究	N° 受试者/组	年龄（岁）	暴露时间	暴露类型/测量样本	青春期的主要结果 [a]	激素的状况 [a]
Miao M 等（2011）	组 1: 56 名男孩（18 名母亲暴露，38 名父亲暴露）；组 2: 97 名男孩（父母未暴露）	组 1: M 4.3, m5.3; 组 2: M 6.1	产前来自父母职业暴露	BPA/父母个人空气样本	↓ AGD	产前 BPA: =TT, FT, SHBG, TE, Inh-B 当前 BPA: +SHBG -TT, FT
Sergeyev O 等（2017）	组 1: 516 名来自高污染地区的男孩	组 1: 8~9 岁随访至 18~19 岁	当前环境暴露	OC 和 Pb/血清和全血	+ 睾丸体积 > 3 mL 及青春期启动的年龄	NA
Saiyed H 等（2003）	组 1: 来自高污染地区的 117 名男孩；组 2: 来自控制区的 90 名男孩	组 1 和组 2: R 10~19	当前环境暴露	硫丹/血清	↓阴毛、睾丸和阴茎发育	↓ TT ↑ LH =FSH
Gladen BC 等（2004）	组 1: 304 名男孩	组 1: 10 岁随访至 20 岁	产前环境暴露	DDT/母体血清	NA	=TT

a: 报告的变化是指与对照组（组 2）相比，暴露组/病例（组 1）的变化，或与暴露水平相关（↑：增加；↓：下降；+：正相关；–：负相关；=：无变化/不相关）。R: 范围; M: 平均值; m: 中位数; PCDD: 多氯联苯二噁英; dl-PCB: 类二噁英的多氯联苯; BPA: 双酚 A; OC: 有机氯化合物; Pb: 铅; TT: 总睾酮; FT: 游离睾酮; SHBG: 性激素结合球蛋白; TE: 总睾二醇; FE: 游离雌二醇; Inh-B: 抑制素 B; LH: 黄体生成素; FSH: 卵泡刺激素; AGD: 肛门与生殖器距离; NA: 不适用/不可用

关[57]。此外，过多的内脏脂肪也与过多的代谢异常有关，通常可归因于胰岛素抵抗（IR）的发展[57]。HPG 轴功能的抑制，特别是促性腺激素和睾酮分泌的抑制，可能是由于低度炎症导致的，通过炎症细胞因子抑制 GnRH 神经元功能，以及芳香化酶活性增加会引起雌二醇过量。此外，HPG 轴的抑制可能最终导致由 IR 引发的一系列事件。事实上，IR 决定 SHBG 水平的降低，导致游离睾酮水平的短暂升高，进而促进睾酮向雌二醇转化，导致雌二醇过量，这增加了本已增加的芳香化酶活性，抑制促性腺激素，最终抑制睾酮的产生[57,60]。总之，有可靠证据强调了成年男性内脏肥胖和性腺功能减退之间的密切联系，这些联系是由中枢和外周水平的多种病理机制干预介导的。然而，尽管有这些证据，由于缺乏针对肥胖男孩的重点研究和直接证据，在成人中观察到的 MOSH 的意义和相对体重以及其相关机制对青春期发育的影响仍不清楚。在成人中，将内脏肥胖与 HPG 轴功能损害联系起来的另一种机制涉及脂肪因子的作用，脂肪细胞分泌的细胞因子受体在 HPG 轴的整个系列成分中表达，即下丘脑、垂体和睾丸；事实上，在肥胖患者中观察到的脂肪因子水平的变化有助于判断 HPG 轴功能障碍[62]。在这种情况下，一个特别被认可的参与者是主要的脂肪因子——瘦素，它是一种由脂肪细胞按脂肪量比例分泌的厌食性激素，通过抑制神经肽 Y（NPY）的产生来调节能量平衡，从而减少食物摄入量并诱导体重减轻[62]。在正常体重的生理条件下，瘦素对 HPG 轴施加调节作用，这是由下丘脑弓状核代谢感应神经元的调节（即 NPY）及阿黑皮素原（POMC）神经元的正向调节，后者直接投射到 GnRH 神经元，分别抑制和刺激 GnRH 分泌[63-64]。此外，瘦素间接诱导 kisspeptin 表达的增加也被认为可以传递刺激 GnRH 神经元的信号。由于 GnRH 神经元上缺乏功能性瘦素受体的表达，而 kisspeptin 神经元上却有分散的功能性瘦素受体表达，这些表达瘦素受体的神经元（包括 NPY 和 POMC 神经元）以及位于下丘脑腹侧前乳核和视前区的神经元，可能介导瘦素对 kisspeptin 的间接刺激[63-64]。在肥胖男性中，由下丘脑—垂体水平瘦素受体脱敏介导的肥胖诱导的瘦素抵抗导致瘦素信号减弱，这决定了 HPG 轴的中枢抑制[62,65-66]。此外，高瘦素血症对睾丸类固醇生成的直接外周抑制作用也已被证实，这种抑制作用由睾丸间质细胞上表达的瘦素受体介导[67-68]。事实上，一项正常体重与肥胖男性间的研究表明，肥胖男性的基础和 LH 刺激的游离睾酮和总睾酮水平降低，独立于促性腺激素、雌二醇和 SHBG 水平并与瘦素水平成负相关，这证实了肥胖对一开始的睾丸类固醇生成就有直接影响；睾丸激素反应减弱的原因是与瘦素相关的 17- 羟孕酮与睾酮比的增加有关，这表明 17- 羟孕酮在酶促转化为睾酮方面存在缺陷[69]。我们可以假设肥胖—性腺功能减退相互作用的每一个组成部分与男性青春期启动或进展有重要关系；然而，考虑到青春期前期的男孩在青春期启动前确实处于 HPG 轴的生理静止状态，我们可能推测上述机制会对青春期进展的影响更大。考虑到瘦素在 HPG 轴上的相关和直接允许作用，特别是在 GnRH 神经元上，肥胖时瘦素水平的变化也可能直接参与青春期启动，通常被认为影响青春期时间。

青春期和随后的生殖是需要能量的生物功能，因此能量之间的耦合被严格控制储备和青春期启动或生殖功能的维持存在（代谢门控）中，瘦素水平起着神经内分泌积分器这样的交叉作用 [64]。在正常体重的生理条件下，男孩的瘦素水平在青春期前的促性腺激素峰值之前上升，并在青春期开始时达到峰值；此后，瘦素水平在青春期早期短暂上升，随后下降 [62]。男孩在青春期后期瘦素水平的下降与雄激素分泌的增加一致，反映了雄激素诱导的瘦素抑制以及男孩在青春期后期脂肪量减少和肌肉量相对增加导致的瘦素直接减少 [70]。事实上，瘦素水平受雄激素负向调节 [62]，一项研究证实，青春期瘦素水平与男孩的总睾酮水平成负相关 [71]。另一方面，青春期前期瘦素水平的增加对 HPG 轴和青春期启动产生允许效应，这是由瘦素信号的增加和瘦素作用在弓状核的代谢传感 NPY 和 POMC 神经元以及位于下丘脑腹侧前乳核和视前区的神经元上的增强介导的，最终决定抑制信号投射到 GnRH 神经元的释放。因此可能会导致青春期启动 [63-64]。

关于肥胖是否会影响青春期启动或进展目前仍存在持续的争论，对肥胖男孩的专门研究所提供的对比证据加剧了这种不确定性，因为通常在正确识别青春期启动和（或）正确分类男性青春期阶段的方法存在异质性和缺陷。间接假设的机制可能有利于青春期的早期启动 / 加速进展或延迟启动 / 减速进展，而缺乏清晰明确的解剖或相对影响的优先级证据。然而，尽管肥胖和青春期之间的关系仍然存在争议，但大多数研究似乎都表明非生理性 BMI 与青春期早期发育之间存在关联，尽管 BMI 不是肥胖状况、脂肪定位或内脏脂肪的直接衡量标准。

与瘦素水平生理性增加对男孩青春期启动的有益作用相反，肥胖诱导的瘦素抵抗发生在下丘脑—垂体水平，并导致 HPG 轴功能的中枢抑制及外周高瘦素诱导的睾丸对 LH 刺激反应的降低，两者共同引起基础和 LH 刺激的睾酮产生减少，可能有利于肥胖男孩延迟青春期启动和（或）青春期进展 [62,65-66]。在正常体重和肥胖的生理条件下，青春期瘦素在 HPG 轴上的作用如图 10.3 所示。此外，与瘦素不同的脂肪因子（如脂联素）可能参与了肥胖男孩青春期发育的调节，脂联素对 GnRH 的分泌具有生理抑制作用。与正常体重同龄人相比，与肥胖相关的低度炎症状态决定了肥胖男孩的脂联素水平降低，因此可能有利于肥胖男孩更早地发生青春期启动和（或）加速青春期进展 [62]。

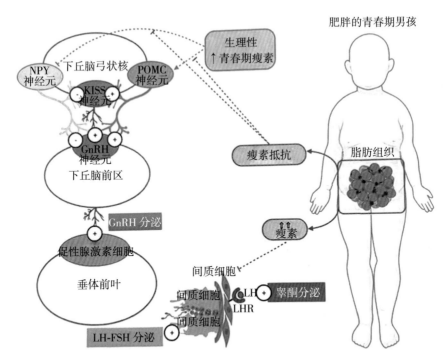

图 10.3　瘦素在青春期、正常体重和肥胖生理状态下对下丘脑—垂体—性腺轴的作用图示。随着青春期启动,瘦素水平的生理性增加对青春期发育产生了允许效应,通过抑制神经肽 Y(NPY)神经元和刺激阿黑皮素原(POMC)神经元介导,后者反过来分别抑制和刺激促性腺激素释放激素(GnRH)的分泌,直接作用于 GnRH 神经元或间接通过 kisspeptin(KISS)神经元起作用。肥胖男孩的下丘脑—垂体水平的瘦素抵抗抑制了瘦素对青春期的有益作用,过度升高的瘦素水平可能通过干扰睾丸类固醇生成酶直接抑制睾丸间质细胞产生睾丸激素。图片引自 BioRender.com

可能参与青春期过程并因此可能影响肥胖导致的相关青春期发育障碍的其他机制包括 HPG 轴和不同内分泌系统之间的相互作用,其中包括肾上腺雄激素和 GH/IGF-1 系统。考虑到肾上腺素和性腺素是独立作用的,有人认为肾上腺激素水平的生理性增加对青春期外周雄激素表现具有不依赖于 HPG 轴的有利作用 [2,72]。因此,由于性腺或肾上腺的原发性疾病,包括性腺或肾上腺肿瘤和先天性肾上腺增生,导致外周自主过早分泌性激素水平的病理性增加,诱导假性性早熟,表现独立于 HPG 轴的中枢激活和下丘脑—垂体控制 [2]。同样,肥胖可能被假设对男孩青春期体征的出现发挥预期作用,由肾上腺雄激素的外周效应介导;与同龄的非肥胖男孩相比,肥胖男孩的肾上腺雄激素雄烯二酮和硫酸脱氢表雄酮水平升高 [73-74],肥胖在被诊断为早期肾上腺素的青春期前期男孩中非常普遍(47%)[75]。下丘脑—垂体—肾上腺(HPA)轴的可逆性代偿中枢激活可能是由肝脏中皮质醇失活增加、5α-还原酶 1 型活性增加 [76-77] 和瘦素水平增加对肾上腺类固醇生物合成的刺激作用最终决定了相对低皮质醇血症 [78]，这可能是肥胖儿童肾上腺雄激素增加的潜在决定因素；这些假设得到以下证据的支持：即体重的大幅减轻决定了雄烯二酮水平的降低，而硫酸脱氢表雄酮水平的稳定升高表明肾上腺网状带早期不可逆转的成熟 [79-80]。考虑到肾上腺雄激素对青春期症状发展的生理贡献作用独立于 HPG 轴的激活作用，我们可以假设肥胖男孩中肾上腺雄激素水平的增加可能只是加速了青春期的雄激素表现，而与青春期发育无关；同时，肥胖诱导的肾上腺雄激素向雌二醇的外周转化也可能导致青春期后 HPG 轴的抑制，因此推迟了青春期的完成。一项针对青春期前期健康男孩的纵向研究一致表明，肾上腺激素水平较高预示着阴毛和生殖器发育的 Tanner 2 期的年龄更早，以及青春期生长加速期更短 [81]，这证实了肥胖男孩肾上腺激素水平升高对青春期体征出现的潜在预期作用。最后，GH-IGF1 系统在肥胖病例中经常被解除调控，这可能是另一个潜在影响肥胖男孩青春期发育的内分泌轴。HPG 轴和 HPS 轴相互连通。垂体的生长细胞产生 GH，进而刺激肝脏 IGF-1 的产生。IGF-1 对 HPG 轴施加了多重作用，包括激活 kisspeptin 和 GnRH 神经元，刺激促性腺细胞产生促性腺激素；此外，肝脏 IGF-1 与睾丸内局部产生的 IGF-1（主要响应促性腺激素）参与刺激睾丸间质细胞增殖、睾丸类固醇生成和精子发生 [24]。最后，阴茎和前列腺的生长发育也受到 IGF-1 的刺激，并且直接受到 GH 的刺激。另一方面，睾酮本身或主要是转化为雌二醇后，可能会增加垂体 GH 脉冲产生，而雌二醇可能会抑制肝脏产生 IGF-1 和外周 IGF-1 反应 [24]。青春期 GH/IGF-1 系统激活的机制尚未完全明确，但可能与睾酮激增介导下丘脑 GH 释放激素（GHRH）释放增加、kisspeptin 神经元激活垂体促生长细胞以及随后对 GHRH 刺激的敏感性增加有关。从生理学上讲，生长激素分泌的频率与青春期垂体生长激素每日产量的总体增加同时加大，这两者都是线性生长和青春期进展和发育所必需的，有证据表明，Tanner 1~3 期 IGF-1 水平逐渐增加与睾丸体积的增加一致 [24]。相反，儿童期和青春期的 HPS 轴损伤可能会导致青春期发育延迟，正如研究结果所支持的那样，在发育和青春期发育迟滞的青春期前期男孩中，促性腺功能减退症患者的 IGF-1 水平较低，而青春期启动较早的患者的 IGF-1 水平较高。然而，大量证据表明，身材矮小的男孩的生长激素治疗虽然会使睾丸体积增加，但不会影响青春期启动年龄，也不会促进青春期发育 [82]。总的来说，关于生理性 GH 和 IGF-1 水平的影响以及这些激素在 HPG 轴上的病理性缺陷的证据，支持 GH/IGF-1 系统在 HPG 轴的生理激活和青春期发育中的有益作用的假设；此外，考虑到 GH-IGF-1 系统对 HPG

轴激活的允许作用，以及对青春期启动和进展及第二性征出现的潜在贡献[83-85]，肥胖男孩中检测到 GH/IGF-1 系统缺陷和 IGF-1 水平升高可能预测青春期发育。事实上，生长激素 /IGF-1 系统异常在肥胖儿童中常见，包括生长激素半衰期降低的生长激素分泌模式，分泌发作频率和生长激素日生成率降低，以及生长激素结合蛋白水平增加；然而，从肥胖男孩中检测到 IGF-1 和 IGF 结合蛋白水平的增加，可以看出 IGF-1 对 GH 的反应似乎增加，因此推测肥胖可能导致青春期提前启动[86-88]。值得注意的是，GH/IGF-1 系统异常是可逆的，减重的积极作用证明了这一点[86,88]。尽管许多研究都致力于揭示肥胖男孩青春期发育的潜在机制，但肥胖与青春期启动和（或）进展之间的关系不如肥胖与成年男性 HPG 轴和雄激素状态之间的关系呈线性。事实上，有证据表明肥胖和超重的女孩青春期启动更早，肥胖和女孩青春期时间之间的关系已经得到了很好的证实[2]，但男孩的临床证据就不那么明确了，一些研究表明肥胖对预测青春期有影响，而另一些研究则显示相反或没有影响[62]。

BMI 与青春期发育之间关系的横断面研究结果存在矛盾，一些研究报告 BMI 较高的男孩（超重和肥胖）的青春期发育较早，而另一些研究则没有发现这种一致的关系或青春期发育延迟[89-92]。相反，纵向研究高度一致地报告了 BMI 与早期青春期发育之间较紧密的联系，通过不同的青春期启动和（或）进展的迹象进行异质评估，如峰值身高速度的年龄、声音变化、阴毛或睾丸发育情况；然而，大多数研究并没有分别研究超重和肥胖男孩，因此可能会存在少许潜在差异[62,93-97]。很少有研究专门评估肥胖男孩与正常体重男孩之间青春期启动的第一个迹象。一项通过男科检查测量睾丸体积的研究表明，与正常体重的同龄人相比，肥胖男孩的青春期启动更早，睾丸体积 ≥ 4 mL；青春期结束得更早，睾丸体积为 25 mL，青春期持续时间更短[94]。另一项关于肥胖男孩的研究表明，与正常体重的同龄人相比，肥胖男孩的青春期启动更早，尤其突出的是，用 Prader 睾丸测量仪评估的肥胖男孩睾丸体积 ≥ 4 mL 的时间更早，尽管在阴毛生长和生殖器阶段 ≥ 2 期的情况下没有发现显著差异[98]。与这些发现一致，一项基于学校人群的研究估计，与正常体重的男孩相比，肥胖男孩性早熟的发生率显著高于正常体重男孩[99]。另一项研究分别在正常体重、超重和肥胖男孩中研究了体脂与用 Prader 睾丸测量仪测量的睾丸体积之间的关系，发现超重男孩的青春期启动时间和结束时间早于正常体重的同龄人，而肥胖男孩的青春期结束时间晚于超重和正常体重的同龄人[90]，这是唯一一项强调超重和肥胖男孩之间这种差异的研究。无论如何，从超重和肥胖男孩的这些最终差异趋势可以推断，通常在肥胖男孩中观察到的高瘦素水平下发生的瘦素抵抗可能通过中枢和外周机制的影响来决定青春期潜伏期和青春期延迟，而在患高瘦素血症但具有正常瘦素敏感性的超重男孩中，可能会发生更严重的青春期性早熟。性腺功能减退症在肥胖男孩中的确切作用和对体重的影响是决定青春期启动和（或）进展变化的一个因素，后者是最有可能受到影响的青春期特征，目前还没有确定。然而，与成人一样，内脏脂肪增加可能会产生潜在的外周影响；事实上，过度的芳香化酶活性直接导致肥胖男孩内脏脂肪增加，而不会导致超重男孩内脏脂肪增加，芳香化酶底物睾酮水平增加也可能通过抑制 HPG 轴来抑制青春期进展，因此推迟青春期进展 [2,100]。作为潜在的支持性证据，与正常体重的同龄人相比，肥胖儿童从青春期前期到完全性成熟具有更高的雌二醇水平，并且体脂与雌激素暴露的指标（如乳房发育和骨龄）成正相关，与阴毛生长和睾丸体积成负相关 [73,101]。

此外，肥胖儿童的 SHBG 水平明显低于正常体重的同龄人，很可能是因为 IR 和高胰岛素血症。SHBG 水平较低与青春期无关，因此与正常体重同龄人的差异在早期 Tanner 阶段最为明显，并在性成熟期间下降，此时体重较轻的同龄人的 SHBG 水平生理性下降 [79]。最后，尽管 SHBG 水平较低，但与总睾酮水平保持一致，肥胖儿童的游离睾酮略有增加，这很可能是由于肾上腺雄激素前体雄烯二酮和脱氢表雄酮（DHEAS）的产生增加，肾上腺雄激素与游离睾酮的正相关进一步证实了这一点 [73,79]。尽管已经有这些发现，我们仍然需要更多的研究来了解这些激素的变化对肥胖男孩青春期的影响程度。

肥胖和男孩青春期发育之间的关系有争议可能是由多种因素造成的：①缺乏专门的研究，主要是小样本量的队列；②使用 BMI 作为肥胖的间接指标；③相对主观地评估男孩的青春期启动时间与女孩的初潮开始时间；④身体脂肪的分布（而不是体重）影响着青春期过程中潜在的机制。

儿童肥胖是一个日益严重且令人担忧的问题，与多种短期和长期的代谢和心血管并发症有关；尽管肥胖与男性青春期启动之间存在不确定性，但控制儿童超重和肥胖可能有助于防止 HPG 轴的早期激活和青春期提前，以及肥胖相关合并症的发生。

10.5　生活方式

一些临床研究表明，不良的生活方式和不健康的习惯会干扰青春期发育，特别是吸烟、饮酒、营养失衡及不恰当的体育活动可能有一定相关性，其中一些因素涉及产前或儿童暴露后的青春期障碍（或大部分）。然而，尽管在女孩群体中已经有确凿的证据，但有关男孩的研究却很少。

香烟烟雾含有大约 4000 种不同类化学物质，包括多环芳烃、重金属和生物碱，这些都是能够穿过胎盘表现出内分泌干扰特性和生殖毒性的化合物[102-103]，因此母亲吸烟可能会影响妊娠期的子宫内激素环境，以及随之而来的胎儿早期接触可能会对胎儿的生殖健康造成不利影响。据报道，在妊娠期每天吸烟 20 支或 20 支以上的母亲生育的儿子与不吸烟母亲的儿子相比，出现隐睾的风险显著增加，这表明大量吸烟会干扰睾丸发育[104]。此外，很少有研究探讨母亲产前接触香烟烟雾与后代青春期发育之间的关系，并强调预期青春期的趋势。在一项出生队列随访研究中，通过对 18~21 岁年轻男性进行回顾性问卷调查收集的关于青春期指标出现的信息，强调了母亲妊娠期暴露于较高香烟烟雾水平的男性青春期提前启动的趋势，表现为在胎儿期暴露于每天 15 支或更多香烟的男性中，第一次夜间遗精、痤疮发作和变声的年龄较早[105]。这些结果与另一项研究一致，早期回顾性自我报告的青春期体征（包括阴毛生长、变声和阴茎生长[106]）在胎儿期暴露于吸烟的男性中出现，这些体征作为非定量的二分类变量被评估。然而，一项大型出生队列研究未能发现母亲吸烟与身高标准差（青春期时间的一个指标）之间的任何相关性[107]。

据报道，饮酒会对生殖功能产生有害影响，尽管有时这些作用并不明确，但也受直接和间接内分泌影响。众所周知，妊娠期饮酒与不良妊娠结局和胎儿疾病风险增加有关[102-103]，因此孕妇在妊娠期饮酒也可能会影响后代的生殖健康，包括青春期发育。对男性后代进行的妊娠队列随访研究显示，与未暴露的同龄人相比，产前暴露于 5 次或更多次母亲酗酒事件的男孩自我报告的第一次夜间遗精时间和变声时间延迟[108]。尽管结果趋势相同，但妊娠期间每周的饮酒量对生殖结果的影响要弱得多。在一个青春期男性的不同队列研究中，较高的平均每日母亲酒精摄入量与青少年唾液睾酮水平升高有关。尽管如此，虽然在轻度至无产前酒精暴露的男孩中睾酮水平与阴毛生长相关，但在中度至重度产前酒精暴露的男孩中这种关系消失；同样，尽管在轻度至无产前酒精暴露的男孩中睾酮水平与生殖器发育之间呈现出一定的相关性，但在中度至重度产前酒精暴露的男孩中没有发现相关性，表明在母亲妊娠期酒精摄入量较高的青少年中睾酮敏感组织的反应性降低[109]。一致的是，研究发现生殖发育早期阶段，即青春期前期的酒精摄入与变声发生较晚以及身体和面部毛发生长延迟有关[110]。此外，与产前接触情况部分一致，青春期较高的饮酒量与较高的雌二醇水平有关，这可能直接反映由于睾酮水平较高而导致的芳香化酶活性水平增加。重要的是，要考虑性激素和酒精摄入之间相互关系的假设，基于雌二醇水平与男孩饮酒的开始时间和量有关的证据，这可能表明性激素通过刺激、激活感觉行为和大脑区域在促进饮酒方面发挥着特殊作用，因此加剧了对青春期发育的影响[111]。此外，近期对高中男孩进行的一项大型调查使用了一种经过验证的结构性访谈，对与体检相关的生活方式态度进行了调查，指出青少年时期的健康风险行为（如饮酒）可能与男科疾病有关，尤其是对睾丸发育可能产生不利影响[112]。具体而言，研究强调了酒精与睾丸体积缩小之间的密切相关性，与偶尔饮酒相比，中度和大量饮酒会导致睾丸功能不良，且酒精还会加重精索静脉曲张，进而促使睾丸体积缩小[112]。图 10.4 展示了可能受到产前吸烟和饮酒或青春期前期饮酒影响的青春期体征。

妊娠期营养失衡可能与胎儿代谢的细胞重组有关，一方面包括下丘脑—垂

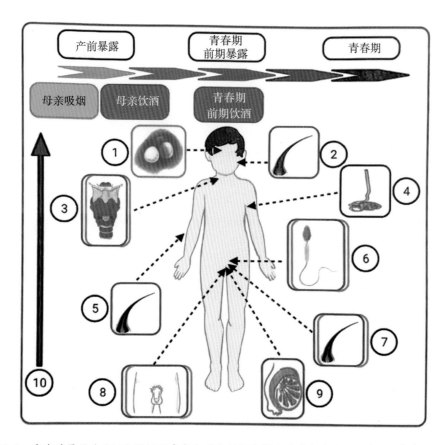

图 10.4　受产前暴露（吸烟和饮酒或青春期前期饮酒）影响的青春期体征示意图。青春期体征：①痤疮；②面部毛发；③变声；④体味的变化；⑤腋毛和体毛；⑥第一次夜间遗精；⑦阴毛；⑧阴茎生长；⑨睾丸增大；⑩生长突增。总的来说，产前接触香烟烟雾与青春期早期体征发生有关（绿框：1、3、6、7、8），而产前接触酒精或青春期前期摄入酒精与青春期体征的延迟发生有关（红框：2、3、5、6、8、9）。图片引自 BioRender.com

体轴的调节，另一方面包括 IR 和身体成分的反馈，这反过来可能引发随后影响青春期发育的激素变化。迄今为止，通过使用出生体重作为宫内环境的指标将产前营养失衡与青春期发育联系起来的证据都是间接的。据推测，妊娠期的一系列营养因素，从整体营养不良到单一微量营养素缺乏、维生素 B_{12} 水平和 DHA 摄入，都与出生体重有关；此外，最近的一项研究表明，母亲在妊娠早期的维生素 D 状态可能对后代出生体重和随后的生长速度都起作用[105]。即使假设母亲的营养环境对后代青春期发育有间接作用，但特定婴儿或儿童饮食模式对男性青春期发育的影响几乎没有得到解决。在一项基于出生人群的大型队列研究中，收集了母乳喂养数据并回顾性收集了大约 6 月龄、3 岁和 5 岁时的牛奶消耗数据及青春期发育的体检数据，无论是纯母乳喂养和部分母乳喂养（在任何时间内），还是在不同的研究年龄摄入牛奶，都与青春期启动年龄无关[113]。相反，较高的动物蛋白摄入量与青春期发育早期有关，而不是总纤维摄入量，也不是不同来源的纤维摄入量[114]。尽管大多数关于特定食物类别之间关系的证据都是在女孩群体中得出的，但如果认为某一特定营养因素可能会导致青春期的大多数变异，那就太不明智了；更可能的是，整个营养刺激或饮食模式、代谢过程及其他相关和（或）不相关的影响（即身体活动、食物中潜在的 EDC 污染）之间的复杂相互作用都可能共同参与青春期发育。基于这一观点，一项研究探讨了儿童总体较高饮食质量与青春期发育的关系，遵守特定的饮食建议（即较低的总脂肪摄入量和较高的碳水化合物、纤维和微量营养素摄入量）的儿童与饮食质量较低的同龄人相比，青春期发育较晚，表现为青春期后期的生长突增更晚[114]。

10.6 负能量平衡：严重营养不良和过度运动

与单一食物类别可能不会显著改变青春期发育的观点一致，儿童 / 青少年时期发生的饮食障碍，包括神经性厌食症和神经性贪食症，可能在青春期异常中发挥作用，因为它们涉及为控制体重而采取的进行性的极端方法，如禁食、暴饮、催吐和过度运动，而不是禁食特殊食物，这加剧了营养不良[115]。事实上，神经性厌食症患者的瘦素水平降低以及促性腺激素和睾酮水平低的促性腺功能减退症总体上导致青春期发育延迟[116-117]。尽管在女孩中表现得更明显，但近年来在男孩中也出现了饮食失调患病率的上升。有人指出了青春期和饮食失调之间与性别有特定关系；总体而言，早熟的女孩患饮食失调的风险更高，而男孩则相反，青春期发育迟缓的男孩患饮食失调的风险更高[115]。这种关系事实上是双向的。由于瘦素和 HPA 轴与 HPG 轴之间的复杂影响和制约关系，以及下丘脑—垂体—甲状腺轴和 GH/IGF-1 系统功能改变的潜在后续效应，食物缺乏与青春期启动密切相关。在青春期前期限制食物摄入（如神经性厌食症），瘦素水平降低会引起 NPY 活性的增加，NPY 活性通过减少促性腺激素和性腺类固醇的合成和分泌对 HPG 轴功能产生抑制作用，最终干扰青春期发育[70]。促肾上腺皮质激素释放激素（CRH）的释放刺激促肾上腺皮质激素（ACTH）的分泌，至少部分受瘦素和胰岛素的调节。因此，在神经性厌食症中由于葡萄糖和氨基酸水平降低，患者的特征是瘦素水平降低和低胰岛素血症，可能检测到皮质醇水平升高，这会抑制促性腺激素释放激素和促性腺激素的释放，从而导致青春期发育迟缓[116]。神经性厌食症所致的严重体重减轻以非甲状腺疾病综合征为特征，这是对代谢率和能量消耗下降的适应性反应，表现为总三碘甲状腺原氨酸（T3）水平低，反向 T3 升高，由于外周甲状腺素（T4）脱碘作用增加以逆转 T3，以及游离 T4 和 TSH 水平不同，从正常到低于正常不等[118]。此外，在神经性厌食症患者中，BMI 与基础和脉冲式 GH 水平之间的负相关表明营养不良与 GH 脉冲式分泌模式改变之间存在联系；此外，由于低胰岛素血症，IGF 结合蛋白 1（IGFBP-1）和 IGFBP-2 增加[119]。尽管在神经性厌食症患者中，没有直接证据表明下丘脑—垂体—甲状腺轴和 GH/IGF-1 系统异常对青春期发育的潜在影响，但可以推断出这是青春期生长迟缓的原因。

与观察到的严重营养不良对青春期发育的影响一致，过度运动可能主要通过负能量平衡的影响（体育活动的热量摄入不足）推迟正常青春期启动和进展，这些影响在女孩中尤其明显。事实上，在青春期前期进行剧烈体育锻炼的女孩中，可能会出现月经初潮延迟和原发性闭经；在这种情况下，负能量平衡、低脂肪量和压力通过瘦素水平下降和皮质醇水平上升、影响促食欲激素、胃饥饿素和厌食激素肽 YY 的分泌成为中心驱动因素共同导致 GnRH 分泌减少，随后出现下丘脑性闭经，食欲受到抑制，最后进一步阻止能量摄入的代偿性增加[116,120]。

10.7　结　论

我们在健康儿童中观察到了青春期的生理变化，但长期趋势分析强调了青春期发育的病理变化，在青春期体征上显示出偏斜的年龄分布，青春期早期和晚期的年龄分布十分接近，因此青春期发育年龄窗口期扩大，证明了对青春期解剖标志物和（或）差异敏感时间窗具有不同影响的潜在机制。已证实有几个因素与青春期异常有关，包括从母亲产前到青春期的环境暴露、肥胖和生活方式，后者主要与母亲在妊娠期吸烟、饮酒及营养影响有关。尽管在动物研究的基础上已经提出了低发病率的假设，但在大多数情况下人类的证据不足以得出结论，而且由于人类试验不能违背伦理，尤其是涉及环境影响时，因此病因推断缺乏证据。尽管如此，对选定 EDC 的调查提供的证据表明，出生前至青春期接触 PCB、二噁英和二噁英类化合物、邻苯二甲酸酯、BPA、杀虫剂和 Pb 与青春期发育迟缓之间存在可能的联系，尽管尚未确切定义。男孩肥胖与青春期发育的关系的研究结果缺乏一致性，部分原因是横断面研究存在偏倚；事实上，纵向研究一致认为超重肥胖男孩青春期提前启动 [将青春期启动和（或）进展的不同迹象作为主要结果]。研究者已经提出了多种参与调节肥胖男孩的青春期发育的机制，其中一些发挥了预期的和其他阻碍作用。发生在下丘脑—垂体水平的瘦素抵抗决定了 HPG 轴的中枢抑制，从而阻止了瘦素对青春期启动的指令性作用；此外，与肥胖相关的高瘦素血症可能与睾丸类固醇生成受损有关，因此可能进一步导致青春期发育迟缓。另一方面，脂联素水平降低可能有利于青春期早期启动和（或）加速青春期进展。肾上腺皮质激素增加的作用可能是双向的。事实上，尽管肾上腺皮质激素的增加可能会加速青春期的雄激素表现出现而不考虑 HPG 轴的激活，但青春期启动后肾上腺激素过度转化为雌二醇可能会导致 HPG 轴受到抑制并延迟青春期发育。GH/IGF-1 系统紊乱也可能参与了延迟肥胖男孩的青春期发育。最后，青春期提前的趋势与妊娠期母亲吸烟量多有关，而母亲在妊娠期饮酒已被证明对男性后代的青春期发育产生相反的影响（假设母亲酒精摄入量较高）。研究者一致认为，青春期前期饮酒与睾丸功能有关，可能表明睾丸功能受损和青春期体征的延迟出现。最后，很少有证据表明营养对青春期发育的影响，似乎较高的动物蛋白饮食摄入与男孩青春期提前有关，由此可能推测营养不良和负能量平衡导致的青春期发育延迟，这分别基于患有厌食症和过度运动的女孩的证据。可能有复杂的相互作用参与了男性青春期成熟的过程，在不明确机制的情况下，剖析每个相关因素的个体和独立作用是非常具有挑战性的；为了消除不一致性，应该进行更集中的研究，并且对青春期异常的适当管理应该倾向于考虑比青春期启动更早开始的各种刺激。

参考文献

[1] Marshall WA, Tanner JM. Variations in the pattern of pubertal changes in boys. Arch Dis Child, 1970, 45(239):13–23.

[2] Alotaibi MF. Physiology of puberty in boys and girls and pathological disorders affecting its onset. J Adolesc, 2019, 71:63–71.

[3] Wood CL, Lane LC, Cheetham T. Puberty: normal physiology(brief overview). Best Pract Res

Clin Endocrinol Metab, 2019, 33(3):101265.

[4] Stamatiades GA, Kaiser UB. Gonadotropin regulation by pulsatile GnRH: signaling and gene expression. Mol Cell Endocrinol, 2018, 463:131–141.

[5] Russell NG, Grossmann M. Estradiol as a male hormone. Eur J Endocrinol, 2019, 181:R23–43.

[6] Weinbauer GF, Luetjens CM, Simoni M, et al. Physiology of testicular function. Berlin: Springer-Verlag, 2010.

[7] Meachem SJ, Nieschlag E, Simoni M. Inhibin B in male reproduction: pathophysiology and clinical relevance. Eur J Endocrinol, 2001, 145(5):561–571.

[8] Wijayarathna R, de Kretser DM. Activins in reproductive biology and beyond. Hum Reprod Update, 2016, 22(3):342–357.

[9] Pierik FH, Burdorf A, de Jong FH, et al. Inhibin B: a novel marker of spermatogenesis. Ann Med, 2003, 35(1):12–20.

[10] O'Connor AE, De Kretser DM. Inhibins in normal male physiology. Semin Reprod Med, 2004, 22(3):177–185.

[11] Bloise E, Ciarmela P, Dela Cruz C, et al. Activin A in mammalian physiology. Physiol Rev, 2019, 99(1):739–780.

[12] Bilezikjian LM, Blount AL, Leal AM, et al. Autocrine/paracrine regulation of pituitary function by activin, inhibin and follistatin. Mol Cell Endocrinol, 2004, 225(1/2):29–36.

[13] Bilezikjian LM, Blount AL, Corrigan AZ, et al. Actions of activins, inhibins and follistatins: implications in anterior pituitary function. Clin Exp Pharmacol Physiol, 2001, 28(3):244–248.

[14] Ivell R, Heng K, Anand-Ivell R. Insulin-like factor 3 and the HPG axis in the male. Front Endocrinol, 2014, 5:6.

[15] Kuiri-Hanninen T, Sankilampi U, Dunkel L.Activation of the hypothalamic-pituitarygonadal axis in infancy: minipuberty. Horm Res Paediatr, 2014, 82(2):73–80.

[16] Lee MJ, Yang GE, Chueh HW, et al. The effect of first nocturnal ejaculation timing on risk and sexual behaviors of Korean male adolescents. Ann Pediatr Endocrinol Metab, 2017, 22(1):43–48.

[17] Marshall WA, Tanner JM. Variations in pattern of pubertal changes in girls. Arch Dis Child, 1969, 44(235):291–303.

[18] Emmanuel M, Bokor BR. Tanner stages. Treasure Island(FL): StatPearls, 2021.

[19] Koskenniemi JJ, Virtanen HE, Toppari J. Testicular growth and development in puberty. Curr Opin Endocrinol Diabetes Obes, 2017, 24(3):215–224.

[20] Aksglaede L, Sorensen K, Boas M, et al. Changes in anti-Mullerian hormone(AMH)throughout the life span: a population-based study of 1027 healthy males from birth(cord blood)to the age of 69 years. J Clin Endocrinol Metab, 2010, 95(12):5357–5364.

[21] Andersson AM, Juul A, Petersen JH, et al. Serum inhibin B in healthy pubertal and adolescent boys: relation to age, stage of puberty, and follicle-stimulating hormone, luteinizing hormone, testosterone, and estradiol levels. J Clin Endocrinol Metab, 1997, 82(12):3976–3981.

[22] Johansen ML, Anand-Ivell R, Mouritsen A, et al. Serum levels of insulin-like factor 3, anti-Mullerian hormone, inhibin B, and testosterone during pubertal transition in healthy boys: a longitudinal pilot study. Reproduction, 2014, 147(4):529–535.

[23] Mouritsen A, Aksglaede L, Soerensen K, et al. The puber tal transition in 179 healthy Danish children: associations between pubarche, adrenarche, gonadarche, and body composition. Eur J Endocrinol, 2013, 168(2):129–136.

[24] Tenuta M, Carlomagno F, Cangiano B, et al. Somatotropic-testicular Axis: a crosstalk between GH/IGF-I and gonadal hormones during development, transition, and adult age. Andrology, 2021, 9(1):168–184.

[25] Topaloglu AK, Kotan LD. Genetics of hypogonadotropic hypogonadism. Endocr Dev, 2016,

29:36–49.

[26] Ge X, Brody GH, Conger RD, et al. Contextual amplifcation of pubertal transition effects on deviant peer affliation and externalizing behavior among African American children. Dev Psychol, 2002, 38(1):42–54.

[27] Parent AS, Franssen D, Fudvoye J, et al. Current changes in pubertal timing: revised vision in relation with environmental factors including endocrine disruptors.Endocr Dev, 2016, 29:174–184.

[28] Barker DJ. The fetal and infant origins of adult disease. BMJ, 1990, 301(6761):1111.

[29] Barker DJ. The developmental origins of adult disease. J Am Coll Nutr, 2004, 23(6 Suppl):588S–595S.

[30] Fudvoye J, Lopez-Rodriguez D, Franssen D, et al.Endocrine disrupters and possible contribution to pubertal changes. Best Pract Res Clin Endocrinol Metab, 2019, 33(3):101300.

[31] Guo YL, Lambert GH, Hsu CC, et al.Yucheng: health effects of prenatal exposure to polychlorinated biphenyls and dibenzofurans. Int Arch Occup Environ Health, 2004, 77(3):153–158.

[32] Guo YL, Lai TJ, Ju SH, et al. Sexual developments and biological fndings in Yucheng children. Thirteenth International Symposium on Chlorinated Dioxins and Related Compounds, 24–28 September 1993. Vienna, Austria, 1993.

[33] Den Hond E, Roels HA, Hoppenbrouwers K, et al. Sexual maturation in relation to polychlorinated aromatic hydrocarbons: Sharpe and Skakkebaek's hypothesis revisited. Environ Health Perspect, 2002, 110(8):771–776.

[34] Leijs MM, Koppe JG, Olie K, et al. Delayed initiation of breast development in girls with higher prenatal dioxin exposure；a longitudinal cohort study. Chemosphere, 2008, 73(6):999–1004.

[35] Mol NM, Sorensen N, Weihe P, et al.Spermaturia and serum hormone concentrations at the age of puberty in boys prenatally exposed to polychlorinated biphenyls. Eur J Endocrinol, 2002, 146(3):357–363.

[36] Gladen BC, Ragan NB, Rogan WJ. Pubertal growth and development and prenatal and lactational exposure to polychlorinated biphenyls and dichlorodiphenyl dichloroethene. J Pediatr, 2000, 136(4):490–496.

[37] Dickerson SM, Guevara E, Woller MJ, et al. Cell death mechanisms in GT1-7 GnRH cells exposed to polychlorinated biphenyls PCB74, PCB118, and PCB153. Toxicol Appl Pharmacol, 2009, 237(2):237–245.

[38] Gore AC, Wu TJ, Oung T, et al. A novel mechanism for endocrine-disrupting effects of polychlorinated biphenyls: direct effects on gonadotropin-releasing hormone neurones. J Neuroendocrinol, 2002, 14(10):814–823.

[39] Muthuvel R, Venkataraman P, Krishnamoorthy G, et al. Antioxidant effect of ascorbic acid on PCB(Aroclor 1254)induced oxidative stress in hypothalamus of albino rats. Clinica Chimica Acta, 2006, 365(1/2):297–303.

[40] Murugesan P, Muthusamy T, Balasubramanian K, et al. Studies on the protective role of vitamin C and E against polychlorinated biphenyl(Aroclor 1254)–induced oxidative damage in Leydig cells. Free Radic Res, 2005, 39(11):1259–1272.

[41] Matti Viluksela, Päivi Heikkinen, Leo T. M. van der Ven, et al. Toxicological profle of ultrapure 2, 2′, 3, 4, 4′, 5, 5′-heptachlorbiphenyl(PCB 180)in adult rats. PLoS ONE, 2014, 9(8):e104639.

[42] Ferguson KK, Peterson KE, Lee JM, et al. Prenatal and peripubertal phthalates and bisphenol A in relation to sex hormones and puberty in boys. Reprod Toxicol, 2014, 47:70–76.

[43] Sathyanarayana S, Beard L, Zhou C, et al. Measurement and correlates of ano-genital distance in healthy, newborn infants. Int J Androl, 2010, 33(2):317–323.

[44] Miao M, Yuan W, He Y, et al. In utero exposure to bisphenolA and anogenital distance of male offspring. Birth Defects Res A Clin Mol Teratol, 2011, 91(10):867–872.

[45] Durmaz E, Ozmert EN, Erkekoglu P, et al. Plasma phthalate levels in pubertal gynecomastia. Pediatrics, 2010, 125(1):e122–129.

[46] Manikkam M, Tracey R, Guerrero-Bosagna C, et al. Plastics derived endocrine disruptors(BPA, DEHP and DBP)induce epigenetic transgenerational inheritance of obesity, reproductive disease and sperm epimutations. PLoS One, 2013, 8(1):e55387.

[47] Sergeyev O, Burns JS, Williams PL, et al. The association of peripubertal serum concentrations of organochlorine chemicals and blood lead with growth and pubertal development in a longitudinal cohort of boys: a review of published results from the Russian Children's Study. Rev Environ Health, 2017, 32(1/2):83–92.

[48] Saiyed H, Dewan A, Bhatnagar V, et al. Effect of endosulfan on male reproductive development. Environ Health Perspect, 2003, 111(16):1958–1962.

[49] Gladen BC, Klebanoff MA, Hediger ML, et al. Prenatal DDT exposure in relation to anthropometric and pubertal measures in adolescent males. Environ Health Perspect, 2004, 112(17):1761–1767.

[50] Andrea C Gore. Organochlorine pesticides directly regulate gonadotropin-releasing hormone gene expression and biosynthesis in the GT1-7 hypothalamic cell line. Mol Cell Endocrinol, 2002, 192(1/2):157–170.

[51] Leon-Olea M, Martyniuk CJ, Orlando EF, et al. Current concepts in neuroendocrine disruption. Gen Comp Endocrinol, 2014, 203:158–173.

[52] Castellanos CG, Sorvik IB, Tanum MB, et al. Differential effects of the persistent DDT metabolite methylsulfonyl-DDE in nonstimulated and LH stimulated neonatal porcine Leydig cells. Toxicol Appl Pharmacol, 2013, 267(3):247–255.

[53] Geng X, Shao H, Zhang Z, et al. Malathion-induced testicular toxicity is associated with spermatogenic apoptosis and alterations in testicular enzymes and hormone levels in male Wistar rats. Environ Toxicol Pharmacol, 2015, 39(2):659–667.

[54] Wang N, Xu Y, Zhou XQ, et al. Protective effects of testosterone propionate on reproductive toxicity caused by Endosulfan in male mice. Environ Toxicol, 2016, 31(2):142–153.

[55] World Health Organization. WHO fact sheet No 311. Obesity and overweight, 2018.

[56] Saboor Aftab SA, Kumar S, Barber TM. The role of obesity and type 2 diabetes mellitus in the development of male obesity-associated secondary hypogonadism. Clin Endocrinol, 2013, 78(3):330–337.

[57] Bellastella G, Menafra D, Puliani G, et al; Obesity Programs of nutrition, Education, Research and Assessment(OPERA)Group. How much does obesity affect the male reproductive function? Int J Obes Suppl, 2019, 9(1):50–64.

[58] Bhasin S, Brito JP, Cunningham GR, et al. Testosterone therapy in men with hypogonadism: an endocrine society clinical practice guideline. J Clin Endocrinol Metab, 2018, 103(5):1715–1744.

[59] Kelly DM, Jones TH. Testosterone and obesity. Obes Rev, 2015, 16(7):581–606.

[60] Pivonello R, Menafra D, Riccio E, et al. Metabolic disorders and male hypogonadotropic hypogonadism. Front Endocrinol, 2019, 10:345.

[61] Isidori AM, Giannetta E, Greco EA, et al. Effects of testosterone on body composition, bone metabolism and serum lipid profile in middle-aged men: a meta-analysis. Clin Endocrinol, 2005, 63(3):280–293.

[62] Reinehr T, Roth CL. Is there a causal relationship between obesity and puberty? Lancet Child Adolesc Health, 2019, 3(1):44–54.

[63] Amstalden M, Alves BR, Liu S, et al. Neuroendocrine pathways mediating nutritional acceleration

of puberty: insights from ruminant models. Front Endocrinol, 2011, 2:109.

[64] Vazquez MJ, Velasco I, Tena-Sempere M.Novel mechanisms for the metabolic control of puberty: implications for pubertal alterations in early-onset obesity and malnutrition. J Endocrinol, 2019, 242(2):R51–65.

[65] Izquierdo AG, Crujeiras AB, Casanueva FF, et al. Leptin, obesity, and leptin resistance: where are we 25 years later? Nutrients, 2019, 11(11):2704.

[66] Kwon O, Kim KW, Kim MS. Leptin signalling pathways in hypothalamic neurons. Cell Mol Life Sci, 2016, 73(7):1457–1477.

[67] Caprio M, Isidori AM, Carta AR, et al. Expression of functional leptin receptors in rodent Leydig cells. Endocrinology, 1999, 140(11):4939–4947.

[68] Ishikawa T, Fujioka H, Ishimura T, et al. Expression of leptin and leptin receptor in the testis of fertile and infertile patients. Andrologia, 2007, 39(1):22–27.

[69] Isidori AM, Caprio M, Strollo F, et al. Leptin and androgens in male obesity: evidence for leptin contribution to reduced androgen levels. J Clin Endocrinol Metab, 1999, 84(10):3673–3680.

[70] Kiess W, Reich A, Meyer K, et al. A role for leptin in sexual maturation and puberty? Horm Res, 1999, 51(Suppl 3):55–63.

[71] Xi H, Zhang L, Guo Z, et al. Serum leptin concentration and its effect on puberty in Naqu Tibetan adolescents. J Physiol Anthropol, 2011, 30(3):111–117.

[72] Klein DA, Emerick JE, Sylvester JE, et al. Disorders of puberty: an approach to diagnosis and management. Am Fam Physician, 2017, 96(9):590–599.

[73] Vandewalle S, Taes Y, Fiers T, et al. Sex steroids in relation to sexual and skeletal maturation in obese male adolescents. J Clin Endocrinol Metab, 2014, 99(8):2977–2985.

[74] Cao B, Gong C, Wu D, et al. A cross-sectional survey of adrenal steroid hormones among overweight/obese boys according to puberty stage. BMC pediatrics, 2019, 19(1):414.

[75] Santos-Silva R, Costa C, Castro-Correia C, et al. Clinical, biochemical and gender characteristics of 97 prepubertal children with premature adrenarche. J Pediatr Endocrinol Metab, 2019, 32(11):1247–1252.

[76] Findling JW, Raff H. Diagnosis of endocrine disease: differentiation of pathologic/neoplastic hypercortisolism(Cushing's syndrome)from physiologic/non-neoplastic hypercortisolism (formerly known as pseudo-Cushing's syndrome). Eur J Endocrinol, 2017, 176(5):R205–R216.

[77] Scaroni C, Albiger NM, Palmieri S, et al. Approach to patients with pseudo-Cushing's states. Endocr Connect, 2020, 9(1):R1–R13.

[78] Biason-Lauber A, Zachmann M, Schoenle EJ.Effect of leptin on CYP17 enzymatic activities in human adrenal cells: new insight in the onset of adrenarche. Endocrinology, 2000, 141(4):1446–1454.

[79] Vandewalle S, De Schepper J, Kaufman JM. Androgens and obesity in male adolescents. Curr Opin Endocrinol Diabetes Obes, 2015, 22(3):230–237.

[80] Reinehr T, Kulle A, Wolters B, et al. Steroid hormone profles in prepubertal obese children before and after weight loss. J Clin Endocrinol Metab, 2013, 98(6):E1022–1030.

[81] Remer T, Shi L, Buyken AE, et al. Prepubertal adrenarchal androgens and animal protein intake independently and differentially infuence pubertal timing. J Clin Endocrinol Metab, 2010, 95(6):3002–3009.

[82] Albin AK, Ankarberg-Lindgren C, Tuvemo T, et al. Does growth hormone treatment infuence pubertal development in short children?Horm Res Paediatr, 2011, 76(4):262–272.

[83] Laron Z, Klinger B. Effect of insulin-like growth factor-I treatment on serum androgens and testicular and penile size in males with Laron syndrome(primary growth hormone resistance). Eur J Endocrinol, 1998, 138(2):176–180.

[84] Hindmarsh PC, Brook CG. Final height of short normal children treated with growth hormone. Lancet, 1996, 348(9019):13–16.

[85] Rekers-Mombarg LT, Kamp GA, Massa GG, et al. Infuence of growth hormone treatment on pubertal timing and pubertal growth in children with idiopathic short stature. Dutch Growth Hormone Working Group. J Pediatr Endocrinol Metab, 1999, 12(5):611–622.

[86] Marcovecchio ML, Chiarelli F. Obesity and growth during childhood and puberty. World Rev Nutr Diet, 2013, 106:135–141.

[87] Bouhours-Nouet N, Gatelais F, Boux de Casson F, et al. The insulin-like growth factor-I response to growth hormone is increased in prepubertal children with obesity and tall stature. J Clin Endocrinol Metab, 2007, 92(2):629–635.

[88] Kratzsch J, Dehmel B, Pulzer F, et al. Increased serum GHBP levels in obese pubertal children and adolescents: relationship to body composition, leptin and indicators of metabolic disturbances. International journal of obesity and related metabolic disorders: journal of the international association for the study of obesity, 1997, 21(12):1130–1136.

[89] Lee JM, Kaciroti N, Appugliese D, et al. Body mass index and timing of pubertal initiation in boys. Arch Pediatr Adolesc Med, 2010, 164(2):139–144.

[90] Lee JM, Wasserman R, Kaciroti N, et al. Timing of puberty in overweight versus obese boys. Pediatrics, 2016, 137(2):e20150164.

[91] Lundeen EA, Norris SA, Martorell R, et al. Early life growth predicts pubertal development in south African adolescents. J Nutr, 2016, 146(3):622–629.

[92] Wang Y. Is obesity associated with early sexual maturation? A comparison of the association in American boys versus girls. Pediatrics, 2002, 110(5):903–910.

[93] Boyne MS, Thame M, Osmond C, et al. Growth, body composition, and the onset of puberty: longitudinal observations in Afro-Caribbean children. J Clin Endocrinol Metab, 2010, 95(7):3194–3200.

[94] De Leonibus C, Marcovecchio ML, Chiavaroli V, et al. Timing of puberty and physical growth in obese children: a longitudinal study in boys and girls. Pediatr Obes, 2014, 9(4):292–299.

[95] He Q, Karlberg J. BMI in childhood and its association with height gain, timing of puberty, and fnal height. Pediatr Res, 2001, 49(2):244–251.

[96] Juul A, Magnusdottir S, Scheike T, et al.Age at voice break in Danish boys: effects of pre-pubertal body mass index and secular trend. Int J Androl, 2007, 30(6):537–542.

[97] Monteilh C, Kieszak S, Flanders WD, et al. Timing of maturation and predictors of Tanner stage transitions in boys enrolled in a contemporary British cohort. Paediatr Perinat Epidemiol, 2011, 25(1):75–87.

[98] Busch AS, Hojgaard B, Hagen CP, et al. Obesity is associated with earlier pubertal onset in boys. J Clin Endocrinol Metab, 2020, 105(4):dgz222.

[99] Liu Y, Tingting Y, Li X, et al. Prevalence of precocious puberty among Chinese children: a school population-based study. Endocrine, 2021, 72:573–581.

[100] Huang A, Reinehr T, Roth CL. Connections between obesity and puberty: invited by Manuel Tena-Sempere, Cordoba. Curr Opin Endocr Metab Res, 2020, 14:160–168.

[101] Crocker MK, Stern EA, Sedaka NM, et al. Sexual dimorphisms in the associations of BMI and body fat with indices of pubertal development in girls and boys. J Clin Endocrinol Metab, 2014, 99(8):E1519–1529.

[102] de Angelis C, Nardone A, Garifalos F, et al. Smoke, alcohol and drug addiction and female fertility. Reprod Biol Endocrinol, 2020, 18(1):21.

[103] Sansone A, Di Dato C, de Angelis C, et al. Smoke, alcohol and drug addiction and male fertility. Reprod Biol Endocrinol, 2018, 16(1):3.

[104] Jensen MS, Toft G, Thulstrup AM, et al. Cryptorchidism according to maternal gestational smoking. Epidemiology, 2007, 18(2):220–225.

[105] Hakonsen LB, Olsen J, Stovring H, et al. Maternal cigarette smoking during pregnancy and pubertal development in sons. A follow-up study of a birth cohort. Andrology, 2013, 1(2):348–355.

[106] Ravnborg TL, Jensen TK, Andersson AM, et al. Prenatal and adult exposures to smoking are associated with adverse effects on reproductive hormones, semen quality, final height and body mass index. Hum Reprod, 2011, 26(5):1000–1011.

[107] Brix N, Ernst A, Lauridsen LLB, et al. Maternal pre-pregnancy body mass index, smoking in pregnancy, and alcohol intake in pregnancy in relation to pubertal timing in the children. BMC Pediatr, 2019, 19(1):338.

[108] Hakonsen LB, Brath-Lund ML, Hounsgaard ML, et al. In utero exposure to alcohol and puberty in boys: a pregnancy cohort study. BMJ Open, 2014, 4(6):e004467.

[109] Carter RC, Jacobson JL, Dodge NC, et al. Effects of prenatal alcohol exposure on testosterone and pubertal development. Alcohol Clin Exp Res, 2014, 38(6):1671–1679.

[110] Davis EM, Peck JD, Peck BM, et al. Associations between early alcohol and tobacco use and prolonged time to puberty in boys. Child Care Health Dev, 2015, 41(3):459–466.

[111] de Water E, Braams BR, Crone EA, et al. Pubertal maturation and sex steroids are related to alcohol use in adolescents. Horm Behav, 2013, 63(2):392–397.

[112] Gianfrilli D, Ferlin A, Isidori AM, et al. Risk behaviours and alcohol in adolescence are negatively associated with testicular volume: results from the Amico-Andrologo survey. Andrology, 2019, 7(6):769–777.

[113] Kwok MK, Leung GM, Lam TH, et al. Breastfeeding, childhood milk consumption, and onset of puberty. Pediatrics, 2012, 130(3):e631–639.

[114] Cheng G, Buyken AE, Shi L, et al. Beyond overweight: nutrition as an important lifestyle factor infuencing timing of puberty. Nutr Rev, 2012, 70(3):133–152.

[115] McNicholas F, Dooley B, McNamara N, et al.The impact of self-reported pubertal status and pubertal timing on disordered eating in Irish adolescents. Eur Eat Disord Rev, 2012, 20(5):355–362.

[116] Munoz-Calvo MT, Argente J. Nutritional and pubertal disorders. Endocr Dev, 2016, 29:153–173.

[117] Misra M, Katzman DK, Cord J, et al. Bone metabolism in adolescent boys with anorexia nervosa. J Clin Endocrinol Metab, 2008, 93(8):3029–3036.

[118] Schorr M, Miller KK. The endocrine manifestations of anorexia nervosa: mechanisms and management. Nat Rev Endocrinol, 2017, 13(3):174–186.

[119] Munoz-Calvo MT. Anorexia nervosa: an endocrine focus and procedure guidelines. J Pediatr Endocrinol Metab, 2005, 18(Suppl 1):1181–1185.

[120] Munoz MT, de la Piedra C, Barrios V, et al. Changes in bone density and bone markers in rhythmic gymnasts and ballet dancers: implications for puberty and leptin levels. Eur J Endocrinol, 2004, 151(4):491–496.

青少年性传播感染和
危险性行为

第 11 章

Eugenio Nelson Cavallari, Giancarlo Ceccarelli, Gabriella D'Ettorre

11.1 引　言

　　性传播感染（STI），既往称为"性传播疾病（STD）" 或"性病"，代表了一系列由已知的细菌、病毒或寄生虫感染导致的多种不同病症。如今，STI 较 STD 更被广为接受，因为术语"疾病"意味着存在活跃的体征或症状，而 STI 通常在很长一段时间内没有症状，其可能导致并发症（如盆腔炎）和一些长期的不良后果，如女性异位妊娠以及男方或女方因素导致的不育不孕症。

　　由于多种原因，青少年发生 STI 的风险特别高，因此健康的性行为和 STI 风险相关知识对于这一人群至关重要。

11.2 流行病学

　　STI 是一个主要涉及年轻人的重要健康问题，不仅在发展中国家，而且在发达国家也是如此。STI 的流行病学特征因性别、性行为和地理因素而有所不同（图 11.1）。尽管如此，在初次性交年龄普遍下降且 16 岁之前发生性行为的人数比例增加的情况下，青少年中 STI 的发病率在两性中都呈上升趋势。不规范使用

E. N. Cavallari · G. Ceccarelli · G. D'Ettorre (✉)
Department of Public Health and Infectious Diseases, "Sapienza" University of Rome, Rome, Italy
e-mail: eugenionelson.cavallari@uniroma1.it; giancarlo.ceccarelli@uniroma1.it; gabriella.dettorre@uniroma1.it

© Springer Nature Switzerland AG 2021
C. Foresta, D. Gianfrilli (eds.), Pediatric and Adolescent Andrology, Trends in Andrology and Sexual Medicine, https://doi.org/10.1007/978-3-030-80015-4_11

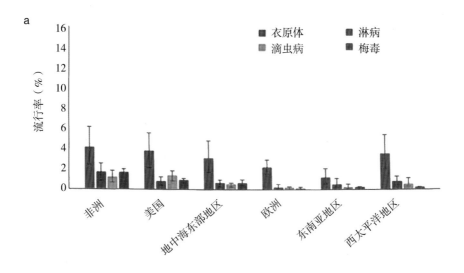

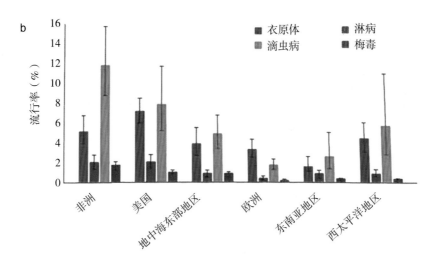

图 11.1　2009—2016 年 15~49 岁女性（a）和 15~49 岁男性（b）4 种最常见 STI 的地理分布（引自世界卫生组织《2018 年全球 STI 监测报告》）

避孕套和缺乏对 STI 风险的认识是造成这一趋势的主要原因[1]。

　　据估计，全世界每年有 3.574 亿新发病例，涉及 4 种最常见的 STI，其中滴虫感染有 1.426 亿例，衣原体感染有 1.309 亿例，淋病有 7830 万例，梅毒有 560 万例。美国疾病控制和预防中心报告指出，美国 50% 的 STI 病例是在青春期（15~24 岁）感染的[2]。2016 年，欧洲有 403 807 例医院感染患者登记年龄为 15~25 岁。据估计，1/4 的性活跃青春期女性存在 STI，其中沙眼衣原体和人乳头瘤病毒（HPV）感染在该人群中最常见。青少年人群中，其他常见的 STI 包括淋病、梅毒、人类免疫缺陷病毒（HIV）感染、单纯疱疹病毒（HSV）感染及滴虫病。乙型肝炎病毒（HBV）感染在引入预防性疫苗接种策略后显著减少，但仍然是发展中国家的一个主要问题。

近年来，美国青春期女性的生殖器衣原体感染率增加了 4%，青春期男性增加了 15%，而女性的淋病发病率则有所下降。在同一时期，15~19 岁青春期男、女性的梅毒发病率均增加了约 24%，20~24 岁人群的梅毒发病率增加了 25%[3]。

HPV 感染是全世界最常见的 STI。据估计，每 10 名性活跃的女性中就有 8 名接触并可能感染 HPV。HPV 6 型和 11 型感染占所有生殖器疣的 90%，HPV 16 型和 18 型与 70% 的宫颈癌病例有关。接触 HPV 的时间大约为首次性接触后 3~7 年，14~19 岁女性的感染率为 29%，20~24 岁女性的感染率为 58.7%。值得注意的是，青少年中的 HPV 流行病学特征因当地疫苗接种计划的不同而有很大差异[4-5]。

2018 年，美国约 21% 的 HIV 新发确诊病例年龄为 13~24 岁，其中 86% 是年轻男性。绝大多数（92%）年轻男性 HIV 新发感染涉及男同性恋和双性恋；另一方面，年轻女性中大多数 HIV 新发确诊（85%）是异性接触的结果[6]。

HSV 感染在年轻女性和男性中均很常见。据估计，HSV-1 的感染率在青春期女性中约为 49%，在青春期男性中约为 53%，而 HSV-2 的感染率在青春期女性中约为 15%，在男性中约为 12%[7]。

尽管滴虫病是全世界最常见的非病毒性 STI，估计每年有 2.48 亿例病例，但由于缺乏既定的监测项目，这种感染的流行病学特征尚不清楚。据估计，这种感染在美国青少年中的患病率约为 3%，而一些研究报道的患病率高达 14%，并且再次感染率很高。男性中滴虫病的发病率在高危受试者中为 2%，而在感染女性的伴侣中则高达 73%[8]。

再次感染在 STI 中很常见：研究表明，每年 40% 的青少年衣原体和淋球菌感染新发病例为同一病原体感染后几个月内的再次感染[9]。由于青少年中的 HIV 传播主要通过性行为发生，因此 HIV 以外的 STI 存在（特别是 HSV、梅毒和滴虫病）可能会增加 HIV 传播的可能性，并且 STI 反复发作是随后感染 HIV 的危险因素。

11.3 青少年 STI 的危险因素

青少年人群中 STI 的发病率尤为高，这是因为这一人群存在特殊的危险因素，主要可分为生物学或行为学因素两类。从生物学的角度来看，由于女性生殖道的特殊发育条件，年轻女性似乎特别容易发生 STI：

- 在青春期，子宫颈的上皮层不成熟，主要由薄而脆弱的柱状上皮组成（柱状上皮异位）。

- 宫颈 – 阴道部位的局部黏液形成是抵御外部病原体的重要防御屏障，与在成人中观察到的情况相比，它在年轻人中有所减少。此外，研究表明，作为局部固有黏膜免疫和适应性黏膜免疫反应的主要参与者，宫颈上皮细胞通过 Toll 样受体的表达和细胞因子的分泌，并且细胞因子分泌的定量和定性特征在年轻女性和成年女性之间存在差异，但这一观察结果的临床影响仍需进一步阐明 [10]。此外，阴道微生物群可以调节局部炎症及与病原体定植竞争的能力在抵抗 STI 中发挥作用。例如，由于细菌性阴道病而导致局部炎症的女性将 HIV 传播给其伴侣的可能性，是阴道局部菌群以产酸乳杆菌为主的女性的 3 倍 [11]。

性行为在 STI 风险的定义里至关重要，特别是在青少年中 [12]：

- 初次性行为的年龄是 STI 发生的重要风险因素。初次性行为的年龄小与对 STI 风险的认知度较低有关。如今，全球约有 11% 的青少年在 15 岁之前发生性行为。而首次性接触时的年龄降低（特别是 13 岁之前）与 STI 的发生独立相关。

- 第一次性接触的时间是 STI 的另一个重要风险因素。STI 诊断最常见的是衣原体或 HPV 感染，通常发生在性活动的第一年内，并且再次感染事件常见，因此青少年筛查计划（其通常不会实施）应该及早开始并持续定期和频繁随访。

- 青少年经常不规范地使用避孕套，是传播和发生 STI 的主要风险因素；调查表明，青春期女性、异性恋男性和同性恋男性在口交过程中很少使用避孕套，并且在考虑阴道性交以及同性恋男性肛门性交时，避孕套的使用率在这些群体中也远未达最佳目标（但接受肛门性交的女性除外），尽管青少年使用避孕套的目的主要是为了避孕而不是防止 STI。

- 在性行为过程中使用酒精和（或）药物会增加 STI 的风险。进行性接触而滥用这些物质 [酒精和（或）药物] 的做法会降低对风险的感知，并且与更频繁的无保护性交相关 [13]。

- 有多个性伴侣是 STI 发生的危险因素。在多项研究中，近期的伴侣数量以及一生中的伴侣数量均被认为是感染性传播病原体的一个风险因素。

- 在青少年中，发送或接收色情信息（"色情短信"）以及使用应用程序和社交媒体来寻找性伴侣的现象越来越多。这些做法已被确定为 STI 的风险因素，并且频繁发送色情短信也与多性伴侣和无保护性行为有关。基于成人 STI 的研究表明，社交网络可以为筛查和控制 STI 提供一种新的策略 [14-15]。

●对于成年人，在接受肛门性行为之前进行灌肠或冲洗可能会撕裂直肠黏膜并使直肠黏膜屏障发生炎症，从而导致感染 STI 的风险增加，尤其是在无保护性行为的情况下 [16]。

●与有阴茎的人发生性关系是青春期女性变性人群发生 STI 的一个危险因素。

其他公认的 STI 风险因素包括：①情绪障碍（导致滥用药物的风险增加）；②被关押在拘留所（拘禁）；③虐待或性侵犯史；④"生存性行为"（例如，通过性行为换取金钱、食物、住所或药物）；⑤流落街头或无家可归。

11.4 青少年 STI 筛查

11.4.1 性史（性行为个人史）调查

提供高质量 STI 关怀的第一步是对个人的性行为史和性活动进行彻底调查，以及 STI 风险评估。以直截了当和不加评判的态度进行该评价至关重要。完整的性史评估应遵循"5 个 P"：

●伴侣（Partners）：不应假设患者的性取向。应调查患者伴侣的数量和性别（例如，"最近几个月您有几个伴侣？""您的性伴侣是男性、女性还是两者兼有？"）。访谈中应包括关系的持续时间、避孕套的使用和伴侣的风险因素。

●实践（Practice）：对性行为和避孕套使用情况的调查将指导 STI 的风险评估，并帮助确定采集标本的解剖部位，以调查是否存在 STI（例如，"您有过什么方式的性接触，生殖器、肛门、口腔？""您曾经有过什么样的性接触？"）。

●保护（Protection）：患者及其伴侣采取的保护措施是评估期间必须讨论的话题（例如，"您和您的伴侣是否使用了保护措施来预防 STI？""您采取何种保护措施以预防 STI？""您多久使用一次预防 STI 的保护措施？"）。对 STI 风险的认知和采取的保护措施的知识，将指导临床医生评估是否需要进行降低 STI 风险的相关咨询。

●STI 既往史（Past history of STI）：如果患者过去曾被诊断为 STI，那么他或她现在患 STD 的风险可能更大。如果患者过去曾被诊断出 STI，则获取以下信息非常重要，如诊断时间、患者接受的治疗、诊断时对其他 STI 病原体的检测、是否存在复发症状、STI 伴侣的情况及伴侣的治疗情况（例如，"您是否曾被诊断患有 STI？""您何时以及接受了哪些治疗？""您是否曾接受过

HIV 或其他 STI 病原体的检测？""您的伴侣或前伴侣是否曾经被诊断或治疗过 STI？您在哪里检测过相同的 STI 病原体？"）。

● **防止（非意愿）妊娠**（Prevention of pregnancy）：评估妊娠或生育意愿在青少年关怀时尤为重要，这将指导临床医生确定是否需要避孕或避孕措施咨询以及降低 STI 风险（例如，"您是否担心怀孕或让您的伴侣怀孕？""您正在使用避孕措施或实行节育吗？"）。

此外，当存在以下情况时，需要对 HIV 和病毒性肝炎风险进行额外评估：患者或其伴侣目前或以前使用过注射药物，患者或其伴侣曾因金钱或药物交换而进行性行为等 [17-18]。

11.4.2 体格检查

体格检查是 STI 评估的第二个基本步骤，以使检查者能够识别患者可能与 STI 相关而患者本人可能未注意到的体征。体格检查时，医生应特别注意患者的皮肤、口腔、咽部、肛门生殖区。应仔细评估是否存在溃疡和（或）异常分泌物。淋巴结和神经系统也应被考虑在内。

应彻底评估患者的皮肤是否存在皮疹、肿块、包块、溃疡、异味，阴毛中是否存在阴虱：

● HPV 相关的肛门生殖器疣是 STI 最常见的皮肤表现形式，最常累及的部位是外阴、肛门和肛周、阴茎、会阴、腹股沟及耻骨皮肤。疣通常无症状，可表现为单个或多个病变，大小不一，从 1 mm 到数厘米不等；外观可以为扁平、凸起、菜花状、光滑、疣状、带蒂；病变的颜色可以从白色到色素沉着。疣可累及宫颈和肛管，因此外部皮肤疣的观察应进行妇科评估，而对于男男性行为的年轻男性（YMSM），最好通过高分辨率肛门镜检查肛管 [19]。

● 一期梅毒的典型特征是在与病原体接触的部位（通常累及阴茎，但也可能出现在阴道、肛门直肠或口咽黏膜）出现非肿胀的、伴有边缘硬化隆起的无痛性溃疡（也称为"硬下疳"）。硬下疳通常会在 3~6 周内自行消退；硬下疳消退后数周至数月，1/4 的患者出现二期梅毒的体征，表现为：①躯干和四肢弥漫性和对称的黄斑或丘疹，伴手掌和脚掌受累；②脓疱，较少见；③也可能出现疣状病变；④二期梅毒偶可表现为"虫蚀"样脱发 [20]。

● 大约 75% 的播散性淋球菌感染患者会出现皮肤病变体征。典型的病变表现为四肢出现无痛性脓疱或脓性水疱，几天内会自然消退，但水疱、大疱或结节较少见。病变的数量通常为 2~10 个。播散性淋球菌感染情况下的皮肤表现可能与腱鞘炎和多关节痛（关节炎 – 皮炎综合征）有关。

• 典型的疥疮皮损表现为多发小红斑丘疹，通常分布在以下一个或多个位置之间：手指、手腕、肘部、腋窝皱襞、乳晕周围、脐部、腰部、阴囊、阴茎体、龟头、膝盖、臀部、脚。疥疮的特征是由于对螨虫的超敏反应而出现强烈的瘙痒症状。

• 瘙痒也是阴虱病的特征。在阴毛中发现虱子或幼虱即可诊断阴虱病。阴虱病还可能累及身体其他有毛发的部位。在长期感染的情况下，由于在阴虱进食期间会向人体注入抗凝因子，因此可以在下腹部、臀部或大腿观察到蓝色斑点 [21]。

在调查是否存在 STI 体征时，应检查口腔和咽部：

• 一期梅毒（硬下疳，如前所述）的临床表现可累及嘴唇、口腔黏膜、舌头或扁桃体。二期梅毒可在舌头表面（黏液斑）引起少量多发性无痛性糜烂。

• 生殖器外淋球菌感染可表现为淋球菌性咽炎。这种感染通常是无症状的，或者引起非特异性表现，例如，喉咙痛和（或）颈部淋巴结炎；可能存在咽部渗出液，类似于口疮性口炎 [22]。

• HSV–1 感染通常会导致牙龈炎或咽炎，而 HSV–2 感染很少引起这些症状。HSV–1 感染的特征是存在可累及嘴唇、软腭、舌头、颊黏膜、口底或咽黏膜的疼痛性水疱样病变。HSV 咽炎的特征是存在咽部水肿、扁桃体渗出液和扁桃体溃疡性病变。

• 口腔 HPV 感染与性行为或张嘴接吻频繁、吸烟及高龄有关；它可能与影响舌或口腔黏膜的良性疣状病变的发作有关，此类病变的可能表现可与皮肤病变相似。口腔黏膜局部增生，也称为 Heck 病，可能是另一种良性表现。口咽腔的 HPV 感染也与鳞状细胞癌的发生有关 [23]。

生殖器溃疡并非总是由传染性病原体引起，可能是全身性疾病（如Beçhet 病）、炎症性肠病（如克罗恩病）的临床表现的一部分，也可能是病毒性疾病的伴随表现。由于生殖器溃疡的存在会增加 STI 的风险，因此应为患有生殖器溃疡的受试者提供最常见的 STI（梅毒、衣原体、淋病、HIV）检测 [24]。应评估的特征包括病变数量、是否存在疼痛、是否存在泌尿系统症状（如衣原体或淋球菌性尿道炎）、是否存在全身症状（如二期梅毒或原发性 HSV 感染）：

• HSV–2 感染是青少年生殖器溃疡最常见的原因，而 HSV–1 感染较少引起该症状。生殖器 HSV 感染的临床表现开始为成群的水疱伴周围上皮红斑、水疱迅速破裂形成溃疡。水疱可能会被忽视，而溃疡可能是第一个被察觉的临床表现。在 HSV 感染的情况下，溃疡可以是单个或多个。

- 一期梅毒是感染性生殖器溃疡（梅毒性硬下疳）的常见原因，多表现为单发病变。

- 性病淋巴肉芽肿（LGV；由沙眼衣原体 L1、L2 和 L3 血清型引起）初始阶段的临床表现为在致病微生物定植部位出现单发、无痛、通常较小的生殖器溃疡。由于初始阶段通常无症状，患者经常在出现继发临床表现时才察觉：腹股沟淋巴结肿大并最终破裂（女性中较少见）、直肠疼痛、里急后重、便秘、直肠结肠炎伴有直肠排液、出血性直肠结肠炎、直肠炎性肿块。虽然第二阶段通常无症状，但肛门生殖器狭窄可能代表 LGV 该阶段的表现。未发现的 LGV 也应被视为不孕不育症的可能原因。

- 软下疳（杜克雷嗜血杆菌感染）的特征是出现单个或多个生殖器化脓性溃疡，其可导致患者疼痛。病变开始为丘疹，迅速发展为脓疱和溃疡。由杜氏嗜血杆菌引起的溃疡通常比梅毒性硬下疳更宽、更深。据估计，在（疾病）流行区以外，高达 15% 的生殖器溃疡可由这种病原体引起[25]。

- 腹股沟肉芽肿（杜诺凡病）如今在欧洲和美国很少见。90% 的病例会累及生殖器区域，10% 的病例累及腹股沟区域，但它很少会累及嘴唇、脸颊、上颚或咽部。腹股沟肉芽肿最常见的表现为溃疡性肉芽肿病，伴有单个或多个活动性红色溃疡，触之易出血。在其他情况下，它可能表现为增生性疣状、坏死性或硬化性皮损[26]。

分泌物（排液）是一些 STI 的特征，尽管可能常不被注意：

- 淋病会引起化脓性分泌物，男性患者患尿道炎时通常会注意到这种情况，但在女性患者或患淋病球菌性直肠炎或咽炎时容易被忽视。

- 虽然因生殖支原体引起宫颈炎的女性通常没有症状，但当出现症状时，黏液脓性分泌物最为常见。同样，男性生殖器支原体尿道炎也可引起化脓性或黏液脓性分泌物，但通常无症状[27]。

- 宫颈衣原体感染通常没有症状，但可能与宫颈内黏液脓性分泌物有关。衣原体性尿道炎可引起排尿困难，但很少有分泌物。在衣原体性直肠炎中，偶尔会观察到黏液脓性分泌物[28]。

- 白色、黏稠、块状、无味的分泌物提示念珠菌性外阴阴道炎；分泌物通常与烧灼感、排尿困难、性交困难、局部红斑和表皮脱落有关。

- 女性滴虫病在大约 80% 的病例中无症状。当有症状时，可能会出现稀薄的有臭味的分泌物，伴有瘙痒、灼痛、排尿困难或性交疼痛，月经期间症状往往会加重。患有由阴道毛滴虫引起的尿道炎的男性，很少会出现黏液脓性分泌物和排尿困难。

11.5 预防 HIV 风险：暴露前预防

HIV 暴露前预防（PrEP）是一种非常有效的预防 HIV 传播的干预措施。PrEP 是基于富马酸替诺福韦地索普西 / 恩曲他滨（TDF/FTC）或替诺福韦艾拉酚胺 / 恩曲他滨（TAF/FTC）的组合的每日给药。这些药物通常与其他抗逆转录病毒药物结合使用来治疗 HIV 感染者；这些药物单独使用已被证明对有感染 HIV 高风险的 HIV 阴性受试者具有预防效果。美国食品和药品监督管理局（FDA）首先批准了每日服用 TDF/FTC，作为在体重 ≥ 35 kg 的高危青少年中预防 HIV 性传播策略的一部分。最近又出于同样的目的批准了 TAF/FTC 用以预防青少年 HIV 感染，但那些有可能通过阴道性交感染 HIV 的人除外[29]。两项主要研究对 PrEP 在青少年中的疗效进行了评估，分别包含 67 名 15~17 岁的年轻 MSM（男男性行为人群）和 148 名 15~19 岁的年轻人群（98 名女性和 50 名男性）。PrEP 的疗效取决于对治疗的依从性，这些研究的数据强调，青少年可能会受益于 PrEP 期间更密切的随访，其能确保受试者每天摄入 TDF/FTC。在 PrEP 之前和用药期间必须进行患者咨询。女性应在 PrEP 期间使用有效的避孕方法。在接受 PrEP 期间，必须定期检测 HIV 和其他 STI（表 11.1）。有几个因素会限制 PrEP 在青少年中的使用，其中最重要的可能是国家之间的巨大差异；更常见的是完全缺乏关于这一问题的相关法律；若最终需要父母或监护人的同意，则意味着青少年性活动和性取向的公开；医生可能不喜欢 PrEP[30]。

表 11.1　针对 PrEP 个体的干预和筛查策略

第 1 个月	· 妊娠检查 · 第 4 代 HIV 检测（HIV 抗体 / 抗原） · 关于依从性和降低性行为风险的咨询
每 3 个月	· 妊娠检查 · 第 4 代 HIV 检测（HIV 抗体 / 抗原） · 关于依从性和降低性行为风险的咨询 a
每 6 个月	· 肌酐和肾小球滤过率的评估 · STI 筛查
每 12 个月	· 评估 HIV 风险和继续 PrEP 的适应证

a：可建议青少年每月进行一次咨询，以确保最佳的 PrEP 依从性

11.6 医患关系中（医生－青少年患者）的保密性

保密性是医患关系的基本组成部分，通常涉及医患双方之间的信息保密。然而，在与青少年患者互动时，保密是一个更复杂的问题，可能涉及父母（作为第三方），这可能会破坏青少年与医生之间的关系和信任度[31]。研究表明，如果青少年确信医生会为自己在就诊期间讨论的信息保密，他们就更有可能寻求医疗服务；另一方面，对保密性的担忧可能会在青少年患者与医疗保健提供者之间的沟通中造成障碍，并给青少年寻求医疗护理和咨询造成阻碍。性健康和 STI 等话题很容易引起年轻患者对隐私的担忧。各国对知情同意和信息保密的规定不同，医生应了解所在地区的法律[32]。

重要的是，要与青春期患者明确说明信息保密的前提条件，并且持续鼓励患者与父母直接沟通。

参考文献

[1] American Sexual Health Association. STDs/STIs. http://www.ashasexualhealth.org/stdsstis/.

[2] Satterwhite CL, Torrone E, Meites E, et al. Sexually transmitted infections among US women and men: prevalence and incidence estimates, 2008. Sex Transm Dis, 2013, 40(3):187–193.

[3] Sexually Transmitted Disease Surveillance. Division of STD prevention, National Center for HIV/AIDS, Viral Hepatitis, STD, and TB Prevention(2017-09).

[4] Moscicki AB, Ellenberg JH, Vermund SH, et al. Prevalence of and risks for cervical human papillomavirus infection and squamous intraepithelial lesions in adolescent girls impact of infection with human immunodefciency virus. Arch Pediatr Adolesc Med, 2000, 154:127.

[5] Herrero R, Hildesheim A, Bratti C, et al. Population-based study of human papillomavirus infection and cervical neoplasia in rural Costa Rica. J Natl Cancer Inst, 2000, 92:464.

[6] CDC. Diagnoses of HIV infection in the United States and dependent areas, 2018. HIV Surveillance Report, 2019:30.

[7] Auslander BA, Biro FM, Rosenthal SL. Genital herpes in adolescents. Semin Pediatr Infect Dis, 16(1):24–30. https://doi.org/10.1053/j.spid.2004.09.008.

[8] Kissinger P. Epidemiology and treatment of trichomoniasis. Curr Infect Dis Rep, 2015, 17(6):484.

[9] Wikström E, Bloigu A, Ohman H, et al. Increasing proportion of reported chlamydia trachomatis infections are repeated diagnoses. Sex Transm Dis, 2012, 39(12):968–972.

[10] Hwang LY, Scott ME, Ma Y, et al. Higher levels of cervicovaginal infammatory and regulatory cytokines and chemokines in healthy young women with immature cervical epitheLium(2010-11-03). J Reprod Immunol, 2011, 88(1):66.

[11] Cone RA. Vaginal microbiota and sexually transmitted infections that may infuence transmission of cell-associated HIV. J Infect Dis, 2014, 210(Suppl 3):S616–621.

[12] Oskar AA, Mar VG, Montserrat RS, et al. Risk factors associated with sexually transmitted infections and HIV among adolescents in a reference Clinic in Madrid. PLoS One, 2020, 15(3):e0228998.

[13] Evers YJ, Van Liere GAFS, Hoebe CJPA, et al. Chemsex among men who have sex with men living outside major cities and associations with sexually transmitted infections: a crosssectional study in the Netherlands. PLoS One, 2019, 14(5):e0216732.

[14] Rice E, Craddock J, Hemler M, et al. Associations between sexting behaviors and sexual behaviors among mobile phone-owning teens in Los Angeles. Child Dev, 2018, 89(1):110.

[15] Madigan S, Ly A, Rash CL, et al. Prevalence of multiple forms of sexting behavior among youth. A systematic review and meta-analysis. JAMA Pediatr, 2018, 172(4):327–335.

[16] Peiyang L, Tanwei Y, Fitzpatrick T, et al. Association between rectal douching and HIV and other sexually transmitted infections among men who have sex with men: a systematic review and meta-analysis. Sex Transm Infect, 2019, 95(6):428–436.

[17] Barrow RY, Faruque A, et al. Recommendations for providing quality sexually transmitted diseases clinical services, 2020. MMWR Recomm Rep, 2020, 68(5):1–20.

[18] Workowski KA, Bolan GA. Centers for Disease Control and Prevention. Sexually transmitted diseases treatment guidelines 2015. MMWR Recomm Rep, 2015, 64(RR-03):1–137.

[19] Yanofsky VR, Patel RV, Goldenberg G. Genital warts A comprehensive review. J Clin Aesthet Dermatol, 2012, 5(6):25–36.

[20] Hook EW 3rd. Syphilis. Lancet, 2017, 389:1550–1557.

[21] Flores AR, Caserta MT. Pharyngitis. Mandell, Douglas, and Bennett's principles and practice of infectious diseases, 2015:753–759.e2.

[22] Komaroff AL, Aronson MD, Pass TM, et al. Prevalence of pharyngeal gonorrhea in general medical patients with sore throats. Sex Transm Dis, 1980, 7(3):116.

[23] Pickard RK, Xiao W, Broutian TR, et al. The prevalence and incidence of oral human papillomavirus infection among young men and women, aged 18-30 years. Sex Transm Dis, 2012, 39(7):559.

[24] Maliyar K, Mufti A, Syed M, et al. Genital ulcer disease: a review of pathogenesis and clinical features. Cutan Med Surg, 2019, 23(6):624–634.

[25] Lewis DA. Epidemiology, clinical features, diagnosis and treatment of Haemophilus ducreyi—a disappearing pathogen? Expert Rev Anti-Infect Ther, 2014, 12(6):687–696.

[26] O'Farrell N, Hoosen A, Kingston M. 2018 UK national guideline for the management of donovanosis. Int J STD AIDS, 2018, 29(10):946–948.

[27] Tosh AK, Van Der Pol B, Fortenberry JD, et al. Mycoplasma genitalium among adolescent women and their partners(2007-02-15). J Adolesc Health, 2007, 40(5):412.

[28] Falk L, Fredlund H, Jensen JS. Symptomatic urethritis is more prevalent in men infected with mycoplasma genitalium than with chlamydia trachomatis. Sex Transm Infect, 2004, 80(4):289–293.

[29] Tanner MR, Miele P, Carter W, et al. Preexposure prophylaxis for prevention of HIV acquisition among adolescents: clinical considerations, 2020. MMWR, 2020, 69(3):1–12.

[30] Hosek S, Celum C, Wilson CM, et al. Preventing HIV among adolescents with oral PrEP: observations and challenges in the United States and South Africa. J Int AIDS Soc, 2016, 19(7 Suppl 6):21107.

[31] Adolescent Health Care, Confdentiality. AAFP web site: https://www.aafp.org/about/policies/all/adolescent-confdentiality.html.

[32] Ford CA, Millstein SG, Halpern-Felsher BL, et al. Infuence of physician confdentiality assurances on adolescents' willingness to disclose information and seek future health care. A randomized controlled trial. JAMA, 1997, 278(12):1029.

青少年和青年性障碍

第 12 章

Giacomo Ciocca, Erika Limoncin, Andrea Sansone,
Selene Zauri, Elena Colonnello, Chiara Simeoli,
Alberto Siracusano, Giorgio Di Lorenzo, Giancarlo Balercia,
Emmanuele A. Jannini

12.1 引　言

性的发展是一个贯穿整个生命周期的过程，它具有多种生物—心理—社会系统及其相关因素的特征[1]。然而，从历史的角度来看，西格蒙德·弗洛伊德（Sigmund Freud）的性理论代表了人类性学研究的一个里程碑。

精神分析之父（弗洛伊德）用一种当时被认为近乎粗鲁的语言在《性理论的三篇论文》（*Three Essays on the Theory of Sexuality*）（1905 年）[2]中论述了

G. Ciocca
Department of Dynamic and Clinical Psychology, and Health Studies, "Sapienza" University of Rome, Rome, Italy

Chair of Endocrinology & Medical Sexology (ENDOSEX), Department of Systems Medicine, University of Rome Tor Vergata, Rome, Italy

E. Limoncin · A. Sansone · S. Zauri · E. Colonnello · E. A. Jannini (✉)
Chair of Endocrinology & Medical Sexology (ENDOSEX), Department of Systems Medicine, University of Rome Tor Vergata, Rome, Italy

C. Simeoli
Department of Dynamic and Clinical Psychology, and Health Studies, "Sapienza" University of Rome, Rome, Italy

A. Siracusano · G. Di Lorenzo
Chair of Psychiatry, Department of Systems Medicine, University of Rome Tor Vergata, Rome, Italy

G. Balercia
Division of Endocrinology, Department of Clinical and Molecular Sciences, Polytechnic University of Marche, Ancona, Italy

© Springer Nature Switzerland AG 2021
C. Foresta, D. Gianfrilli (eds.), Pediatric and Adolescent Andrology, Trends in Andrology and Sexual Medicine, https://doi.org/10.1007/978-3-030-80015-4_12

性在人类婴儿时期的发展，从口欲期到青春期的生殖期，进而到成年期。在弗洛伊德最初的理论中，通过被命名为口腔、肛门和生殖器的独立和特殊的本体论阶段，多形态的反常特征是婴儿性欲的特征（图 12.1）。贯穿这 3 个阶段的过程可能会导致"反常"和（或）双性性残余，这些残余可能遗留在成人或性器期的最后阶段。性心理学健康的成年人指升华了他（她）的变态性残余的人（弗洛伊德从物理化学领域中选择的一个特定术语）。相反，在弗洛伊德最初的研究中，神经症或变态（现代语言中的副反应）都被解释为对上述 3 个早期阶段的异常依恋或衰退 [3-4]。此外，弗洛伊德认为性欲中的性本能以及在正常或病理模式中性发育和自我之间的关系是人格发展的中心。

另一方面，精神分析学家威廉·赖希（Wilhelm Reich）指出，婴儿期的性心理发展是性格形成的基本阶段。

在著名的《性格分析》（*Character Analysis*）（1933 年）一书中，Reich 肯定了神经症的起源是由于一种以压抑性为特征的熟悉的父权制教育，并强调了恋母情结的核心作用 [5]（图 12.2）。

由于这些和其他原因，在生命的第一阶段对性健康的特殊关注是至关重要

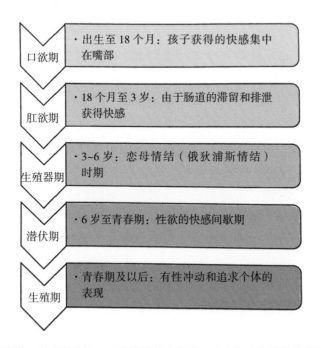

图 12.1　性心理发展。生殖期是性心理发展的最后阶段，是人格及其关系模式成功发展的阶段。根据心理动力学的观点，生殖期的实现对健康人格的构建至关重要。对前一阶段如口欲期、肛欲期或生殖器期的迷恋，提示病态的人格结构

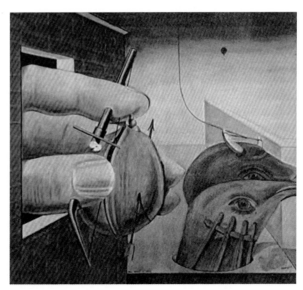

图 12.2 恋母情结（俄狄浦斯情结）（Max Ernst, Oedipus Rex, 1922）。恋母情结代表了关系世界内部表征的主要时刻，它是构成人格真实性检验的基础。在恋母情结时期，超我被构建在精神系统中，同时也是依恋的主要人物在女性和男性方面的内化。在恋母情结阶段，孩子从二元关系状态转变为三元关系状态，这一阶段也是成年期的择偶策略和关系生活的中心，依恋理论也证实了这一点

的。青春期的特征是男性和女性通过生物学、解剖学、激素的不同而产生的表型变化。性在这些身体变化中起着关键作用，就像第二性征的发展一样。此外，青春期往往是第一次恋爱和性关系发生的时期，同时也是性别身份的巩固期。鉴于青春期的这些内在特征，研究并最终阐述处于这一微妙时期的个体的性和情感发展更为正确。在这方面，传统理论认为青春期是一个有争议的阶段，其特征是人的内在二元论：依赖与独立，从父系关系到亲密关系和社会关系[6]。

因此，在这个时期，生理和心理因素强烈地制约着行为，精神内分泌的观点更适合描述青少年。事实上，激素水平和依恋方式在驱动性行为和所有相关行为中起着核心作用。本章阐述青少年和青年从正常到病态的性行为的主要特征，并特别关注近期的研究及与性有关的特殊社会现象。

12.2 青春期性功能障碍

研究文献很少涉及青少年的性健康问题，甚至对青年的研究范围也极其狭窄，只调查性行为的一小部分，并且主要集中于与性功能障碍有关的心理因素。这是令人惊讶的，因为在大多数西方国家，许多人在 18 岁之前就已经发生了第

一次性行为：只有 10%~40% 的年轻人在 18 岁之前还没有发生性行为，这种发生率随着时间推移而稳步下降，25~29 岁的女性和男性分别只有 3% 和 5% [7]。早有证据表明，"过早"性行为可能会对生活质量产生严重影响，尤其是在同伴压力、伴侣压力或如胁迫等更为复杂的情况下引发的性行为[8]。对性别差异的研究发现：男孩通常认为他们的第一次性行为是一种"成就"，而女孩似乎更有可能通过性行为来加强与伴侣的关系[9-10]。然而，"早期"的确切定义尚不确定。一些研究表明，在青春期早期和中期，青少年不太可能为他们的第一次性行为做好"认知准备"，也不太可能意识到无保护的性行为的潜在风险[11]。酗酒和吸毒等危险行为，与过早、无保护的性行为之间存在着令人担忧的联系[12-13]。

老年男性勃起功能障碍的日益普遍[14]及与更年期相关的性症状的报告[15]中，越来越多的证据支持大多数性功能障碍发生在晚年。然而，性功能障碍也可能发生在青少年。尽管发育性学方面的专家很少，但是青少年因早泄、性交疼痛，甚至难以达到性高潮而咨询专家的情况并不罕见[16]。一般认为，其中一些症状可能与年龄有关：早泄确实在青少年、青年和性幼稚症男性中更常见[17-18]，就像原发性阴道痉挛、外阴痛在年轻女孩中也非常普遍[19-20]。焦虑表现在开始探索自己和伴侣的性取向的个体中非常普遍，是最常见的性抱怨之一[21]。抑制性欲、早泄和勃起功能障碍是这种情况的常见后果[21-22]，它们会极大地影响年轻个体的性功能。也可以推测年轻个体不太可能应对性功能障碍[23]，从而导致性健康恶化。此外，性焦虑会诱发并维持一个"恶性循环"，且伴随着性症状的逐渐恶化：在男孩和成年男子中，勃起不足可能导致射精时间缩短，而试图推迟射精可能导致对勃起功能控制减弱。

心理因素和非器质性因素的高发率导致许多临床医生忽视了性功能障碍的其他可能的器质性因素，尽管毫无疑问一些风险因素与年龄增长密切相关，如内皮功能障碍和迟发性性腺功能减退引起的勃起功能障碍[24-26]，但器质性危险因素绝不应事先排除。在年轻患者中也可以观察到内分泌紊乱以及与药物相关的疾病和心血管疾病，因此在任何临床评估中，仔细的病史询问和体格检查都是必需的[14]。值得注意的是，勃起功能障碍与心血管疾病具有相同的风险因素[27]。在主诉为勃起功能障碍的青年甚至是青少年中，无论他们的年龄如何，临床医生都绝不应忽视心血管危险因素或可能存在心功能代谢紊乱的情况[28]。

在评估性功能障碍时，需要额外关注有血液肿瘤病史的年轻患者。由于治疗及与病史相关的心理负担，这些患者一旦成年就会出现性腺功能减退和不孕不育症，还经常出现性功能障碍[29]。个体化治疗对于正常的性和心理发育至关重要，应始终建议采用心理 – 性学方法来最大限度地发挥治疗潜力。

对青少年性功能障碍的治疗遵循对成年人建议的相同步骤，从识别和消除所有危险因素或危害健康的行为开始，如吸烟、酗酒和滥用药物。这类行为在青少年中很常见，尽管法律限制向未成年人出售酒精和烟草产品，但意大利卫生部与意大利男科和性医学协会最近批准的一项全国调查报告称，高达 80% 的男高中生偶尔饮酒，51% 的受访对象还表示曾尝试过吸烟 [12]。青春期是泌尿生殖系统和生殖道发育和成熟的脆弱时期，从青春期开始上述行为很可能导致性发育受损 [30]。

一旦排除了危害健康的行为，如果性功能障碍症状仍然存在，可以建议药物治疗，但来自不同科学协会的指南并未提供任何关于现有治疗在青少年人群中的获益或风险的信息。然而，没有任何具体的指征并不意味着这种治疗不受青少年的欢迎。事实上，尽管缺乏临床证据（而且通常没有任何处方），但年轻健康男性娱乐性使用 5 型磷酸二酯酶抑制剂（PDE5i）在文献中已报告，而且这种情况似乎比预期的更普遍 [31-33]。可以提出关于这方面的几个假设：虽然很明显一些 PDE5i 使用者有理由服用这些药物，但也有人提出，使用这些药物的主要决定因素是由于性表现焦虑以及对勃起功能缺乏信心 [33]。肺动脉高压试验证明 PDE5i 在儿童中使用是安全的 [34-35]。因此，尽管假设 PDE5i 的"身体"安全性在青少年中不是问题，但这些治疗是否应该作为未成年受试者的一线治疗仍是一个值得讨论的问题。抗焦虑药 / 抗抑郁药治疗性功能焦虑需要谨慎，因为一些 GABA 能药物、选择性 5- 羟色胺再摄取抑制剂（SSRI）、单胺氧化酶抑制剂、抗多巴胺能抗精神病药和抗惊厥药可对勃起功能产生负面影响 [21]。此外，这些药物中的大多数还没有在青少年中进行广泛的研究。通常建议将心理疗法与药物治疗相结合以改善勃起功能，因为器质性和精神性这两个主要组成部分不应被视为两个独立的实体，而应被视为"同一枚硬币的正反面" [36]。鉴于药物治疗的现有证据很少，因此在最终给予 PDE5i 之前，可建议将包括心理和性心理行为治疗在内的保守方法作为一线治疗。关于早泄，唯一被批准的口服治疗药是达泊西汀 [37]，由于半衰期短和吸收快，这是一种可用于按需治疗的 SSRI [38]。达泊西汀对治疗终身早泄是安全有效的 [39-40]，因此假设它也能够改善青少年的射精潜伏期。然而，到目前为止还没有研究评估其在 18 岁以下受试者中的有效性和安全性。可以假设，对青少年性功能障碍进行治疗时可以通过减少焦虑以在性发育方面提供更好的结果，而且没有严重的不良反应 [38]。然而，另一方面，在这些方面缺乏任何可靠的证据表明任何治疗都应该在个人基础上仔细评估。达泊西汀和心理及性心理行为疗法的联合治疗通常被认为比单独治疗更能给患者带来更大的好处 [39-41]。在青少年人群中，是否可以推迟药物治疗而采用行为治疗是一个有待讨论的问题。

12.3 青年期性功能障碍

　　青年时期的特点是涉及一系列心理变化，这些变化可能影响和决定未来发展。如果将这一重要生命时期的所有变化（开始独立、工作、同居或结婚等）考虑在内，我们可以推测，从心理学的角度来看，性功能障碍的出现可能代表了一种一般心理疾病的表现，由不同的社会心理和关系压力源产生，可能与责任的增加有关。然而，这一观点并没有考虑到所有可能影响性健康的器质性因素也是在这个特定的时期发生。事实上，人们普遍认为青年是"无敌的"，没有任何功能障碍或疾病。因此，这里旨在讨论与影响男女性心理健康有关的器质性和非器质性因素，试图给读者提供最广泛的关于青年性功能障碍的概述。当提到性功能障碍的器质性病因时，我们考虑了所有可能解释导致性生活障碍的器质性因素。对年轻性行为影响最大的器质性因素是癌症，无论是睾丸癌还是乳腺癌，都与性生活密切相关。大量的文献证据表明，癌症的诊断和治疗会使患者的性生活恶化[42-46]。另一方面，有很多癌症治疗保证了很高的生存率。因此，在癌症治疗后，临床医生询问患者的总体生活质量时特别调查了性生活的质量。癌症诊断可能会使患者因对这一诊断的心理反应及不得不重新安排整体生活而对性产生间接影响[47]。在诊断后的第一阶段，抑郁、情绪障碍或适应障碍的"生理"变化肯定与性健康有关[48]，导致患者生活在低性欲中，或者在极端情况下会逃避性生活[49]。除了诊断，一些治疗也影响性健康。最近的研究表明，年轻女性在接受乳腺癌治疗后出现性功能障碍，男性在接受睾丸癌治疗后出现勃起功能障碍[50]。此外，儿童期癌症的幸存者也存在性功能障碍[51]。因此，在最后一种情况下，癌症对性健康的影响是由生理和心理两个方面介导的；与生理问题有关的是手术后的不良反应以及化疗、放疗后的阴道干涩、疼痛、疲劳等。在心理方面，主要是对青少年社会心理发展中断的担忧，身体形象观念的改变，对生育能力的担忧，以及临床支持不足的存在等[52]。此外，睾丸癌对男性性功能的影响也在治疗中断后的 5 年随访研究中进行了评估[42]。作者发现，与对照组相比，在几乎所有的长期随访（从诊断后 0~5 年）中，研究组在勃起功能、性欲、性生活满意度和总体满意度方面的评分均较低。除了癌症，许多其他的疾病也会影响青年的性生活。在生命的这一阶段，我们可以假定生育期望对另一个生命的计划具有特权，性问题似乎在决定个人和夫妻的总体幸福方面起着核心作用。在这方面，我们可以假设女性子宫内膜异位症或外阴痛和男性早泄引起的生殖 - 盆腔疼痛可能会对性生活和关系质量起到破坏作用。

　　10% 的育龄期女性受到子宫内膜异位症及其相关的性交痛的影响[53]，其中

50%~70% 的病例有显著的慢性疼痛。一方面，疼痛导致女性在某些情况下逃避性生活；另一方面，子宫内膜异位症似乎会导致男性伴侣对性和双方关系更不满意 [53]。

青年人群的性功能障碍问题，可能以早泄（PE）为代表。即使早泄可以保证生育需求，但它会恶化性生活质量，导致伴侣痛苦 [54]，特别是女性伴侣无法获得性高潮，这个情况使夫妇不能同步 [55]。长期以来，PE 一直被认为是一种具有心理病因的性疾病，尤其是获得性 PE[22]。然而，文献证据更多地显示特定器质性因素对 PE 发展的影响 [37,56]。有证据表明遗传因素在中枢 5- 羟色胺通路、前列腺炎症 / 感染或与其他性功能障碍 [如勃起功能障碍（ED）] 的共病中发挥作用 [37]。

在评估任何性功能障碍时，个体化的特定器质性因素都能使该症状性质被理解得更加清晰。事实上，器质性和非器质性病因往往在个体中同时存在。然而，我们可以反思性功能障碍的特定非器质性病因。在文献中，我们可以找到具体的宏观领域：由于另一种性状况（如性欲低下）导致的性功能障碍 [57]，由于精神病理因素（情绪 / 焦虑障碍、饮食障碍、人格障碍）导致的性功能障碍 [58]，以及由于关系问题 [59] 或药物滥用 [60] 导致的性功能障碍。在这些因素中，青年较不直观的表现可能是性欲低下，在某些情况下，表现为性欲减退障碍（HSDD）的特征。青年总是渴望性行为，这是一种社会文化观念。青年的性欲低下常是另一种精神疾病的合并症，可能表现为焦虑 / 情绪障碍。另外，关系问题和激素避孕药的使用也可能会影响性欲 [61-62]。例如，使用复方口服避孕药似乎不会影响性欲，但会导致性生活频率的降低。

性医学领域的临床医生应该准确地评估所有可能的因素来解释特定性功能障碍的存在，以确定其病因。根据文献，似乎所有性问题的最佳治疗选择都是综合治疗（药物治疗和性治疗，或必要时心理治疗）[41]。为了支持这一观点，重要的是要记住，器质性病因总是（或几乎总是）与非器质性病因相关。器质性和非器质性因素形成一个恶性循环，如果临床医生不兼顾这两个方面，可能会导致初步治疗无效。这种方法是生物—心理—社会模式的基础。

12.4 与互联网相关的青年性障碍

一些社会现象也与性行为有关。在这方面，使用特定的互联网内容与性功能失调有关；然而，只有在本就存在缺陷的条件和人格中，互联网使用才会对性健康产生负面影响。因此，有必要将互联网的病态使用及其对性的影响视为主要心理痛苦的结果，而不是原因。

在此基础上，我们主要关注 4 种涉及青少年和青年性行为的互联网现象：色情作品、视频软件的使用、色情短信和性勒索。关于第一种现象，事实证明它对大多数成人（不论是不同宗教和文化的人，还是不同性别以及不同年龄的人）使用者没有实质上的危害 [63]。然而，一些学者最近发现，高质量的家庭关系可能减少接触色情作品的概率，而与自己的父母在一起的时间似乎推迟了青少年初次接触色情作品的时间 [64]。尽管一些关于色情制品的保守观念被认为与基于性别的性信念有关，但目前还缺乏对年轻人使用色情作品可能带来的风险进行严格的非意识形态驱动的调查 [65]。

另一个重要问题是关于暴力色情极可能与性行为和性关系有关。与其他技术媒介一样，色情作品在教育方面发挥着核心作用，在许多情况下，它为青少年描画了一种其他媒介缺乏的范例。迄今为止，关于性和性行为的知识（包括错误的知识）几乎完全是在色情片的背景下获得的，而社会中缺乏通俗的、控制良好的、科学合理的性和情感教育（见后文）。这种严重的偏见也限制了针对暴力的预防策略。一项横断面研究提示，接触暴力色情内容可能是青少年暴力约会的危险因素。接触过暴力色情作品的少年实施性暴力约会（TDV）的可能性是普通青少年的 3 倍以上，而接触过暴力色情作品的少女实施身体暴力约会和威胁性暴力约会的可能性是普通少女的 1.5 倍以上 [66]。这些研究发现以及我们目前面临的各种年龄层的色情泛滥证明：①在绝大多数情况下，缺乏制度化的性教育（不是色情，甚至是恋物癖或暴力本身）很可能是真正让年轻人面临关于性权利、性需求和性行为的错误信息的罪魁祸首；②像波尔多葡萄酒不会导致酒精中毒（但酗酒者不应该喝波尔多酒）一样，色情作品可能会对原本容易产生功能失调行为的脆弱人格产生负面影响。

同样，与互联网使用相关的另一个风险是上瘾人格，因此导致性成瘾、过度性行为，更具体的说法是"色情成瘾"。色情成瘾可以定义为通过观看成人内容进行手淫时的一种性强迫 [67-68]。色情成瘾者完全沉浸在自己固执的性行为中，每天花费几个小时来研究和观看色情材料，寻找最适合自己的色情内容 [67-68]。

此外，一些证据表明，色情作品会间接导致青少年过早地开始性行为 [69-70]。

网站上色情电影的另一个错误引导是危险性行为和不使用避孕套。事实上，色情视频很少使用避孕套来呈现性行为。这个特定问题可以被认为是青少年和青年预防性传播疾病教育的一个可能的反面例子 [71]，应进一步倡导明智的性教育。

另一方面，当个人在网站上使用色情内容时，他 / 她扮演的是被动角色，而当同一个人成为视频 App（MA）用户时，他 / 她扮演的是主动角色。MA 用户倾向于在互联网上寻找可能的、真实的性伴侣，发布自己的照片，添加自己的特征、偏好和爱好来提升自己的社交形象。MA 的使用量达数百万。MA 的虚拟场所代表了一种当代的约会方式，在大多数情况下涉及性。然而，MA 的推广和使用对性生活有积极影响，同时也有消极的影响。首先，要考虑的主要方面与性健康和安全性行为有关。在某些特定情况下，MA 使用者更容易暴露于性危险行为，尤其是异性恋者和男男性行为者使用或滥用物质和酒精发生性行为时[72-73]。

在治疗使用 MA 进行约会的青少年的性行为时，应充分考虑这些因素。在回顾过程中，研究 MA 可能性作为了解年轻患者性行为的基本部分也是合适的。评估性和性行为的临床医生有义务评估与生活和社会环境有关的因素，以及与危险性行为相关的最常见的异常行为。然而，除了大量使用社交网络之外，MA 的使用还代表了一种结识和约会新朋友的新方式。一项有趣的研究显示，在 Tinder（MA 最常用的交友平台）上，超过 1/4 的人在约会后发展为稳定的关系，打破了人们普遍认为使用 MA 与"一夜情"之间存在联系的偏见。

由于智能手机的使用，MA 现象在很大程度上被扩散，并容易被每个人接触，因此更受限制的色情短信现象也与智能手机的使用密切相关。色情短信是指用一种科技设备（通常是智能手机）发送、接收或转发色情内容。进一步细分为初级和次级色情短信。初级色情短信是指两个人在双方同意的情况下发送照片等色情材料；次级色情短信发送是将色情内容转发给非预期接收者的人[76-77]。

虽然，抑郁和愤怒与女孩的次级色情短信有关，但最近的研究表明，两种类型的青少年色情短信都被需要且受欢迎，并没有性别差异，短期内也没有发现相关个体的负面影响[78]。另一方面，一项相关的 meta 分析研究得出结论，色情短信与精神风险因素和一些危险或异常行为有关，比如青少年缺乏避孕措施和避孕药物的使用[79]。

有时与色情短信有关的其他相关问题包括报复性色情和性勒索，这是一种以未经同意的为了获得其他图像、性行为或金钱为目的传播色情内容为特征的同化现象[80]。一项对美国青年的大型调查发现，大约 5% 的学生报告说他们曾是性勒索的受害者，这以一种实证的方式突出了青少年中夸张的异常行为[81]。其他研究表明，近 60% 的性勒索受害者认识施暴者，甚至有时施暴者是恋人。受害者中约有 1/3 受到人身攻击的威胁，这表明性勒索可以被视为暴力行为或暴力的高危因素[82]。

鉴于上述与互联网相关的现象，即色情文字、MA、色情短信和性勒索，我们发现了一些关于性和互联网之间的关系的病理倾向。此外，这 4 种现象之间似乎有联系，但互联网只是一种媒介。不正常或病态地使用互联网进行性行为，很可能是个体在心理、关系和社会健康方面存在问题的结果 [83]。

12.5 性教育

情感教育和性教育的特点包括性的情感、认知、身体、社会和关系方面。此外，情感和性教育被认为是青少年时期的一个重要里程碑，使人们了解自己的身体、性生活和性健康。性教育的推广意味着性权利的保障。以身体变化为特征的青春期是性行为认知最关键的时期 [84]。在此期间，青少年很难认识到自己的身体每天在什么时候以及如何变化。第一次性信号，比如勃起，是一种新事物。焦虑、害怕犯错、害怕评判是影响性行为的几个心理方面。因此，性教育在特定高危人群中的重要性变得更加突出。例如，研究表明，男男性行为的年轻男性通常有不恰当的性习惯，这对人类免疫缺陷病毒（HIV）在该人群中的传播有很大影响；对这些青年进行良好的性教育可以有效地减少危险性行为和习惯 [78]。性教育有助于减轻性功能障碍。一项研究表明，有性欲障碍的女性在接受 6 周的性健康教育后，障碍有所改善 [85]。一般来说，如果青年通过掌握性专业知识来处理恋爱和性关系所需的社交技巧，那么他们在性交过程中会受到更多的保护 [80]。青少年大部分时间在学校度过，因此学校是进行情感和性教育的最佳场所 [86]。不幸的是，并非所有国家都常规进行性教育。家庭的作用虽然应该被认为是必不可少的，但是在缺乏制度性教育的环境中，其对于青少年的性心理发展可能是危险而不是有益的。事实上，让家庭性教育做到诚实、开放、没有偏见和禁忌远非易事。迄今为止，互联网是青少年获取性信息的主要来源，对性行为既有消极也有积极的影响。它是获取医疗信息最常见的研究引擎，其特点是所谓的"三 A"：易使用性（Accessibility）、可访问性（Access）、匿名性（Anonymity）。近年来，网络性活动已经越来越正常和普遍，其特点与年龄和性别差异有关，青少年面临更大的风险。接受和归属感对青少年来说至关重要，网络和社交网络会给人一种（虚假的）印象：他们是一个大社区的一部分，在那里他们可以成为任何他们想成为的人。似乎另类的、身体残疾的、被抛弃的人并不存在于虚假的社交媒体，事实上相反，一切皆有可能。在建立约会和临时关系时，女同性恋、男同性恋、双性恋和跨性别者（LGBT）更喜欢互联网的这个隐匿特点。因为在真实世界中，LGBT 往往会屈服于强烈的世俗偏见而被迫"出柜"。与此同时，色情短信和色情材料也逐渐增多。如前所述，当访问未经批准时，尤其是当用户是未成年人时，发送色情短信可能会带来严重问题。相反，色情作品并不总是负面的。事实上，某些色情作品可以让人更好地了解自己的身体和性行为。在网络上搜索到的性信息质量可能良莠不齐，但另一方面，青年可以批判性地评价和核查这些信息[88]。一个有效的性教育计划应同时提高认知、情感和社交技能，以提升责任感和积极行为。世界卫生组织（WHO）指出了以下 10 种生活技能：情绪领域包括移情、自我意识、情绪管理和压力管理；关系领域包括有效的沟通和人际关系技巧；认知领域涉及决策、解决问题、批判性和创造力[89]。提升社交情感技能，提高自尊，决策和解决问题的能力是很有必要的。性教育旨在作为一种重要和强有力的预防工具，促进性行为成为潜在的积极因素，并成为丰富人们亲密关系的一个来源。据此，主要关注社交媒体在性教育方面的作用可被视为目前性健康研究面临的挑战。

12.6 结　论

　　青春期性行为由于多种原因成为一个敏感话题，因此临床医生应该非常仔细地评估青少年的性功能和性行为。因为性健康严格取决于生活方式和总体健康状况，卫生保健专业人员、医生和教育工作者应该考虑到年轻患者性行为的特殊性。事实上，性可以被认为是身心健康的最佳指标[1]，当存在心理或生理问题时，性功能也会受到影响。然而，社会环境也会影响性行为，因此在评估或治疗性行为问题时，尤其是在青少年和青年中，系统的或生物—心理—社会方法总是不可或缺的。如果性功能障碍和性障碍可以被认为是青少年这一问题的核心，那么也应该认真考虑与性和新技术有关的其他行为，如与互联网使用有关的一些方面。

　　最后，必须高度关注青少年性行为问题，医疗和教育机构之间也必须通力合作。生殖和性健康是公共卫生的核心部分，也是当代社会面临的一项医学和社会挑战。

参考文献

[1] Jannini EA. SM = SM: the Interface of systems medicine and sexual medicine for facing non communicable diseases in a gender-dependent manner. Sex Med Rev, 2017, 5(3):349–364.

[2] Freud S. Three essays on the theory of sexuality. New York: Basic Books, 1962.

[3] Kernberg OF. Mature love: prerequisites and characteristics. J Am Psychoanal Association, 1974, 22(4):743–768.

[4] Lingiardi V, McWilliams N.Psychodynamic diagnostic manual, second edition (PDM-2). New York, NY: Guilford Press, 2017.

[5] Reich W. Character analysis//New York. Inc.: Strauss & Giroux, 1949.

[6] Sanders RA. Adolescent psychosocial, social, and cognitive development. Pediatr Rev, 2013, 34(8):354–358; quiz 358-359.

[7] Boislard MA, van de Bongardt D, Blais M. Sexuality (and lack thereof) in adolescence and early adulthood: a review of the literature. Behav Sci (Basel), 2016:6(1).

[8] Rouche M, et al. Feelings about the timing of frst sexual intercourse and health-related quality of life among adolescents. BMC Public Health, 2019, 19(1):408.

[9] Guggino JM, Ponzetti JJ Jr. Gender differences in affective reactions to frst coitus. J Adolesc, 1997, 20(2):189–200.

[10] Cotton S, et al. Adolescent girls perceptions of the timing of their sexual initiation: "too young" or "just right"? J Adolesc Health, 2004, 34(5):453–458.

[11] Dixon-Mueller R. How young is "too young"? Comparative perspectives on adolescent sexual, marital, and reproductive transitions. Stud Fam Plan, 2008, 39(4):247–262.

[12] Gianfrilli D, et al. Risk behaviours and alcohol in adolescence are negatively associated with testicular volume: results from the Amico-Andrologo survey. Andrology, 2019, 7(6):769–777.

[13] Bellis MA, et al. Sexual uses of alcohol and drugs and the associated health risks: a cross sectional study of young people in nine European cities. BMC Public Health, 2008, 8(1):155.

[14] Shamloul R, Ghanem H. Erectile dysfunction. Lancet, 2013, 381(9861):153–165.

[15] Jannini EA, Nappi RE. Couplepause: a new paradigm in treating sexual dysfunction during menopause and andropause. Sex Med Rev, 2018, 6(3):384–395.

[16] O'Sullivan LF, et al. A longitudinal study of problems in sexual functioning and related sexual distress among middle to late adolescents. J Adolesc Health, 2016, 59(3):318–324.

[17] Jannini EA, Lenzi A. Epidemiology of premature ejaculation. Curr Opin Urol, 2005, 15(6):399–403.

[18] Mitchell KR, et al. Sexual function in 16- to 21-year-olds in Britain. J Adolesc Health, 2016, 59(4):422–428.

[19] Hersh JE. Vulvodynia in adolescents. Curr Opin Obstet Gynecol, 2018, 30(5):293–299.

[20] Ciocca G, et al. Alexithymia and vaginismus: a preliminary correlation perspective. Int J Impot Res, 2013, 25(3):113–116.

[21] Pyke RE. Sexual performance anxiety. Sex Med Rev, 2020, 8:183–200.

[22] McMahon CG, et al. The pathophysiology of acquired premature ejaculation. Transl Androl Urol, 2016, 5(4):434–449.

[23] Corona G, et al. Sexual function of the ageing male. Best Pract Res Clin Endocrinol Metab, 2013, 27(4):581–601.

[24] Sansone A, et al. Endocrine evaluation of erectile dysfunction. Endocrine, 2014, 46(3):423–430.

[25] Isidori AM, et al. A critical analysis of the role of testosterone in erectile function: from patho-physiology to treatment—a systematic review. Eur Urol, 2014, 65(1):99–112.

[26] Maiorino MI, et al. From infammation to sexual dysfunctions: a journey through diabetes, obesity, and metabolic syndrome. J Endocrinol Investig, 2018, 41(11):1249–1258.

[27] Kloner RA. Erectile dysfunction as a predictor of cardiovascular disease. Int J Impot Res, 2008, 20(5):460–465.

[28] Rastrelli G, Maggi M. Erectile dysfunction in ft and healthy young men: psychological or pathological? Transl Androl Urol, 2017, 6(1):79–90.

[29] Rose SR, et al. Late endocrine effects of childhood cancer. Nat Rev Endocrinol, 2016, 12(6):319–336.

[30] Abreu AP, Kaiser UB. Pubertal development and regulation. Lancet Diabetes Endocrinol, 2016, 4(3):254–264.

[31] Korkes F, et al. Recreational use of PDE5 inhibitors by young healthy men: recognizing this

issue among medical students. J Sex Med, 2008, 5(10):2414–2418.

32. Bechara A, et al. Recreational use of phosphodiesterase type 5 inhibitors by healthy young men. J Sex Med, 2010, 7(11):3736–3742.

[33] Harte CB, Meston CM. Recreational use of erectile dysfunction medications and its adverse effects on erectile function in young healthy men: the mediating role of confdence in erectile ability. J Sex Med, 2012, 9(7):1852–1859.

[34] Cohen JL, et al. Sildenafl use in children with pulmonary hypertension. J Pediatr, 2019, 205:29–34.e1.

[35] Olguín HJ, et al. Pharmacokinetics of sildenafl in children with pulmonary arterial hypertension. World J Pediatr, 2017, 13(6):588–592.

[36] Jannini EA, et al. Organic vs. psychogenic? The Manichean diagnosis in sexual medicine. J Sex Med, 2010, 7(5):1726–1733.

[37] Jannini EA, et al. Premature ejaculation: old story, new insights. Fertil Steril, 2015, 104(5):1061–1073.

[38] Russo A, et al. Effcacy and safety of dapoxetine in treatment of premature ejaculation: an evidence-based review. Int J Clin Pract, 2016, 70(9):723–733.

[39] Gillman N, Gillman M. Premature ejaculation: aetiology and treatment strategies. Med Sci, 2019, 7(11):102.

[40] De Hong C, et al. The role of dapoxetine hydrochloride on-demand for the treatment of men with premature ejaculation. Sci Rep, 2014, 4(1):7269.

[41] Ciocca G, et al. Integrating psychotherapy and pharmacotherapy in the treatment of premature ejaculation. Arab J Urol, 2013, 11(3):305–312.

[42] Pallotti F, Petrozzi A, Cargnelutti F, et al. Long-term follow up of the erectile function of testicular cancer survivors. Front Endocrinol, 2019, 10:196.

[43] Nichols PE, et al. Patient decision-making and predictors of genital satisfaction associated with testicular prostheses after radical orchiectomy: a questionnaire-based study of men with germ cell tumors of the testicle. Urology, 2019, 124:276–281.

[44] Wiklander M, et al. Feasibility of a self-help web-based intervention targeting young cancer patients with sexual problems and fertility distress. Support Care Cancer, 2017, 25(12):3675–3682.

[45] Mutsch J, et al. Sexuality and cancer in adolescents and young adults—a comparison between reproductive cancer patients and patients with non-reproductive cancer. BMC Cancer, 2019, 19(1):828.

[46] Congard A, et al. The self-reported perceptions of the repercussions of the disease and its treatments on daily life for young women with breast cancer and their partners. J Psychosoc Oncol, 2019, 37(1):50–68.

[47] Williams F, Jeanetta SC. Lived experiences of breast cancer survivors after diagnosis, treatment and beyond: qualitative study. Health Expect, 2016, 19(3):631–642.

[48] Lu D, Andersson TML, Fall K. Clinical diagnosis of mental disorders immediately before and after cancer diagnosis: a Nationwide matched cohort study in Sweden (vol 2, pg 1188, 2016). JAMA Oncol, 2016, 2(9):1244.

[49] Jackson SE, et al. Sexuality after a cancer diagnosis: a population-based study. Cancer, 2016, 122(24):3883–3891.

[50] Bandak M, et al. Sexual function in a nationwide cohort of 2, 260 survivors of testicular cancer after 17 years of followup. J Urol, 2018, 200(4):794–800.

[51] Twitchell DK, et al. Psychological impacts of male sexual dysfunction in pelvic cancer survivorship. Sex Med Rev, 2019, 7(4):614–626.

[52] Frederick NN, et al. Sexual dysfunction in young adult survivors of childhood cancer. Pediatr Blood Cancer, 2016, 63(9):1622–1628.

[53] Hammerli S, et al. Does endometriosis affect sexual activity and satisfaction of the man partner? A comparison of partners from women diagnosed with endometriosis and controls. J Sex Med, 2018, 15(6):853–865.

[54] Limoncin E, et al. Premature ejaculation results in female sexual distress: standardization and validation of a new diagnostic tool for sexual distress. J Urol, 2013, 189(5):1830–1835.

[55] Jannini EA, Porst H. A practical approach to premature ejaculation. Introduction: the asynchronous couple. J Sex Med, 2011, 8(Suppl 4):301–303.

[56] Jannini EA, et al. Genetics of human sexual behavior: where we are, where we are going. Sex Med Rev, 2015, 3(2):65–77.

[57] Gunst A, et al. A network analysis of female sexual function: comparing symptom networks in women with decreased, increased, and stable sexual desire. Sci Rep, 2018, 8(1):15, 815.

[58] Barata BC. Affective disorders and sexual function: from neuroscience to clinic. Curr Opin Psychiatry, 2017, 30(6):396–401.

[59] Carvalho J, Nobre P. Gender issues and sexual desire: the role of emotional and relationship variables. J Sex Med., 2010, 7(7):2469–2478.

[60] Bhatia D, Mikulich-Gilbertson SK, Sakai JT. Prescription opioid misuse and risky adolescent behavior. Pediatrics, 2020, 145(2):e20192470.

[61] Elaut E, et al. Cycle-related changes in mood, sexual desire, and sexual activity in oral contraception-using and nonhormonal-contraception-using couples. J Sex Res, 2016, 53(1):125–136.

[62] Malmborg A, Brynhildsen J, Hammar M. A survey of young women's perceptions of the infuence of the Levonorgestrel-intrauterine system or copper-intrauterine device on sexual desire. Sex Reprod Healthc, 2019, 21:75–80.

[63] Rowland DL, Uribe D. Pornography use: what do cross-cultural patterns tell us?//Rowland DL, Emmanuele AJ, editors. Cultural differences and the practice of sexual medicine. Cham: Springer, 2020.

[64] Shelby S, Nathan Leonhardt N, Willoughby B, et al. Home Base: Family of origin factor and the debut of vaginal sex, anal sex, oral sex, masturbation, and pornography use in a national sample of adolescents. J Sex Res, 2019, 57:1089–1099.

[65] Peter J, Valkenburg PM. Adolescents and pornography: a review of 20 years of research. J Sex Res, 2016, 53(4/5):509–531.

[66] Rostad WL, Gittins-Stone D, Huntington C, et al. The association between exposure to violent pornography and teen dating violence in grade 10 high school students. Arch Sex Behav, 2019, 48(7):2137–2147.

[67] Blais-Lecours S, Vaillancourt-Morel MP, Sabourin S, et al. Cyberpornography: time use, perceived addiction, sexual functioning, and sexual satisfaction. Cyberpsychol Behav Soc Netw, 2016, 19(11):649–655.

[68] Mollaioli D, Sanaone A, Romanelli F, et al. Sexual dysfunctions in the internet era//Jannini E, Siracusano A, editors. Sexual dysfunctions in mentally ill patients. Trends in andrology and sexual medicine. Cham: Springer, 2018.

[69] Braithwaite S, Coulson G, Keddington K, et al. The infuence of pornography on sexual scripts and hooking up among emerging adults in college. Arch Sex Behav, 2015, 44(1):111–123.

[70] Fisher WA, et al. Pornography, sex crime, and paraphilia. Curr Psychiatry Rep, 2013, 15(6):362.

[71] Lim M, Carrotte ER, Hellard ME. The impact of pornography on gender-based violence, sex ual health and well-being. What do we know? J Epidemiol Community Health, 2016, 70:3–5.

[72] Chan PA, et al. A network analysis of sexually transmitted diseases and online hookup sites among men who have sex with men. Sex Transm Dis, 2018, 45(7):462–468.

[73] Boonchutima S, Kongchan W. Utilization of dating apps by men who have sex with men for persuading other men toward substance use. Psychol Res Behav Manag, 2017, 10:31–38.

[74] Timmermans E, Courtois C. From swiping to casual sex and/or committed relationships: exploring the experiences of tinder users. Inf Soc, 2018, 34(2):59–70.

[75] Holtzhausen N, Fitzgerald K, Thakur I, et al. Swipe-based dating applications use and its association with mental health outcomes: a cross-sectional study. BMC Psychol, 2020, 4(8):1–22.

[76] Calvert C. Sex, cell phones, privacy and the frst amendment: when children become child pornographers and the Lolita effect undermines the law. Comm Law Conspec, 2009, 18:1–65.

[77] Walker K, Sleath E. A systematic review of the current knowledge regarding revenge pornography and non-consensual sharing of sexually explicit media. Aggress Violent Behav, 2017, 36:9–24.

[78] Del Rey R, Ojeda M, Casas JA, et al. Sexting among adolescents: the emotional impact and infuence of the need for popularity. Front Psychol, 2019, 10:1828.

[79] Mori C, Temple JR, Browne D, et al. Association of sexting with sexual behaviors and mental health among adolescents: a systematic review and meta-analysis. JAMA Pediatr, 2019, 173:770–779.

[80] Fido D, Harper CA, Davis MA, et al. Intrasexual competition as a predictor of women's judgments of revenge pornography offending. Sex Abus, 2021, 33:295–320.

[81] Patchin J, Hinduja S. Sextortion among adolescents: results from a National Survey of U.S. Youth. Sex Abus, 2020, 32(1):30–54.

[82] Wolak J, et al. Sextortion of minors: characteristics and dynamics. J Adolesc Health, 2018, 62(1):72–79.

[83] Ciocca G, Robilotta A, Fontanesi L, et al. Sexological aspects related to tinder use: a comprehensive review of the literature. Sex Med Rev, 2020, 8:367–378.

[84] Dawson R. Adolescent sexual health and education: where does the pediatrician's responsibility fall? Pediatr Ann, 2018, 47(4):e136–139.

[85] Kaviani M, et al. The effect of education on sexual health of women with hypoactive sexual desire disorder: a randomized controlled trial. Int J Community Based Nurs Midwifery, 2014, 2(2):94–102.

[86] Dawson RS. Adolescent sexual health and education: where does the pediatrician's responsibility fall? Pediatr Ann, 2018, 47(4):136–e139.

[87] Cooper A. Sexuality and the internet: surfng into the new millennium. Cyberpsychol Behav, 1998, 2:475–479.

[88] Simon L, Daneback K. Adolescents' use of the internet for sex education: a thematic and criti cal review of the literature. Int J Sex Health, 2013, 25(4):305–319.

[89] World Health Organization. Division of Mental Health. Life skills education for children and adolescents in schools. Pt. 1, Introduction to life skills for psychosocial competence. Pt. 2, Guidelines to facilitate the development and implementation of life skills programmes, 2nd rev. World Health Organization, 1994.

[90] Biton-Bereby L, Mikulincer M, Shaver PR. Attachment and the oedipus complex: attachment orientations moderate the effects of priming oedipal representations on the construal of romantic relationships. Psychoanal Psychol, 2020, 37:324–334.

儿童和青少年睾丸肿瘤的诊断与治疗

第 13 章

Andrea M. Isidori, Francesco Carlomagno, Ewa Rajpert-De Meyts

13.1 引　言

　　睾丸肿瘤包括诸多类型，其在细胞起源、发病机制、典型发病年龄及表现、组织学和临床诊程等多方面具有显著差异。其庞杂的多样性和异质性使准确诊断成为难题。大多数情况下诊断依赖于肿瘤的组织学评估，并且必须得到特定生物学标志物的结果支持。细致的诊断对于选择最合适的治疗方式至关重要。此外，睾丸肿瘤主要见于年轻患者，因此治疗后的生殖问题和内分泌晚期效应尤为关键。此类患者通常由泌尿科和肿瘤科医生负责治疗，但男科和内分泌科医生也必不可少，特别是在生育问题、可能的性腺功能减退和性功能方面。这些问题将作为本章的重点。

13.2 组织病理学、生物学特征及诊断标志物

　　睾丸作为人体的复杂器官之一，由若干种不同类型的细胞构成，它们均

A. M. Isidori · F. Carlomagno
Department of Medical Pathophysiology, 'Sapienza' University of Rome, Rome, Italy
e-mail: Andrea.Isidori@uniroma1.it

E. Rajpert-De Meyts(✉)
Department of Growth & Reproduction, Copenhagen University Hospital (Rigshospitalet), Copenhagen, Denmark
e-mail: ewa.rajpert-de.meyts@regionh.dk

© Springer Nature Switzerland AG 2021
C. Foresta, D. Gianfrilli (eds.), Pediatric and Adolescent Andrology, Trends in Andrology and Sexual Medicine, https://doi.org/10.1007/978-3-030-80015-4_13

可引发肿瘤。其最显著的区别是细胞起源不同：最常见的是睾丸生殖细胞肿瘤（TGCT），但也有不少肿瘤源于睾丸体细胞，统称为性索间质肿瘤。2016 年世界卫生组织（WHO）对睾丸恶性肿瘤的分类进行了大幅修订[1]（表 13.1），强调了多发于儿童和青少年的肿瘤类型。

表 13.1 世界卫生组织（WHO）2016 年睾丸肿瘤分类[1]

源自生殖细胞原位瘤（GCNIS）的生殖细胞肿瘤

- ◦ 非侵袭性肿瘤
  - ▪ 生殖细胞原位瘤
  - ▪ 形成肾小管内生殖细胞肿瘤的特殊类型
- ◦ 纯肿瘤
  - ▪ 精原细胞瘤
  - ▪ 非精原细胞性生殖细胞瘤
    - · 胚胎癌
    - · 卵黄囊瘤，青春期后型
    - · 滋养细胞瘤：绒毛膜癌、胎盘部位滋养细胞瘤、上皮样滋养细胞瘤、囊性滋养细胞瘤
    - · 畸胎瘤，青春期后型
    - · 伴有体细胞型恶性肿瘤的畸胎瘤
- ◦ 一种包含以上类型的非精原细胞性生殖细胞肿瘤（混合型）

与 GCNIS 无关的生殖细胞肿瘤

- ◦ 精母细胞肿瘤
- ◦ 畸胎瘤，青春期前型
  - ▪ 皮样囊肿
  - ▪ 表皮样囊肿
  - ▪ 单胚层畸胎瘤（分化型神经内分泌肿瘤）
- ◦ 混合性畸胎瘤和卵黄囊瘤，青春期前型
- ◦ 卵黄囊瘤，青春期前型

性索间质肿瘤

- ◦ 纯肿瘤
  - ▪ 睾丸间质细胞瘤
    - · 恶性睾丸间质细胞瘤
  - ▪ 支持细胞瘤
    - · 支持细胞瘤，NOS
    - · 恶性支持细胞瘤
    - · 大细胞钙化性支持细胞瘤
    - · 管内大细胞玻璃样变支持细胞瘤
  - ▪ 颗粒细胞瘤
    - · 成人颗粒细胞瘤
    - · 幼年颗粒细胞瘤
  - ▪ 纤维 – 卵泡膜瘤组中的肿瘤
- ◦ 混合性和未分类的性索间质肿瘤

同时含有生殖细胞和性索基质成分的肿瘤
○性腺母细胞瘤

其他睾丸肿瘤
○卵巢上皮性肿瘤
○幼年型黄色肉芽肿
○血管瘤

淋巴细胞瘤
○弥漫大 B 细胞淋巴瘤
○滤泡性淋巴瘤，NOS
○结外 NK/T 细胞淋巴瘤，鼻型
○浆细胞瘤
○髓样肉瘤
○罗萨伊−多尔夫曼（Rosai-Dorfman）病（窦组织细胞增生症）

集合管和睾丸网肿瘤
○腺瘤
○腺癌

多发于儿童和青少年的肿瘤以黄色标识；多发于青春期前男孩的肿瘤加有下划线；从未见报道的儿童肿瘤以灰色标识；极为罕见的未分类和其他肿瘤亚型并未列出。NOS：未特殊说明

13.2.1 睾丸生殖细胞肿瘤（TGCT）

TGCT 是睾丸部位最常发的肿瘤，分布于各年龄段[2]。在儿童期和青春期（从出生到 18 岁）TGCT 发病率的分布呈双峰形，在婴幼儿时期会经历一个小波峰，之后进入静止期，随后发病率在青春期再度急剧上升[3-4]。因此，建议将 11 岁作为临床研究的分界年龄[3]。然而，在较早的论著中，分界年龄通常定为 14~15 岁，甚至 18 岁。大部分（超过 90%）的 TGCT 病例发生于青春期后的青少年和青年，年龄在 15~45 岁，但此类肿瘤也可发于老年男性。重点是，此类常见的 TGCT 与癌前病变和生殖细胞原位肿瘤（GCNIS）[5] 相关。第 3 种非常罕见的 TGCT 类型精母细胞瘤来源于青春期后精原细胞，从未见于儿童和青少年（中位诊断年龄大于 50 岁）[2,6]。由于本章聚焦于年轻患者，故不在文中对此类型进行讨论。

13.2.1.1 儿童期、幼儿期和婴儿期 TGCT

儿童 TGCT 通常发于 0~4 岁的幼童，偶发于 6 岁儿童，此类肿瘤的发病率在过去几十年间一直保持稳定[7]。其具体的致病因素尚未明确。儿童 TGCT 与

GCNIS 无关 [8]，并且与和 GCNI 关联的青春期后 TGCT 相反，在肿瘤核型中不含等臂染色体 12p，而等臂染色体为青少年 TGCT 的特征 [9]。这些相异的生物特征与儿童 TGCT 的各类发病机制相一致。大概率为某个潜在的基因缺陷导致了原始细胞的分化异常，但其转化为恶性肿瘤的机制仍未知 [10-11]。

成熟畸胎瘤为最常见的儿科 TGCT 类型，包括皮样囊肿和表皮样囊肿（40%~50%），其次是纯卵黄囊瘤（10%~15%）[12]。两者也可能混合出现。儿童期 TCTG 的组织学特征通常与青春期后 TCTG 相似，但也有其独特之处 [13]。无 GCNIS 的儿童样畸胎瘤也可发生于年龄较大的青少年或青年人群，但此类病例极为罕见 [14]。

青春期前型畸胎瘤多为单侧，良性且不会转移。肿瘤内含有分化良好的体细胞组织，结构包括外胚层、间充质和内胚层亚型，且细胞不具异型性。皮样囊肿和表皮样囊肿具有特化类皮肤器官的外观，常见毛囊和鳞状上皮。其诊断基于组织学，其他肿瘤典型血清标志物及特异性的免疫组织化学标记不作为其诊断指征。

青春期前型卵黄囊瘤（YST），曾称内胚窦肿瘤，常发于幼儿，发病高峰在 2 岁。YST 通常以纯肿瘤形式出现，形态上类似胚外结构，具有典型的微囊性、腺性、血管周围性，常见乳头状固体或卵黄状图案。与畸胎瘤相反，YST 具有恶性特征，通常伴有出血和坏死区域，并且肿瘤可转移。必须将该肿瘤与幼年型颗粒细胞瘤相区别，后者或具有相似的形态外观。其鉴别与诊断主要依赖血清甲胎蛋白（AFP），AFP 是一种胚胎糖蛋白，初期由卵黄囊产生，后期主要由胎儿肝脏产生 [15]。组织病理学诊断该肿瘤组织主要使用病征标记方法，即对 AFP 进行免疫组织化学染色，儿童 YST 的另一种诊断标记是对 SALL4 进行染色 [16]。

13.2.1.2 青少年和青年 TGCT

青少年和青年 TGCT 为此类别中最常见的肿瘤，也称为 TGCT Ⅱ 型，多见于青春期晚期大约 15 岁以上的人群。青少年和青年 TGCT 发病机制的一个特征是肿瘤来源于前驱病变，现称为 GCNIS，曾称睾丸原位癌 [5,13]。GCNIS 细胞被认定为转化后的胎儿生殖母细胞，由其衍生的肿瘤与睾丸发育不全综合征（TDS）相关，TDS 囊括了与早期性腺发育紊乱有关的疾病 [17]。因此，重点是要找到与儿童和青少年早期睾丸恶性肿瘤相关的特定高风险条件。恶性肿瘤高风险与性发育障碍（DSD，曾称双性综合征）有关，特别是与那些含有 Y 染色体而导致睾丸发育的细胞相关。在 DSD 中，TGCT 高发于患有混合性性腺发育不良（45，X 或 46，XY）和部分雄激素不敏感综合征（AIS）的表型为男性的群体，通常由雄激素受体基因（AR）或下游细胞信号通路突变引起[18-20]。幼儿期（通常在刚出生时）常见的 TDS 疾病包括未降睾丸（隐睾症）和尿道下裂，与 DSD 部分重叠，后者常伴有生殖器畸形[17,19]。隐睾是已知的引发睾丸癌最强的风险因素，预计有隐睾病史的患者患 TGCT 的相对风险为正常人的 4~6 倍[21]。此风险在隐睾患者中最高（RR =6.3），但在单侧隐睾男性的正常睾丸中患病风险也略有增加[22]。有资料表明，青春期前期进行睾丸固定术可降低 TGCT 的风险[23-24]，但也有研究表明此说法未经证实[25-26]。

源于 GCNIS 的 TGCT 全球发病率呈上升趋势，多发于白种人，但随时间变化，环境因素的优先重要性逐渐显现[27]。发病率增长的病因学原因尚不清楚，但流行病学及生物学证据表明，婴幼儿期的某些因素干扰了未成熟生殖细胞的发育[17,28]。尽管睾丸癌的主要发病机制为环境因素，但同样具有相对较高的遗传性和家族风险，兄弟同时发病的概率（8~10 倍）高于父子同时发病的概率（4~6 倍）[29]。遗传易感性是复杂和多源的，并没有特定的致癌因素驱动突变，而是众多发病诱因共同的作用，其中 KITLG 是最强诱因[30]。肿瘤的遗传特征也很复杂，多倍体（亚四倍体）和 12p 扩增（通常以同位染色体 12p 的形式出现）是最常见的共性特征[31-32]。

青少年和青年 TGCT 分为两大类：精原细胞瘤和非精原细胞瘤，后者是一类组织学异质性的肿瘤，包括纯粹的或混合的胚胎癌（EC）、畸胎瘤（青春期后型）、卵黄囊瘤（青春期后型）和绒毛膜癌（CHC）[2,13]。有些患者的 TGCT 包含精原细胞瘤和非精原细胞瘤的混合类型，这类肿瘤在临床上应归类为非精原细胞瘤。混合性非精原细胞瘤是最常见于青春期男孩的肿瘤类型，纯 EC 和 CHC 的比例相对较高，偶见精原细胞瘤[33]。此类肿瘤在极少数情况下能于 GCNIS 早期检测到，患病高危人群包括不育或有隐睾病史的患者。载有 GCNIS 细胞的小管外观具有特异性，GCNIS 细胞位于精原细胞的位置，小管通常只含有正常的或具有不成熟外观的支持细胞，偶见管内外微钙化。GCNIS 细胞比精原细胞更大，细胞质丰富，具有特异性的大核和不规则的染色质团块[5]。

TGCT 的形态异质性决定了其诊断需要对肿瘤和邻近睾丸实质进行细致的组织学评估。TGCT 通常具有 GCNIS 和其他发育不良的指征，如低分化小管、未成熟的支持细胞和微钙化。在 DSD 及遗传异常病例中，可能存在类似于 GCNIS 病变的性腺母细胞瘤，但其中存在未分化的体细胞，类似于胎儿支持细胞或颗粒细胞[19]。详见"13.2.2.3 其他肿瘤"一节中对性腺母细胞瘤的描述。早期精原细胞瘤可在管内生长或可见微浸润性肿瘤扩散。典型精原细胞瘤是一种均质肿瘤，其细胞形态与 GCNIS 细胞相似。精原细胞瘤的特征之一是显著的淋巴细胞性浸润[34-35]。

一系列的 IHC 指标经充分研究和验证，可用于鉴定儿童和青少年群体发生的几乎所有肿瘤亚型和组织学成分[36]，图 13.1 中展示了一些例子。GCNI 和精原细胞瘤的转录组及免疫组织化学标记谱与胎儿生殖细胞非常相似，因此有助于睾丸组织病变的诊断[37]。GCNI 和精原细胞瘤最可靠的临床适用 IHC 指标包括胚胎多能性因子（OCT4[38-39]、NANOG[40-41]、LIN28[42]）和其他未成熟生殖细胞指标 [胎盘样碱性磷酸酶（PLAP）[43]、转录因子 AP-2γ/TFAP2C[44] 及平足蛋白（PDPN；D2-40 抗原）[45-46]]。关于 PDPN，需要谨记蛋白质也是淋巴管和未成熟支持细胞的指标，存在于青春期前的睾丸中[45]。

非精原细胞瘤形态上极具异质性，但也包含一些典型的组织学特征，IHC指标有助于不同成分的检测。青春期后型 YST 具有与青春期前型相同的形态和表达谱，AFP 为最佳指标，磷脂酰肌醇蛋白聚糖（GPC3）和 SALL4 为附加 IHC指标[11,16,47]。上述多能性指标 OCT4 和 NANOG 可用于识别 EC，但要将其与精原细胞瘤区分开来，还需要额外的 EC 特异性指标（如 CD30[48] 或 SOX2[49]）。畸胎瘤，无论其成熟还是未成熟形态，都含有体细胞分化的成分，没有特异性指标，因此其诊断是基于形态学特征以及血清标志物水平未升高。畸胎瘤内分化的体细胞成分具有不同组织谱系的表达谱，无法表达多能性因子或生殖细胞的特异性基因。CHC 类似于胎儿滋养层，分泌 β-hCG，可在血清中检测，在组织中可通过 IHC 检测[13]。务必谨记，精原细胞瘤在 10%~20% 的病例中可能含有合体滋养细胞，亦可通过 IHC 检测到 β-hCG。

13.2.2 性索间质肿瘤

源于睾丸体细胞的肿瘤统称为性索间质肿瘤，由一系列不同种类的肿瘤组成[13]。性腺间质细胞肿瘤在青春期前儿童较成人更为常见，占所有 TGCT 的8%~15%，是 TGCT 中的第二大群体[12,50]。其中最常见的是间质细胞瘤、支持细胞瘤、颗粒细胞瘤及纯间质瘤。某些源于支持细胞的肿瘤类型可能是罕见癌症综合征的一部分。

13.2.2.1 睾丸间质细胞瘤

睾丸间质细胞瘤（LCT）是最普遍的性索间质肿瘤，约占现今睾丸肿瘤的3%[51-54]。LCT 可发生于各年龄段，第一个发病高峰出现在儿童期（5~10 岁，平均 5.8 岁），第二个高峰出现在成年后（20~50 岁）[55-57]。

在儿童和青少年患者，LCT 通常表现为小型功能性肿瘤，可表现出雄激素

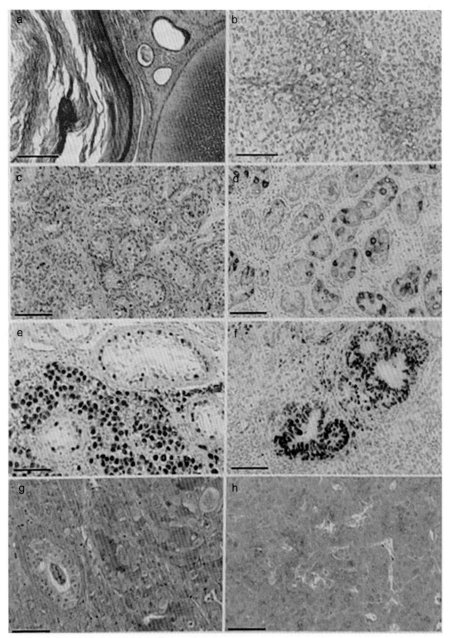

图 13.1　儿童和青少年睾丸肿瘤的典型组织学及选定 IHC 指标的示例。比例尺：100 μm。a. 分化良好的成熟畸胎瘤表皮样（左）和软骨样组织（右）。b. AFP 染色的卵黄囊瘤。c,d. 3 岁患儿的原位生殖细胞瘤（GCNIS）伴有混合性腺发育不良（45，X 或 46，XY）。d. 由胎盘样碱性磷酸酶（PLAP）标记的 GCNIS 细胞。e. 精原细胞瘤伴少量 GCNIS 小管，以 OCT4 核表达为标志的恶性肿瘤细胞。f. 非精原细胞瘤的胚胎癌（EC）成分，EC 细胞 SOX2 呈阳性。g,h. 7.5 岁患儿的睾丸间质细胞瘤，图像中肿瘤细胞 INSL3 染色不均（h）

过量引起的同性别促性腺激素独立性早熟，有时也表现为雌激素分泌引起的男性乳房发育。临床表现还可能包括骨骼生长加速、骨龄提前、阴茎体积增大或过早出现阴毛生长，报告显示少数年轻男性也可能出现阳痿或性欲减退。这些指征往往需要进一步检查以明确诊断，许多 LCT 是在超声（US）检查时偶然发现的[58]。某些病例中可能存在同侧隐睾或睾丸发育不良病史，因此可推测 TDS 与 LCT 易感性相关[59-61]。在黄体生成素（LH）受体激活突变的儿童、不孕不育的成年患者、克兰费尔特综合征（伴有睾丸间质细胞增生）患者，以及生殖细胞延胡索酸脱氢酶（N64T）突变、遗传性平滑肌瘤病和肾细胞癌的患者中也会出现较高频率的 LCT[62-63]。GNAS 中的体细胞活化突变（R201S）偶见于 LCT，可能导致肿瘤增长，并抑制 α 过表达和睾酮生物合成通路的过度活跃。虽然文献中报道，恶性、局部侵袭性和转移性 LCT 的发生率约为 10%，但在儿童和青少年病例中未见此类报道[55-56,60]。

LCT 常表现为局限性病变，其平均直径约为 1 cm，最常见的表现为单侧不可触及病变[59,65-68]。偶见多灶性病例，尤其常见于克兰费尔特综合征患者。

此类肿瘤通常被包覆，尺寸小于 5 cm，呈均匀的黄色或金棕色。其生长模式通常为弥漫性[69-70]，肿瘤成分通常为中等至较大的圆形或多边形细胞，含有丰富的嗜酸性颗粒胞浆[71]。细胞可能呈空泡状，有些细胞呈多核状。有时胞浆内、核内或细胞外可见赖因克晶体（间质细胞晶体），此类病理特征仅在 25% 的病例中存在。细胞有丝分裂较罕见，轻度核异型性则很常见，偶见沙砾体。

恶性 LCT 具有以下特征中的至少两种：频繁的有丝分裂（大于 3/10 HPF）、坏死、显著的细胞异型性、尺寸大于 5 cm、脉管浸润、浸润边缘或延伸至睾丸以外，以及出现非整倍体[67,72-75]。

在检测 LCT 的过程中极少采用细胞学检查，因为细胞学特征无法区分 LCT 和睾丸间质细胞增生，也无法区分良性和恶性 LCT[76]。在 IHC 方面，LCT 通常需检测抑制素、视钙网膜蛋白、黑色素 A、波形蛋白及 WT1、雄激素及其他类固醇激素、SF-1（核染色）、嗜铬粒蛋白（出现在大于 90% 的病例中）、突触生长蛋白（出现在 70% 的病例中）和 CD99（膜染色）；相反，核 β-连接蛋白、上皮膜抗原（EMA）和 SALL4 染色呈阴性[77-80]。

其他值得注意的 LCT 鉴别诊断指征包括睾丸间质细胞增生，表现为结节生长，结节小于 0.5 cm，通常为双侧或多灶性；精原细胞瘤，与 LCT 不同，表现为管内生殖细胞受累、淋巴细胞性浸润、纤维间隔，并具有不同的染色表现；先天性肾上腺皮质增生（CAH）患者的睾丸肾上腺静止肿瘤（TART）通常为双侧，伴有高 ACTH 和高 17α-OH-孕酮水平的内分泌指征，通常在药物治疗后消退[81-84]；大细胞钙化支持细胞瘤（SCT），与卡尼综合征相关，表现为大片钙化伴变异管状或管内生长[13]。

13.2.2.2 支持细胞瘤

SCT 不如 LCT 多见，仅占睾丸肿瘤的 1%。其最常见的表现为睾丸包块（见于 58% 的病例中）或睾丸增大（见于 31% 的病例中），通常不伴有阴囊疼痛（见于 89% 的病例中）。SCT 通常不具激素活性，但可能引起男性乳房发育症（见于 15% 的病例中）。在超声检查中因其他原因（鞘膜积液、不育症、精索静脉曲张或腹痛）或检查而偶然发现 SCT 的情况很少（合计小于 5%）[85]。

虽然历史上约 1/3 的 SCT 患者为儿童，但也可能包括了青少年颗粒细胞肿瘤，而且最近文献中报道的病例（n=435）诊断时的中位年龄为 29 岁（0.8~86 岁）。此类 SCT 在儿童期和青春期均很罕见[85-87]。

WHO 定义了两种组织学变异：大细胞钙化 SCT（见于 23% 的病例），为偶发或与卡尼综合征相关；以及小管内大细胞玻璃样支持细胞瘤（见于 2% 的病例），与黑斑息肉综合征相关[1]。当大细胞钙化 SCT 是遗传原因导致的时，通常是双侧和多灶性的；与卡尼综合征相关（具有独特的生殖系 PRKAR1A 基因突变）时，常出现于患心脏黏液瘤、斑点性皮肤色素沉着和原发性色素结节状性肾上腺皮质疾病的患者。小管内大细胞玻璃样支持细胞瘤与黑斑息肉综合征（STK11 基因携带特征性生殖系突变）相关，通常与双侧和多灶性男性乳房发育症有关。除遗传因素外，良性 SCT 中最常见的体细胞突变发生于 CTNNB1 基因[88]。

恶性肿瘤约占所有病例的 10%，而儿童期未见此类病例。SCT 可能更常发于隐睾症、完全或部分雄激素不敏感综合征（AIS）及克兰费尔特综合征患者[89]。

此类肿瘤表现为纤维性的小结节，具有灰白色至黄色的均匀外观。不常见坏死，但可见出血。肿瘤成分排列在小梁间形成带状和小管状结构。由于脂质的存在，细胞质呈嗜酸性至空泡化。肿瘤细胞形态均匀，呈圆形，具有卵形细长核；偶有轻度的核异型性和多形性。细胞存在纤维间质，虽无炎性，但含有血管。1/4 的病例在间质内可见钙化，通常轻微延伸。有丝分裂不常见[85]。大细胞钙化型 SCT 表现为嗜酸性支持细胞，胞质丰富且具有数量不等的钙化。肾小管内大细胞玻璃样变支持细胞瘤表现为几乎全部肾小管内支持细胞均发生增生，细胞质为嗜酸性。

传统理论认为恶性肿瘤至少存在以下两种指征：肿瘤直径大于 5 cm，有丝分裂频繁（大于 5/10 HPF），核多形性伴核仁、脉管浸润和坏死[90]。近期，分期或随访转移性疾病的其他风险因素已确定为：患者年龄大于 27.5 岁，肿瘤直径大于 2.4 cm，存在坏死并延伸至精索，血管淋巴浸润和高有丝分裂指数 [85]。

SCT 通常缺乏特定的 IHC 标记物，尽管以下细胞染色呈不同程度阳性：细胞角蛋白、核 β - 连接蛋白、波形蛋白、抑制素和 S100 蛋白；嗜铬粒蛋白、突触蛋白和 CD99 蛋白染色不一致，而细胞对 AFP、β -hCG 和 PLAP 染色呈阴性 [54,80,91]。

SCT 偶尔可能被误认为幼年颗粒细胞瘤，但后者生长呈滤泡型而非管状；精原细胞瘤可表现出不同的生长模式，间质中有炎症成分及肉芽肿，表现出不同的染色模式；上皮性癌症会发生远处转移。

13.2.2.3 其他肿瘤

颗粒细胞瘤包括成人型和幼年型，两者在形态学上与卵巢相似，后者更常见。幼年型颗粒细胞瘤是幼儿 6 月龄（平均发病年龄为 1.5 月龄）内最常见的睾丸肿瘤，在幼儿期以外则罕见。通常表现为实性和滤泡性生长模式，肿瘤细胞具有不成熟的细胞核，抑制素和 CD99 染色呈阳性 [91-92]，可发生于隐睾或发育不全的性腺中（在某些情况下伴有 Y 染色体结构异常）。它是一种良性肿瘤，无激素活性，在相应年龄组中并无转移病例报告。成人型颗粒细胞瘤患者的年龄范围更宽泛，从青少年到老年人均可发病，其由细胞核苍白的小细胞组成，常显示凹槽并成片生长于纤维胶原或水肿背景下。这两类细胞瘤之间不存在已知的流行病学关联。

包含生殖细胞和性索间质成分的混合肿瘤称为促性腺母细胞瘤。它主要发生在青春期后（20 岁以下），很少与雄激素的产生相关，大约 1/3 的病例为双侧发病（主要发于 DSD 性腺）[56]。腹部隐睾有发生性腺母细胞瘤的风险 [93-94]。从形态学上看，肿瘤包括离散的圆形生殖细胞巢（类似于 GCNIS，精原细胞或大精原细胞）和小的性索间质细胞，类似于未成熟的支持细胞或颗粒细胞。如果不及时治疗，约 50% 的病例将发展为精原细胞瘤，约 8% 的病例将发展为非精原细胞瘤。性腺母细胞瘤的前体病变为未分化性腺组织，常在 DSD 性腺中观察到与之相邻的病变 [54]。

卵巢上皮性肿瘤包括与卵巢表面上皮肿瘤相似的肿瘤。在青少年至成年患者中均有发现。浆液性交界性肿瘤最为常见，其次是黏液性肿瘤。与癌不同，交界性肿瘤未见转移或复发 [54,95]。

幼年型黄色肉芽肿是一种罕见的肿瘤组织细胞性疾病，多发于小于 13 月龄的幼儿。肿瘤可扩散至睾丸外，由单核组织细胞样细胞组成，呈弥漫性和浸润性生长，CD68 和 S100 呈阳性。

睾丸血管瘤是一种罕见的血管性肿瘤，发生于婴儿至成人。表现为小而局限的病变，始终为良性。

13.3 睾丸肿瘤的临床治疗

13.3.1 诊断流程

所有类型的睾丸肿瘤都需要仔细和全面的检查以做出诊断：首先要排除其为恶性肿瘤的可能性，再识别肿瘤类型，以对其进行分期和正确治疗。典型的睾丸肿瘤通常很容易识别，因为它们的位置通常可由患者自己或年幼患儿的父母明确指出。睾丸肿瘤的鉴别诊断有多种方法，包括分析详细的家族史、体检、阴囊和性腺外影像学检查、血清标志物测定、激素谱和肿瘤组织学检查等，临床实践中可联合这些方法以选择最合适的治疗方案。

13.3.1.1 影像学检查

超声（US）是评估睾丸肿瘤最常用的技术手段。US 检查的主要作用在于其可帮助区分睾丸内和睾丸外病变，准确率为 98%~100%[96]。大多数睾丸外肿块是良性的，而睾丸内肿块更有可能是恶性的 [97-98]。后者可分为实性、囊性或混合性病变：囊性病变通常为良性，而实性和混合性病变（少数例外）通常为恶性肿瘤。US 可反映病变的大体形态和组织学特征。大多数恶性睾丸肿瘤在检查中表现为睾丸实质周围的低回声，尽管一些良性的睾丸内突起也可能表现为这一恶性特征。有些肿瘤具有异质性，部分可呈囊性。肿瘤内的局灶性改变，如出血、坏死、钙化或脂肪变性，都表现为回声增强区，因为这些病变外观不均匀。在低回声的睾丸中，如青春期前期或萎缩的睾丸，肿瘤可与周围实质呈等回声。在此类情况下，彩色多普勒超声（CDU）和能量多普勒超声更为有效。血流量检查显示，大多数恶性肿瘤会出现血供增加，这有助于更好地确定睾丸病变累及的范围、囊变及病变的所有坏死区域。然而，血供丰富这一指征并不足以诊断恶性肿瘤。

精原细胞瘤和非精原细胞瘤 GCT 很少经由 US 进行鉴别诊断，但此类肿瘤典型外观的特殊情况很常见。一般而言，精原细胞瘤多为均匀低回声；而非精原细胞瘤虽小但不均匀，常表现为囊性或钙化，低回声和高回声交替。两者的边缘都很整齐；然而，大的精原细胞瘤也可表现出不均匀形态，混合瘤可呈现多环边界。图 13.2 中展示了青少年睾丸肿瘤的 US 示例。

超声造影（CEUS）是一种利用静脉微泡造影剂进行血管造影的新技术，在睾丸病变的鉴别诊断中具有明显优势。尤其是其定量评估方法，将非增强 US 的诊断准确率提高至 93%。良性和恶性肿瘤均具有较强的病变增强，CEUS 有助于将其与缺血、脓肿和囊肿区分开来。此外，恶性肿瘤的特征是快速强化和廓清，而良性肿瘤的特征是廓清时间较长，后者可看作性索间质肿瘤的一个显著指征[51]。

组织弹性成像为此领域的前沿技术，可以用于评估特定组织的刚度。该技术通过分析超声爆发时产生的横波，提供无创实时组织特征。横波的传播速度

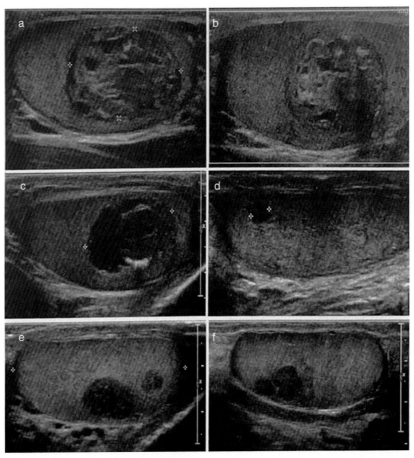

图 13.2　儿童和青少年睾丸肿瘤病变超声检查实例。a,b. 16 岁患者的成熟青春期后型畸胎瘤，表现为复杂的实性病变，有囊性成分和高回声点。b. 彩色多普勒超声检查外周血管化。c. 14 岁患者的青春期后型畸胎瘤伴上皮性恶性肿瘤，表现为复杂的囊性病变，有实性成分和高回声灶，伴声学阴影。d. 10 岁患者的睾丸间质细胞瘤，表现为界限清晰、低回声、均匀的小病变。e. 15 岁患者的多灶性纯精原细胞瘤，表现为低回声、均匀实性病变。f. 14 岁患者的纯精原细胞瘤，伴多囊分叶状边缘

与组织刚度直接相关，其信息显示为病变的颜色编码以及半定量表征，据此可进行病变刚度的测量[99]。

虽然，一般 US 检查本身不具有任何病理特征，但 CEUS 和弹性成像有助于更好地描述睾丸内病变。使用这些技术可帮助医生进一步了解病变，进而制定个体化的随访策略或在可行的情况下进行定向 US 引导切除活检，从而减少潜在非必要性根治性睾丸切除术（RO）的数量。

磁共振成像（MRI）可在特定病例中提供额外的诊断信息，而计算机断层扫描（CT）主要用于诊断和随访分期[100-101]。

LCT 在 US 检查中多表现为均匀的实性低回声或弱低回声病灶，其边界清晰，病灶内可见血管，少见钙化。一些较严重的病变可表现出由出血和坏死引起的囊性区域。影像学检查无法区分 GCT 和 LCT 或良 / 恶性 LCT。在 CEUS 中，与周围的实质相比，85% 的 LCT 显示病灶快速增强（洗脱期）和延迟洗脱期[51,59]。在弹性成像中，大多数病变（83%）显示为中等（ES2）或硬（ES3）弹性[59]。在 MRI 中，68% 的 LCT 在 T2WI 上表现为显著的低信号并具有快速明显的洗脱期，随后则是长时间的洗脱期[59,101]。

SCT 在 US 检查中表现为单发或多发肿块，可呈低回声或高回声，伴有钙化，中位直径为 2 cm。大细胞钙化 SCT 最常见于受卡尼综合征影响的患儿，可通过其弥漫性异质性模式进行识别，检查中常伴有回声增强和大面积钙化指征[102]。

尽管目前对睾丸内病变的影像学评估已经取得了很大进展，但仍没有一种综合影像学技术能够保证术前诊断 100% 准确，最终仍需要依据组织学检查来进行诊断。

13.3.1.2 血液中的肿瘤标志物

一旦怀疑患者患有恶性睾丸肿瘤，必须测定其血清中 GCT 的生化肿瘤标志物，因为 GCT 在所有年龄的患者中都是最常见的具有临床侵袭性的癌症类型。此类标志物包括 β-hCG、AFP、乳酸脱氢酶（LDH）[15,103-104]。LDH 是一种主要由精原细胞瘤产生的酶。β-hCG 则由非精原细胞瘤的 CHC 成分和混合性 TGCT 中的合体滋养细胞分泌。AFP 是一种早期胚胎蛋白，由 YST 产生，包括青春期前型和成人型。务必谨记，婴儿具有可检测到的生理性 AFP 水平，因此对其临床诊断应基于连续测量[15]。在 2 岁以上的男童中，血清 AFP 可降至小于 10 kU/L（约 100 ng/mL），与正常成人水平相当，因此较高的 AFP 水平提示 YST 或伴有局灶性 YST 的畸胎瘤。诊断时血清 AFP 水平非常高（≥ 10 000 ng/mL）可能与较差的预后相关。

在初步诊断时，只有约 60% 的 TGCT 患者的血清标志物有所升高，在精原细胞瘤、子宫内膜癌和畸胎瘤等情况下解读这些血清标志物可能很困难[104-105]。此外，这些标志物在癌前生殖细胞病变、GCNIS 和性腺母细胞瘤中均为阴性。

基于检测 GCT 特异性微小 RNA（miR-371-3 簇）的一种新的灵敏的血液检测方法正在开发中，并已进行到临床试验阶段，但该检测方法尚未被常规应用[106-108]。除畸胎瘤外，所有 TGCT 均可检测到 miR-371-3 簇。

就性索间质瘤而言，目前临床上并无可在血液样本中测量的标志物。部分 SCT 可出现 TGCT 血清标志物轻度升高，但较少见。然而，若上述肿瘤标志物未见升高、生殖激素谱未改变，可提示非 GCT。

13.3.1.3 激素谱

LCT 可表现出类固醇激素过多和某些肿瘤芳香化酶活性高的典型征象。根据一些作者的说法，hCG 刺激试验可能有助于诊断，因为与健康对照组相比，精原细胞瘤患者的血清总睾酮和雌二醇水平在 24~48 h 内提升更快[59,109-110]。在年轻患者中，LCT 的雄激素分泌常引起性早熟，表现为阴毛出现、阴茎增大、生长加速，皮肤出现青春发育期样改变，伴成人型体味。此外，过多的雌激素可导致男童、青少年和青年的乳腺发育，在这些人群中，LCT 的主要体征也表现为男性乳腺发育。请务必谨记，在所有青春期男孩中，约有一半的男性乳房发育是由青春期雌二醇快速上升引起的，这是一种良性的短暂性病症，肥胖男孩可能会出现假性乳房发育[111-113]。还有其他几种情况也与常见的男性乳房发育相关，包括克兰费尔特综合征和部分性 AIS，后者患 TGCT 的风险显著增加，因此必须对每个病例进行仔细地鉴别诊断[113]。

若怀疑性索间质肿瘤，初步检查应包括对血清 LH、FSH、总睾酮、雌二醇以及 17-OHP 和雄烯二酮水平的评估。

13.3.1.4 组织病理学评估

睾丸肿瘤的最终诊断必须通过组织学分析。由于组织学的异质性，IHC 分析帮助极大，并且在大多数诊疗中心已成为强制性检查。本文对其典型的组织学特征和临床有效的 IHC 标记进行详述，包括组织病理学、生物学特征和诊断标记。识别非精原细胞瘤的成分很重要，因为其预后存在差异：在青春期前的儿童中，纯 YST 的存在与不良预后相关；而在青少年和青年中，CHC 的存在可能会使其预后恶化，而纯 EC 的存在则是早期复发的危险因素[114]。

13.3.2 手术、分期和肿瘤治疗

13.3.2.1 幼儿期（儿童期）肿瘤

睾丸切除术是恶性 TGCT 的首选治疗方法，以 YST 为主，可根据显著增加的血清 AFP 水平对其进行鉴别。对肿瘤进行仔细地组织病理学描述后，必须对每个患者进行临床分期。分期主要基于肿瘤扩散速度和血清标志物。在 6 岁以下的患儿中，标志物评估主要集中于 AFP 活性。表 13.2 给出了美国儿童肿瘤协作组（COG）制定的公认分期标准。

表 13.2　儿童睾丸生殖细胞肿瘤分期 [1]

Ⅰ期	肿瘤局限于睾丸内。临床、组织学或放射学检查未发现睾丸以外疾病的证据；血清 AFP 出现适当下降（AFP 半衰期为 5 d）
Ⅱ期	显微镜下，疾病位于阴囊或精索高位（距近端小于 5 cm），腹膜后淋巴结受累（≤ 2 cm）；血清 AFP 持续升高
Ⅲ期	腹膜后淋巴结受累（> 2 cm），无可见的内脏或腹腔外受累的证据
Ⅳ期	存在远处转移，包括肝转移

由美国儿童肿瘤小组和 WHO 推荐 [1]

在儿童睾丸肿瘤中，尽管 YST 只有大约 20% 的病例是转移性的，且绝大多数病例也可通过化疗治愈，但其预后是最差的 [47,115]。不良预后与淋巴 / 血管浸润、原发肿瘤较大（最大直径为 4.5 cm）、睾丸网或附睾浸润以及肿瘤内存在坏死有关 [115]。

所有其他组织学类型的 TGCT、成熟畸胎瘤和（表）皮样囊肿（通常是良性的，从未与 GCNIS 相关）都应采用睾丸保留手术（TSS）进行治疗，除非睾丸实质过度生长。TSS 也是性索间质肿瘤（包括幼年型颗粒细胞瘤 [92] 和血管瘤）的首选治疗方法。

13.3.2.2 青少年睾丸生殖细胞肿瘤

青少年 TGCT 的管理和治疗与青年相同。在诊断后，必须立即对疾病扩散情况进行仔细评估，以确认是否存在恶性肿瘤扩散的可能性。在青春期男孩中，诊断容易延迟，因此 20%~30% 的病例在首次就诊时就已出现转移 [33]。RO 是绝大多数 TGCT 患者的首选治疗方案，RO 后必须对每个病例进行预后分期。分期标准包括前文提到的循环血清肿瘤标志物（STM）水平，以及原发肿瘤的类型、大小及是否转移。常用的分类是术后及病理（p）TNM（pT = 原发肿瘤，pN = 区域淋巴结，M = 远处转移）[116]。测量原发肿瘤大小和淋巴结转移肿瘤大小，

评估血管 / 淋巴管浸润和对周围组织（如附睾、白膜、阴囊、精索）的浸润程度，并根据国际生殖细胞分类共识（IGCCC）[117] 为成人制定的标准对患者进行分期，将其分为预后良好、中等或不良组（表 13.3）。恶性生殖细胞国际联盟（MaGIC）提倡对现有的分期标准进行修订，以满足青少年 GCT 患者的特定需求 [3,118]。

表 13.3　IGCCC 推荐的青年 TGCT 预后分期系统

	良好	中等	不良
精原细胞瘤	无非肺内脏转移	存在非肺内脏转移	不适用
非精原细胞瘤	性腺或腹膜后原发部位	性腺或腹膜后原发部位	纵隔主发部位
	无非肺内脏转移	无非肺内脏转移	存在非肺内脏转移
	S0 或 S1 STM:	S2 STM:	S3 STM:
β-hCG	< 5000 IU/mL	5000~50 000 IU/mL	> 50 000 IU/mL
AFP	< 1000 ng/mL	1000~10 000 ng/mL	> 10 000 ng/mL
LDH	1.5 × ULN	（1.5~10）× ULN	> 10 × ULN

一般而言，典型精原细胞瘤的预后较非精原细胞瘤更好。Ⅰ 期精原细胞瘤（局限于睾丸）患者通常仅接受睾丸切除术和监测治疗，而 Ⅰ 期非精原细胞瘤患者可考虑接受辅助化疗。辅助放疗不能应用于青少年患者 [50]。对播散性或复发性疾病患者的治疗包括结合顺铂化疗方案与各种形式的辅助治疗及补救性手术，应认真评估并适应患者的特定需求。欧洲广泛采用的详细治疗方案可在欧洲泌尿外科协会（EAU）和欧洲肿瘤内科协会（ESMO）的最新指南中找到 [50,114]。预后良好的 TGCT 的典型化疗方案为 3 个周期的顺铂、博来霉素和依托泊苷（PEB；患者 5 年生存率为 90%）联合治疗，预后中等的患者须接受 4 个周期的 PEB 联合治疗，预后不良的患者须接受依托泊苷和异环磷酰胺的强化联合化疗（如参考文献 [6] 所综述的）。

MaGIC 联盟专门针对 11 岁以上青少年患者对化疗方案进行了一些调整，例如用卡铂替代顺铂，或者包括每周一次的博来霉素，之前博来霉素很少用于年轻患者 [3]。

13.3.2.3 青少年性索间质肿瘤

虽然实验室和影像学的初步评估可能强烈指向良性性索间质肿瘤，但目前的指南仍推荐采用手术治疗。然而，如果患者拒绝手术，当初始评估指向性索间质肿瘤（无 STM 隆起，符合超声特征，无远处转移）时，可以采取"等待观察"的方法。在这种情况下，应每 3 个月进行 1 次超声检查，持续至少 18 个月，病变无生长或消退的情况下即可确诊。诊断应在术中进行，并应联合病理专家在冰冻切片上确认肿瘤的性索间质性质，当肿瘤的大小和位置合适时可进行 TSS；如冰冻切片检查提示可疑恶性，则将手术转为 RO。

虽然 RO 仍然是大体积睾丸肿瘤的首选治疗方法，但 TSS 已被证明是有效的，在较小体积的肿瘤中 TSS 与良好的预后相关，可保留生育力和睾丸内分泌功能，且与局部或远处复发不相关。睾丸手术后，在无 GCT 危险因素的情况下，建议每半年进行一次随访；随访可包括腹膜后（US）和胸部（CT，前 3~4 年每年 1 次）评估以及残余睾丸功能的内分泌评估（LH、FSH、总睾酮、雌二醇、SHBG、抑制素 B）。

13.3.2.4 儿童和青少年生育力保留

由于睾丸癌的手术和药物治疗不可避免地会降低患者的生育能力，因此临床医生应努力在治疗前获取精子并将其进行冷冻保存。考虑到患者的年龄、精子发生直到青春期晚期才能成熟以及睾丸癌患者生育力低下 / 不育的患病率升高等因素，这项工作颇具挑战性 [119-122]。

基于年龄，青春期前的男孩可以通过振动刺激阴茎或在全身麻醉情况下放置直肠探头进行有创电刺激采精来获取精子，但成功率不稳定 [123-125]。在此类患者中进行睾丸组织或精原干细胞冷冻保存的尝试颇具希望，迄今为止已在动物模型中验证重新移植可以成功恢复生育能力 [126]。

应建议青春期的青少年在诊断时、睾丸手术（无论是 TSS 还是 RO）前，尤其是怀疑其有对侧睾丸功能障碍时，通过手淫方式取精进行分析，并鼓励将精子通过冷冻保存入精子库 [127]。在手术后，如果要进行辅助化疗和（或）放疗，或者考虑进行腹膜后手术，此建议同样适用，因为逆行射精有导致不育的风险（尽管在这种情况下，射精后的标本通常含有足够的精子来进行冷冻保存）[128-129]。

另一种可能的方法是在手术中提取精子，即睾丸精子提取术（onco-TESE），将对侧和（或）同侧睾丸中的精子提取分离，此方法经证明对无精子症患者尤其奏效，但关于其研究很少，成功率也不稳定 [130-131]。

治疗完成后，临床医生应在 12 个月后建议患者进行精液分析，并建议患者在手术完成后 24 个月内尝试与伴侣自然妊娠，因为在此期间精子非整倍体率会持续升高 [132]。

13.4 儿童和青少年睾丸肿瘤的长期影响

睾丸癌的治疗会导致部分患者的生活质量下降，尤其是那些接受 4 个或 4 个以上周期的顺铂和依托泊苷联合博来霉素或异环磷酰胺化疗的患者[133]。据报道，此类患者出现慢性疲劳和焦虑障碍的比例会有所增加[134-135]。

13%~33% 的患者会出现性腺功能减退，这一现象与抑郁、性问题和幸福感下降有关[136]。因此，所有接受睾丸癌治疗的患者都应监测其残余睾丸内分泌功能，并在适当时给予睾酮替代治疗（TRT）。

腹膜后淋巴结清扫术（RPLND），尤其是在化疗后进行的 RPLND，可能会导致正常射精功能丧失，从而导致不育，需要再次接受辅助生殖技术（ART）治疗[137-138]。

规律运动已被证明可适度改善睾丸癌幸存者的生活质量，提升运动后的情绪健康、社交功能，以及缓解焦虑和疲劳[139]。

患睾丸癌的青少年和青年患其他睾丸癌的风险是匹配对照组的 16.2 倍，患前列腺癌的风险是对照组的 2.9 倍[140]。此外，睾丸癌幸存者的非癌症死亡率比一般人群高 6%[141-142]，如果患者之前接受过化疗，则死亡率上升至 26%；这一风险，尤其对于年轻男性来说，主要归因于传染病、胃肠道疾病和心血管疾病。

参考文献

[1] Moch H, Cubilla AL, Humphrey PA, et al. The 2016 WHO classifcationof tumours of the urinary system and male genital organs-part a: renal, penile, and testiculartumours. Eur Urol, 2016, 70(1):93–105.

[2] Oosterhuis JW, Looijenga LHJ. Human germ cell tumours from a developmental perspective.Nat Rev Cancer, 2019, 19(9):522–537.

[3] Fonseca A, Frazier AL, Shaikh F. Germ cell tumors in adolescents and young adults. J Oncol Pract, 2019, 15(8):433–441.

[4] Calaminus G, Schneider DT, von Schweinitz D, et al. Age-dependent presentation and clinical course of 1465 patients aged 0 to less than 18 yearswith ovarian or testicular germ cell tumors; data of the MAKEI 96 protocol revisited in thelight of prenatal germ cell biology. Cancers (Basel), 2020, 12(3):611.

[5] Skakkebaek NE. Possible carcinoma-in-situ of the testis. Lancet, 1972, 2(7776):516–517.

[6] Rajpert-De Meyts E, McGlynn KA, Okamoto K, et al. Testicular germcell tumours. Lancet, 2016, 387(10029):1762–1774.

[7] Poynter JN, Amatruda JF, Ross JA. Trends in incidence and survival of pediatric andadolescent patients with germ cell tumors in the United States, 1975 to 2006. Cancer, 2010, 116(20):4882–4891.

[8] Jørgensen N, Müller J, Giwercman A, et al. DNA contentand expression of tumour markers in germ cells adjacent to germ cell tumours in childhood: probably a different origin for infantile and adolescent germ cell tumours. J Pathol, 1995, 176(3):269–278.

[9] Zhang C, Berney DM, Hirsch MS, et al. Evidence supporting the existence of benign teratomas of the postpubertal testis: a clinical, histopathologic, and molleculargenetic analysis of 25 cases. Am J

Surg Pathol, 2013, 37(6):827–835.

[10] Mosbech CH, Rechnitzer C, Brok JS, et al. Recentadvances in understanding the etiology and pathogenesis of pediatric germ cell tumors. J Pediatr Hematol Oncol, 2014, 36(4):263–270.

[11] Murray MJ, Nicholson JC, Coleman N. Biology of childhood germ cell tumours, focussingon the signifcance of microRNAs. Andrology, 2015, 3(1):129–139.

[12] Pohl HG, Shukla AR, Metcalf PD, et al. Prepubertal testistumors: actual prevalence rate of histological types. J Urol, 2004, 172(6 Pt 1):2370–2372.

[13] Ulbright TM, Amin MB, Balzer B, et al. Germ cell tumours//Moch H, Humphrey PA, Ulbright TM, Reuter VE, editors. WHO classifcation of tumoursof the urinary system and male genital organs. Lyon: IARC Press, 2016:189–226.

[14] Oosterhuis JW, Stoop JA, Rijlaarsdam MA, et al. Pediatricgerm cell tumors presenting beyond childhood? Andrology, 2015, 3(1):70–77.

[15] Murray MJ, Nicholson JC. alpha-Fetoprotein. Arch Dis Child Educ Pract Ed, 2011, 96(4):141–147.

[16] Mosbech CH, Svingen T, Nielsen JE, et al. Expressionpattern of clinically relevant markers in paediatric germ cell- and sex-cord stromal tumours issimilar to adult testicular tumours. Virchows Arch, 2014, 465(5):567–577.

[17] Skakkebaek NE, Rajpert-De Meyts E, Buck Louis GM, et al. Male reproductive disorders and fertility trends: infuences of environment andgenetic susceptibility. Physiol Rev, 2016, 96(1):55–97.

[18] van der Zwan YG, Biermann K, Wolffenbuttel KP, et al. Gonadal maldevelopment as risk factor for germ cell cancer: towards a clinical decision model. Eur Urol, 2015, 67(4):692–701.

[19] Jørgensen A, Lindhardt Johansen M, Juul A, et al. Pathogenesis of germ cell neoplasia in testicular dysgenesis and disorders of sex development. Semin Cell Dev Biol, 2015, 45:124–137.

[20] Hersmus R, van Bever Y, Wolffenbuttel KP, et al. The biology of germ cell tumors in disorders of sex development. Clin Genet, 2017, 91(2):292–301.

[21] Dieckmann KP, Pichlmeier U. Clinical epidemiology of testicular germ cell tumors. World J Urol, 2004, 22(1):2–14.

[22] Akre O, Pettersson A, Richiardi L. Risk of contralateral testicular cancer among men withunilaterally undescended testis: a meta analysis. Int J Cancer, 2009, 124(3):687–189.

[23] Pettersson A, Richiardi L, Nordenskjold A, et al. Age at surgery for undescended testis and risk of testicular cancer. N Engl J Med, 2007, 356(18):1835–1841.

[24] Walsh TJ, Dall'Era MA, et al, Turek PJ. Prepubertal orchiopexy forcryptorchidism may be associated with lower risk of testicular cancer. J Urol, 2007, 178(4 Pt1):1440–1446; discussion 1446.

[25] Weidner IS, Moller H, Jensen TK, et al. Risk factors for cryptorchidism andhypospadias. J Urol, 1999, 161(5):1606–1609.

[26] Myrup C, Schnack TH, Wohlfahrt J. Correction of cryptorchidism and testicular cancer. N Engl J Med, 2007, 357(8):825–827; author reply −827.

[27] Gurney JK, Florio AA, Znaor A, et al. Internationaltrends in the incidence of testicular cancer: lessons from 35 years and 41 countries. Eur Urol, 2019, 76(5):615–623.

[28] Rajpert-De Meyts E. Developmental model for the pathogenesis of testicular carcinoma insitu: genetic and environmental aspects. Hum Reprod Update, 2006, 12(3):303–323.

[29] Hemminki K, Chen B. Familial risks in testicular cancer as aetiological clues. Int J Androl, 2006, 29(1):205–210.

[30] Litchfeld K, Levy M, Huddart RA, et al. The genomic landscape of testicular germ cell tumours: from susceptibility to treatment. Nat Rev Urol, 2016, 13(7):409–419.

[31] de Jong B, Oosterhuis JW, Castedo SM, et al. Pathogenesis of adult testicular germ cell tumors. A

cytogenetic model. Cancer Genet Cytogenet, 1990, 48(2):143–167.

[32] Shen H, Shih J, Hollern DP, et al. Integrated molecular characterization of testicular germ cell tumors. Cell Rep, 2018, 23(11):3392–3406.

[33] Cost NG, Lubahn JD, Adibi M, et al. A comparison ofpediatric, adolescent, and adult testicular germ cell malignancy. Pediatr Blood Cancer, 2014, 61(3):446–451.

[34] Hvarness T, Nielsen JE, Almstrup K, et al. Phenotypic characterisation of immune cell infltrates in testicular germ cell neoplasia.J Reprod Immunol, 2013, 100(2):135–145.

[35] Klein B, Haggeney T, Fietz D, et al. Specifc immunecell and cytokine characteristics of human testicular germ cell neoplasia. Hum Reprod, 2016, 31(10):2192–2202.

[36] Rajpert-De Meyts E, Nielsen JE, Skakkebaek NE, et al. Diagnostic markers for germcell neoplasms: from placental-like alkaline phosphatase to micro-RNAs. Folia HistochemCytobiol, 2015, 53(3):177–188.

[37] Sonne SB, Almstrup K, Dalgaard M, et al. Analysis of geneexpression profles of microdissected cell populations indicates that testicular carcinoma insitu is an arrested gonocyte. Cancer Res, 2009, 69(12):5241–5250.

[38] Looijenga LH, Stoop H, de Leeuw HP, et al. POU5F1 (OCT3/4) identifes cells with pluripotent potential in human germ celltumors. Cancer Res, 2003, 63(9):2244–2250.

[39] Jones TD, Ulbright TM, Eble JN, et al. OCT4: a sensitive and specifc biomarker forintratubular germ cell neoplasia of the testis. Clin Cancer Res, 2004, 10(24):8544–8547.

[40] Hoei-Hansen CE, Almstrup K, Nielsen JE, et al. Stem cell pluripotency factor NANOG is expressed in human fetal gonocytes, testicular carcinoma in situ and germ cell tumours. Histopathology, 2005, 47(1):48–56.

[41] Hart AH, Hartley L, Parker K, et al. The pluripotency homeobox gene NANOG is expressed in human germ cell tumors. Cancer, 2005, 104(10):2092–2098.

[42] West JA, Viswanathan SR, Yabuuchi A, et al. A rolefor Lin28 in primordial germ-cell development and germ-cell malignancy. Nature, 2009, 460(7257):909–913.

[43] Jacobsen GK, Norgaard-Pedersen B. Placental alkaline phosphatase in testicular germ celltumours and in carcinoma-in-situ of the testis. An immunohistochemical study. Acta PatholMicrobiol Immunol Scand A, 1984, 92(5):323–329.

[44] Hoei-Hansen CE, Nielsen JE, Almstrup K, et al. Transcription factor AP-2gamma is a developmentally regulated marker of testicular carcinoma in situ and germ cell tumors. Clin Cancer Res, 2004, 10(24):8521–8530.

[45] Sonne SB, Herlihy AS, Hoei-Hansen CE, et al. Identity of M2A (D2-40) antigen and gp36 (Aggrus, T1A-2, podoplanin) in humandeveloping testis, testicular carcinoma in situ and germ-cell tumours. Virchows Arch, 2006, 449(2):200–206.

[46] Idrees M, Saxena R, Cheng L, et al. Podoplanin, a novel marker for seminoma: a comparison study evaluating immunohistochemical expression of podoplanin andOCT3/4. Ann Diagn Pathol, 2010, 14(5):331–336.

[47] Nogales FF, Quinonez E, Lopez-Marin L, et al. A diagnostic immunohistochemical panel for yolk sac (primitive endodermal) tumours based on an immunohistochemical comparison with the human yolk sac. Histopathology, 2014, 65(1):51–59.

[48] Herszfeld D, Wolvetang E, Langton-Bunker E, et al. CD30 is a survival factor and a biomarker for transformed human pluripotent stem cells. Nat Biotechnol, 2006, 24(3):351–357.

[49] de Jong J, Stoop H, Gillis AJ, et al. Differentialexpression of SOX17 and SOX2 in germ cells and stem cells has biological and clinicalimplications. J Pathol, 2008, 215(1):21–30.

[50] Albers P, Albrecht W, Algaba F, et al. Guidelineson testicular cancer: 2015 update. Eur Urol, 2015, 68(6):1054–1068.

[51] Isidori AM, Pozza C, Gianfrilli D, et al. Differential diagnosisof nonpalpable testicular lesions:

qualitative and quantitative contrast-enhanced US of benignand malignant testicular tumors. Radiology, 2014, 273(2):606–618.

[52] Lagabrielle S, Durand X, Droupy S, et al. Testicular tumoursdiscovered during infertility workup are predominantly benign and could initially be managed by sparing surgery. J Surg Oncol, 2018, 118(4):630–635.

[53] Paffenholz P, Held L, Loosen SH, et al. Testis sparing surgery for benigntesticular masses: diagnostics and therapeutic approaches. J Urol, 2018, 200(2):353–360.

[54] Idrees MT, Ulbright TM, Oliva E, et al. The WorldHealth Organization 2016 classifcation of testicular non-germ cell tumours: a review andupdate from the International Society of Urological Pathology Testis Consultation Panel.Histopathology, 2017, 70(4):513–521.

[55] Thomas JC, Ross JH, Kay R. Stromal testis tumors in children: a report from the prepubertaltestis tumor registry. J Urol, 2001, 166(6):2338–2340.

[56] Coppes MJ, Rackley R, Kay R. Primary testicular and paratesticular tumors of childhood.Med Pediatr Oncol, 1994, 22(5):329–340.

[57] Ross JH, Kay R. Prepubertal testis tumors. Rev Urol, 2004, 6(1):11–18.

[58] Maizlin ZV, Belenky A, Kunichezky M, et al. Leydig cell tumors ofthe testis: gray scale and color Doppler sonographic appearance. J Ultrasound Med, 2004, 23(7):959–964.

[59] Pozza C, Pof R, Tenuta M, et al. Clinical presentation, management and follow-up of 83 patients with Leydig cell tumors of the testis: a prospective case-cohort study. Hum Reprod, 2019, 34(8):1389–1403.

[60] Fankhauser CD, Grogg JB, Hayoz S, et al. Risk factors and treatment outcomes of 1,375 patients with testicular leydig cell tumors: analysis ofpublished case series data. J Urol, 2020, 203:949–956.

[61] Mameli C, Selvaggio G, Cerini C, et al. AtypicalLeydig cell tumor in children: report of 2 cases. Pediatrics, 2016, 138(5):e20160151.

[62] Liu G, Duranteau L, Carel JC, et al. Leydig-cell tumors causedby an activating mutation of the gene encoding the luteinizing hormone receptor. N Engl JMed, 1999, 341(23):1731–1736.

[63] Carvajal-Carmona LG, Alam NA, Pollard PJ, et al. AdultLeydig cell tumors of the testis caused by germline fumarate hydratase mutations. J ClinEndocrinol Metab, 2006, 91(8):3071–3075.

[64] Libe R, Fratticci A, Lahlou N, et al. A rare cause ofhypertesteronemia in a 68-year-old patient: a Leydig cell tumor due to a somatic GNAS(guanine nucleotide-binding protein, alpha-stimulating activity polypeptide 1)-activatingmutation. J Androl, 2012, 33(4):578–584.

[65] Bozzini G, Picozzi S, Gadda F, et al. Long-term follow-up using testicle-sparing surgery for Leydig cell tumor. Clin Genitourin Cancer, 2013, 11(3):321–324.

[66] Elert A, Olbert P, Hegele A, et al. Accuracy of frozen sectionexamination of testicular tumors of uncertain origin. Eur Urol, 2002, 41(3):290–293.

[67] Giannarini G, Mogorovich A, Bardelli I, et al. Testis-sparing surgery for benign and malignant tumors: a critical analysis of the literature. Indian J Urol, 2008, 24(4):467–474.

[68] Sheynkin YR, Sukkarieh T, Lipke M, et al, Schulsinger DA. Management of nonpalpable testicular tumors. Urology, 2004, 63(6):1163–1167; discussion 1167.

[69] Kim I, Young RH, Scully RE. Leydig cell tumors of the testis: a clinicopathological analysisof 40 cases and review of the literature. Am J Surg Pathol, 1985, 9(3):177–192.

[70] Billings SD, Roth LM, Ulbright TM. Microcystic Leydig cell tumors mimicking yolk sactumor: a report of four cases. Am J Surg Pathol, 1999, 23(5):546–551.

[71] Ulbright TM, Srigley JR, Hatzianastassiou DK, et al. Leydig cell tumors of the testiswith unusual features: adipose differentiation, calcifcation with ossifcation, and spindleshaped tumor cells. Am J Surg Pathol, 2002, 26(11):1424–1433.

[72] Al-Agha OM, Axiotis CA. An in-depth look at Leydig cell tumor of the testis. Arch PatholLab

225

Med, 2007, 131(2):311–317.

[73] Colecchia M, Nistal M, Gonzalez-Peramato P, et al.Leydig cell tumor and hyperplasia: a review. Anal Quant Cytol Histol, 2007, 29(3):139–147.

[74] McCluggage WG, Shanks JH, Arthur K, et al. Cellular proliferation and nuclearploidy assessments augment established prognostic factors in predicting malignancy in testicular Leydig cell tumours. Histopathology, 1998, 33(4):361–368.

[75] Reznik Y, Rieu M, Kuhn JM, et al. Luteinizing hormoneregulation by sex steroids in men with germinal and Leydig cell tumours. Clin Endocrinol, 1993, 38(5):487–493.

[76] Ortiz DJ, Silva J, Abad M, et al. Leydig cell tumour of the testis:cytological fndings on fne needle aspiration. Cytopathology, 1999, 10(3):217–218.

[77] McCluggage WG, Shanks JH, Whiteside C, et al. Immunohistochemical study of testicular sex cord-stromal tumors, including stainingwith anti-inhibin antibody. Am J Surg Pathol, 1998, 22(5):615–619.

[78] Augusto D, Leteurtre E, De La Taille A, et al. Calretinin: a valuable markerof normal and neoplastic Leydig cells of the testis. Appl Immunohistochem Mol Morphol, 2002, 10(2):159–162.

[79] Busam KJ, Iversen K, Coplan KA, et al. Immunoreactivity forA103, an antibody to melan-a (Mart-1), in adrenocortical and other steroid tumors. Am J SurgPathol, 1998, 22(1):57–63.

[80] Iczkowski KA, Bostwick DG, Roche PC, et al. Inhibin a is a sensitive and specifcmarker for testicular sex cord-stromal tumors. Mod Pathol, 1998, 11(8):774–779.

[81] Pierre P, Despert F, Tranquart F, et al. Adrenal rest tissuein gonads of patients with classical congenital adrenal hyperplasia: multicenter study of 45French male patients. Ann Endocrinol (Paris), 2012, 73(6):515–522.

[82] Rutgers JL, Young RH, Scully RE. The testicular "tumor" of the adrenogenital syndrome. Areport of six cases and review of the literature on testicular masses in patients with adrenocortical disorders. Am J Surg Pathol, 1988, 12(7):503–513.

[83] Ashley RA, McGee SM, Isotaolo PA, et al. Clinical and pathological features associated with the testicular tumor of the adrenogenital syndrome. J Urol, 2007, 177(2):546–549; discussion 549.

[84] Aycan Z, Bas VN, Cetinkaya S, et al. Prevalence and long-termfollow-up outcomes of testicular adrenal rest tumours in children and adolescent males withcongenital adrenal hyperplasia. Clin Endocrinol, 2013, 78(5):667–672.

[85] Grogg J, Schneider K, Bode PK, et al. Sertoli cell tumorsof the testes: systematic literature review and meta-analysis of outcomes in 435 patients.Oncologist, 2020, 25(7):585–590.

[86] Gabrilove JL, Freiberg EK, Leiter E, et al. Feminizing and non-feminizing Sertoli celltumors. J Urol, 1980, 124(6):757–767.

[87] Goswitz JJ, Pettinato G, Manivel JC. Testicular sex cord-stromal tumors in children: clinicopathologic study of sixteen children with review of the literature. Pediatr Pathol Lab Med, 1996, 16(3):451–470.

[88] Necchi A, Bratslavsky G, Shapiro O, et al. Genomic features of metastatic testicular sex cord stromal tumors. Eur Urol Focus, 2019, 5(5):748–755.

[89] Young S, Gooneratne S, Straus FH, et al. Feminizing Sertolicell tumors in boys with Peutz-Jeghers syndrome. Am J Surg Pathol, 1995, 19(1):50–58.

[90] Young RH, Koelliker DD, Scully RE. Sertoli cell tumors of the testis, not otherwise specifed:a clinicopathologic analysis of 60 cases. Am J Surg Pathol, 1998, 22(6):709–721.

[91] Kommoss F, Oliva E, Bittinger F, et al. Inhibin-alphaCD99, HEA125, PLAP, and chromogranin immunoreactivity in testicular neoplasms and theandrogen insensitivity syndrome. Hum Pathol, 2000, 31(9):1055–1061.

[92] Kao CS, Cornejo KM, Ulbright TM, et al. Juvenile granulosa cell tumors of the testis:a clinicopathologic study of 70 cases with emphasis on its wide morphologic spectrum. Am J Surg

Pathol, 2015, 39(9):1159–1169.

[93] Talerman A, Dlemarre JF. Gonadoblastoma associated with embryonal carcinoma in an anatomically normal man. J Urol, 1975, 113(3):355–359.

[94] Scully RE. Gonadoblastoma. A review of 74 cases. Cancer, 1970, 25(6):1340–1356.

[95] Burger T, Schildhaus HU, Inniger R, et al. Ovarian-typeepithelial tumours of the testis: immunohistochemical and molecular analysis of two serousborderline tumours of the testis. Diagn Pathol, 2015, 10:118.

[96] Dogra VS, Gottlieb RH, Oka M, et al. Sonography of the scrotum. Radiology, 2003, 227(1):18–36.

[97] Geraghty MJ, Lee FT Jr, Bernsten SA, et al. Sonographyof testicular tumors and tumor-like conditions: a radiologic-pathologic correlation. Crit Rev Diagn Imaging, 1998, 39(1):1–63.

[98] Thava V, Cooper N, Egginton JA. Yolk sac tumour of the testis in childhood. Br J Radiol, 1992, 65(780):1142–1144.

[99] Pozza C, Gianfrilli D, Fattorini G, et al. Diagnosticvalue of qualitative and strain ratio elastography in the differential diagnosis of non-palpabletesticular lesions. Andrology, 2016, 4(6):1193–1203.

[100] Manganaro L, Saldari M, Pozza C, et al. Dynamic contrastenhanced and diffusion-weighted MR imaging in the characterisation of small, non-palpablesolid testicular tumours. Eur Radiol, 2018, 28(2):554–564.

[101] Manganaro L, Vinci V, Pozza C, et al. A prospective study oncontrast-enhanced magnetic resonance imaging of testicular lesions: distinctive features of Leydig cell tumours. Eur Radiol, 2015, 25(12):3586–3595.

[102] Krone KD, Carroll BA. Scrotal ultrasound. Radiol Clin N Am, 1985, 23(1):121–139.

[103] Milose JC, Filson CP, Weizer AZ, et al. Role of biochemical markersin testicular cancer: diagnosis, staging, and surveillance. Open Access J Urol, 2011, 4:1–8.

[104] Ehrlich Y, Beck SD, Foster RS, et al. Serum tumor markers in testicularcancer. Urol Oncol, 2013, 31(1):17–23.

[105] Dieckmann KP, Richter-Simonsen H, Kulejewski M, et al.Testicular germ-cell tumours: a descriptive analysis of clinical characteristics at frst presentation. Urol Int, 2018, 100(4):409–419.

[106] Murray MJ, Huddart RA, Coleman N. The present and future of serum diagnostic tests fortesticular germ cell tumours. Nat Rev Urol, 2016, 13(12):715–725.

[107] Nappi L, Nichols C. MicroRNAs as biomarkers for germ cell tumors. Urol Clin North Am, 2019, 46(3):449–457.

[108] Almstrup K, Lobo J, Morup N, et al.Application of miRNAs in the diagnosis and monitoring of testicular germ cell tumours. NatRev Urol, 2020, 17:201–213.

[109] Bandak M, Jorgensen N, Juul A, et al. Preorchiectomy Leydig cell dysfunction in patients with testicular cancer. Clin GenitourinCancer, 2017, 15(1):e37–43.

[110] Zarrilli S, Lombardi G, Paesano L, et al. Hormonal andseminal evaluation of Leydig cell tumour patients before and after orchiectomy. Andrologia, 2000, 32(3):147–154.

[111] Mieritz MG, Raket LL, Hagen CP, et al. A longitudinalstudy of growth, sex steroids, and IGF-1 in boys with physiological gynecomastia. J Clin Endocrinol Metab, 2015, 100(10):3752–3759.

[112] Sansone A, Romanelli F, Sansone M, et al. Gynecomastia and hormones.Endocrine, 2017, 55(1):37–44.

[113] Kanakis GA, Nordkap L, Bang AK, et al. EAA clinicalpractice guidelines-gynecomastia evaluation and management. Andrology, 2019, 7(6):778–793.

[114] Honecker F, Aparicio J, Berney D, et al. ESMO consensus conference on testicular germ cell cancer: diagnosis, treatment and follow-up. AnnOncol, 2018, 29(8):1658–1686.

[115] Cornejo KM, Frazier L, Lee RS, et al. Yolk sac tumor of the testis in infants and children: a clinicopathologic analysis of 33 cases. Am J Surg Pathol, 2015, 39(8):1121–1131.

[116] Sobin L, Gospodarowicz MK, Wittekind C, editors. International Union Against Cancer(UICC) TNM classifcation of malignant tumors. 7th ed. Oxford, UK: Wiley-Blakwell, 2009.

[117] International Germ Cell Consensus Classifcation: a prognostic factor-based staging systemfor metastatic germ cell cancers. J Clin Oncol, 1997, 15(2):594–603.

[118] Frazier AL, Hale JP, Rodriguez-Galindo C, et al. Revised riskclassifcation for pediatric extracranial germ cell tumors based on 25 years of clinical trialdata from the United Kingdom and United States. J Clin Oncol, 2015, 33(2):195–201.

[119] Skakkebaek NE, Rajpert-De Meyts E, Main KM. Testicular dysgenesis syndrome: anincreasingly common developmental disorder with environmental aspects. Hum Reprod, 2001, 16(5):972–978.

[120] Rives N, Perdrix A, Hennebicq S, et al. The semenquality of 1158 men with testicular cancer at the time of cryopreservation: results of theFrench National CECOS Network. J Androl, 2012, 33(6):1394–401.

[121] Williams DH. Sperm banking and the cancer patient. Ther Adv Urol, 2010, 2(1):19–34.

[122] Djaladat H, Burner E, Parikh PM, et al. The association between testiscancer and semen abnormalities before orchiectomy: a systematic review. J Adolesc Young Adult Oncol, 2014, 3(4):153–159.

[123] Fode M, Ohl DA, Sonksen J. A step-wise approach to sperm retrieval in men with neurogenicanejaculation. Nat Rev Urol, 2015, 12(11):607–616.

[124] Gat I, Toren A, Hourvitz A, et al. Sperm preservation by electroejaculation in adolescent cancer patients. Pediatr Blood Cancer, 2014, 61(2):286–290.

[125] Berookhim BM, Mulhall JP. Outcomes of operative sperm retrieval strategies for fertility preservation among males scheduled to undergo cancer treatment. Fertil Steril, 2014, 101(3):805–811.

[126] Onofre J, Baert Y, Faes K, et al. Cryopreservation of testicular tissue or testicular cellsuspensions: a pivotal step in fertility preservation. Hum Reprod Update, 2016, 22(6):744–761.

[127] Sabanegh ES Jr, Ragheb AM. Male fertility after cancer. Urology, 2009, 73(2):225–231.

[128] Ku JY, Park NC, Jeon TG, et al. Semen analysis in cancer patients referred for spermcryopreservation before chemotherapy over a 15-year period in Korea. World J Mens Health, 2015, 33(1):8–13.

[129] Heidenreich A, Pfster D. Retroperitoneal lymphadenectomy and resection for testicular cancer: an update on best practice. Ther Adv Urol, 2012, 4(4):187–205.

[130] Schrader M, Muller M, Sofkitis N, et al. "Onco-tese": testicular sperm extraction in azoospermic cancer patients before chemotherapy-new guidelines?Urology, 2003, 61(2):421–425.

[131] Furuhashi K, Ishikawa T, Hashimoto H, et al. Oncotesticular sperm extraction: testicular sperm extraction in azoospermic and very severely oligozoospermic cancer patients. Andrologia, 2013, 45(2):107–110.

[132] Tempest HG, Ko E, Chan P, et al. Sperm aneuploidy frequencies analysed before and after chemotherapy in testicular cancer and Hodgkin's lymphoma patients. Hum Reprod, 2008, 23(2):251–258.

[133] Kerns SL, Fung C, Monahan PO, et al.Cumulative burden of morbidity among testicular cancer survivors after standard cisplatinbased chemotherapy: a multi-institutional study. J Clin Oncol, 2018, 36(15):1505–1512.

[134] Mykletun A, Dahl AA, Haaland CF, et al. Side effects andcancer-related stress determine quality of life in long-term survivors of testicular cancer. J Clin Oncol, 2005, 23(13):3061–3068.

[135] Orre IJ, Fossa SD, Murison R, et al. Chronic cancer-relatedfatigue in long-term survivors of testicular cancer. J Psychosom Res, 2008, 64(4):363–371.

[136] Wiechno P, Demkow T, Kubiak K, et al. The quality of life and hormonaldisturbances in testicular cancer survivors in cisplatin era. Eur Urol, 2007, 52(5):1448–1454.

[137] Baniel J, Sella A. Complications of retroperitoneal lymph node dissection in testicular cancer: primary and post-chemotherapy. Semin Surg Oncol, 1999, 17(4):263–267.

[138] Heidenreich A, Thuer D, Polyakov S. Postchemotherapy retroperitoneal lymph node dissection in advanced germ cell tumours of the testis. Eur Urol, 2008, 53(2):260–272.

[139] Mishra SI, Scherer RW, Snyder C, et al. Are exercise programs effective forimproving health-related quality of life among cancer survivors? A systematic review andmeta-analysis. Oncol Nurs Forum, 2014, 41(6):E326–E342.

[140] Chao C, Bhatia S, Xu L, et al. Incidence, risk factors,and mortality associated with second malignant neoplasms among survivors of adolescentand young adult cancer. JAMA Netw Open, 2019, 2(6):e195536.

[141] Fossa SD, Gilbert E, Dores GM, et al. Noncancer causesof death in survivors of testicular cancer. J Natl Cancer Inst, 2007, 99(7):533–544.

[142] Kvammen O, Myklebust TA, Solberg A, et al. Long-termrelative survival after diagnosis of testicular germ cell tumor. Cancer Epidemiol BiomarkPrev, 2016, 25(5):773–779.

性别焦虑：
过渡时期的管理

第 14 章

Alessandra D. Fisher, Giulia Senofonte, Carlotta Cocchetti, Francesco Lombardo

14.1 引　言

性别不一致（GI）的定义是个体的经验性别和出生时指定的性别之间的显著和持久的不一致[1]。当这种情况导致个体在社会、职业或其他重要功能领域出现显著的痛苦或损害时，我们称为性别焦虑（GD）[1]。性别认同不完全和（或）永久匹配其性别特征的个人可以将自己描述为跨性别者或变性人[1]。特别是，我们使用跨性别男性来指那些出生时被指定为女性但认同为男性的人，而跨性别女性则指那些出生时被指定为男性但认同为女性的人。GI/GD 是一种维度现象，可能会以不同程度的强度发生，其中最极端的形式伴随着对性别肯定治疗的渴望，包括激素治疗和（或）手术干预。

GI/GD 可能在儿童期发展，并在大多数青春期前期有所缓解[2-3]。之后，它只能在少数情况下持续到青春期和成年期，"持久者"占 10%~27%[2,4-5]。

在管理患有 GI/GD 的儿童和青少年期间，卫生保健专业人员应该遵循世界

A. D. Fisher (✉) · C. Cocchetti
Department of Experimental, Clinical and Biomedical Sciences, Andrology, Women's Endocrinology and Gender Incongruence Unit, University of Florence, Florence, Italy
e-mail: afsher@unifi.it

G. Senofonte · F. Lombardo
Department of Experimental Medicine, Laboratory of Seminology - Sperm Bank "Loredana Gandini", Sapienza University, Rome, Italy
e-mail: francesco.lombardo@uniroma1.it

© Springer Nature Switzerland AG 2021
C. Foresta, D. Gianfrilli (eds.), *Pediatric and Adolescent Andrology*, Trends in Andrology and Sexual Medicine, https://doi.org/10.1007/978-3-030-80015-4_14

变性人健康专业协会（WPATH）的护理标准[6]和内分泌协会的指南[7]。这两项研究的主要灵感都来自 Delamarre-van de Waal 和 Cohen-Kettenis 的开创性工作[8]，他们首次描述了"荷兰方法（Dutch Approach）"，这是一种在青春期管理 GI/GD 的临床方案。该方案的特点是"综合性"，包括心理支持和医疗干预，分为 3 个不同的阶段：①第一诊断阶段没有医疗干预；②扩展诊疗阶段，特点是青春期暂停使用促性腺激素释放激素类似物（GnRHa）；③诱导与性别认同一致的青春期[3]。

在第一阶段，提供心理支持和评估，目的是评估 GI/GD 的存在和强度[1]，并评估干扰性心理和（或）社会状况的存在。在这一阶段，精神卫生专业人员（MHP）还应评估是否存在足够的心理和社会支持，包括父母在内。根据 WPATH 的建议，这一阶段应由接受过儿童和青少年发展精神病理学专门培训并熟练掌握 GI/GD 的 MHP 实施[6]。

在建立治疗关系的过程中，临床医生应该对任何可能的结果保持中立的态度，以帮助青少年公开探索他 / 她的性别认同。最后，在这一阶段，初级保健计划应向青少年及其家属准确告知不同的治疗选择及其后果（包括与保留生育能力有关的后果），以避免抱有不切实际的期望。

如果 GD 持续存在，MHP 的作用还包括评估是否存在使用 GnRHa 抑制青春期的标准（表 14.1）。

建议使用 GnRHa 抑制青春期的时间不应早于 Tanner G2/B2 阶段，以防青春

表 14.1　促性腺激素释放激素类似物（GnRHa）和跨性别激素的资格标准

符合以下条件的青少年可接受 GnRHa 治疗：
1. 符合 DSM 5 的性别焦虑（GD）标准。
2. 至少经历青春期至 Tanner 2 期。
3. 在青春期早期变化时存在 GD。
4. 不患有干扰诊断工作或治疗的精神合并症。
5. 在治疗期间有足够的心理和社会支持。
6. 对治疗的预期结果、风险和益处有一定的认识和理解。
7. 征得父母的同意且父母可在治疗期间给予足够的支持。
青少年可接受跨性别激素治疗的条件：
1. 符合 GnRHa 的标准。
2. 16 岁或以上。
3. 征得父母的同意且父母可在治疗期间给予足够的支持。

期早期的改变导致 GD 加重[6-7]。事实上，对不受欢迎的身体变化的情绪反应——与经验性别认同相反——对 MHP 具有重要的诊断价值。

14.2 青春期暂停

在扩展诊疗阶段，GnRHa 的给药导致青春期发育暂停。事实上，这些长效类似物在第一次和第二次注射后 10 d 内促性腺激素最初增加后，通过 GnRH 受体脱敏暂时抑制内源性类固醇的产生[9]。尽管可用的 GnRHa 较多，但曲普瑞林在 GD/GI 青少年中研究最多[8]。最常用的方案是曲普瑞林 1 次 / 月（3.75 mg/28 d）。如果促性腺激素被很好地抑制，6 个月后，可改用三甲氧基苯丙胺（11.25 mg）。对于变性男孩（出生时为女性），最初的间隔可能会缩短，12 d 后重复第二次注射（3.75 mg）以避免月经出血的风险。

GnRH 拮抗剂可能是 GnRHa 的潜在替代品，因为它们会立即抑制垂体促性腺激素的分泌[10-11]。其优势在于消除促性腺激素轴激活的初始"障碍"。然而，由于 GnRH 拮抗剂缺乏关于 GnRH 拮抗剂安全性和有效性的证据，不允许在 GD/GI 青少年中使用。

GnRHa 有效地暂停了青春期的发育，让这些青少年处于一个可以探索他们的性别认同的"中间状态"，而不会因为不受欢迎的身体变化而产生痛苦。事实上，在 Tanner 2 青春期开始时，身体的变化可能会变得难以忍受，例如变性者的乳房发育和睾丸增大（出生时被指定为男性）。随着青春期的进展，还会发生其他的改变，如变性者的月经初潮 / 月经和声音变粗，男性化的头型，面部的第二性征发育，以及自发勃起。这些不受欢迎的身体变化被他们视为是毁灭性的打击并感到耻辱。在这一点上，GD/GI 青少年意识到他们无法避免生物性别的自然表达，这与他们的性别认同不一致。在变性青年中，青春期的开始通常与 GD、痛苦以及心理功能和健康状况的恶化有关[12]。

在 GnRHa 治疗期间，第二性征的轻度发展可能会退化或停止。在这些影响中，我们可以看到乳房萎缩，变性女性月经停止，变性女性体毛分布和睾丸体积减小及自发勃起减少[13]。

由于抑制了青春期发育，GnRHa 治疗可立即减轻受试者的痛苦，并可能避免情感和心理创伤[14-15]。此外，GnRHa 治疗通过使身体处于中性的青春期早期状态来延长诊疗阶段。在此期间，青少年可以继续自我探索他 / 她的性别认同，而不会受到青春期身体改变带来的困扰[7]，从而允许临床医生在延长的诊断阶段"争取时间"。

GnRHa 的一个重要优势是干预的可逆性。如果青少年决定不遵循过渡路线，青春期抑制可以停止。自然的青春期发育将立即恢复，受试者可以在生物学上恢复成熟[16]。

此外，与青春期较晚开始的治疗相比，接受 GnRHa 治疗的青少年的物理治疗结果更令人满意，因为青春期的第二性征已经形成[17-18]。尽早开始治疗可能会减少未来内科和外科干预的创伤[19]。例如，对于跨性别女性来说，电解脱毛、声音治疗或手术是不必要的；而对于跨性别男性来说，不必进行胸部手术。

在这个微妙的阶段，对青少年的心理支持至关重要。因此，我们鼓励与有经验的 MHP 会面，以全面评估青少年的心理和社会功能，并探索 GD/GI 及其可能的结果[20]。

此外，在 GnRHa 治疗期间，指南建议测量促性腺激素和性类固醇水平，以确认性腺轴抑制是否足够[7]。在性腺轴未被完全抑制的情况下，可以缩短 GnRHa 给药的间隔时间或增加剂量。此外，监测延缓青春期的不良影响非常重要，如生长急速停止和骨矿物质积累受损。

14.2.1 GnRHa 治疗的关键

总体而言，GnRHa 治疗是一种有效和安全的方法，可以阻止 GD/GI 青少年的内源性青春期发育。然而，大多数证据基于 GnRHa 治疗用于抑制性早熟的研究，因此长期随访研究仍然相当有限。

GD/GI 青少年青春期抑制的主要风险可能包括骨矿化障碍。事实上，青春期是一生中获得正确骨量最重要的时期，因为 85%~90% 的总骨量将在青春期结束时获得[21]。关于 GnRHa 对 GD/GI 青少年骨密度（BMD）的影响的数据很少。来自不同背景的研究提供了截然不同的证据。例如，一些研究报告，青春期发育迟缓的男性成年后 BMD 降低[22]，而另一些研究则显示该人群的骨密度正常[23-24]。同样，有研究报告，使用 GnRHa 治疗中枢性性早熟儿童后，这些儿童的 BMD 降低[25]，而其他研究没有证实这些发现[26]。

关于 GnRHa 在 GD/GI 青少年中的治疗，数据显示在 GnRHa 治疗期间绝对面积 BMD 没有变化，但 BMD Z 评分下降（主要是腰椎）[8,27-28]。随后的激素治疗诱导青春期导致变性男性和变性女性的 BMD Z 评分增加；然而，即使在性别确定的激素治疗 24 个月后，大多数变性青少年的治疗前 Z 评分也没有达标[28]。考虑到这些证据，双能 X 线骨密度仪（DXA）扫描在跨性别青少年的骨健康随访中仍然很重要。此外，GnRHa 治疗期间，在缺乏的情况下补充钙和维生素 D 及采用适当的生活方式（包括体育活动和戒烟）可能会改善骨骼健康。就身体成分而言，GnRHa 与 GD/GI 青少年体重指数（BMI）标准差得分的变化无关 [27]。然而，GnRHa 治疗似乎改变了身体成分，导致脂肪量增加和瘦体重百分比减少 [13]。在用 GnRHa 治疗的性早熟女孩中也观察到了类似的结果 [29-30]。

GnRHa 治疗的另一个关键是对大脑发育的潜在影响。青春期是动物和人类大脑发育的第二个关键期 [31-32]，特别是关于执行功能的发展。关于使用 GnRHa 抑制青春期是否会影响大脑执行功能的发展的数据有限。一项独立横断面研究 [33]，比较了接受 GnRHa 治疗的青少年和对照组在伦敦塔（ToL）任务中的表现，发现执行功能没有受损。出乎意料的是，当评估 ToL 操作过程中的大脑激活模式时，接受 GnRHa 治疗的 GD 青少年在神经激活方面显示出性别差异，类似于他们出生时的性别对照组。

据报道，在少数接受 GnRHa 治疗性早熟 / 早熟的女孩中，另一种不良反应是动脉高压 [34-35]。在接受 GnRHa 治疗的 GD/GI 青少年中，还没有类似的证据报道，但建议在治疗前和治疗期间监测血压 [7]。

此外，由于青春期抑制和性类固醇水平降低，接受治疗的青少年还可能经历潮热、疲劳和情绪变化。然而，在这种情况下，对于这些不良反应的治疗还没有达成共识。

最后，在开始 GnRHa 治疗之前，应充分探讨生育问题。青春期抑制会暂停生殖细胞的成熟，从而影响生育潜力。然而，缺乏关于 GnRHa 治疗后生育结局的数据，这些人的生育保留选择仍在研究中。

14.3 青春期诱导

临床医生可以通过多学科小组确认青少年中持续存在 GD/GI，并具有足够的心理准备和法律能力对这一部分不可逆转的治疗给予知情同意后，开始使用性别确定激素（表 14.2）。

尽管许多国家允许 16 岁开始接受性激素治疗，但变性青少年的性激素治疗何时开始仍存在争议。内分泌学会指南支持在 16 岁或由儿童性别认同发展方面具有专业知识的多学科小组进行评估后，在更早的情况下开始治疗 [7]。然而，目前支持较早治疗的证据非常少。在青春期发育的早期阶段开始 GnRHa 治疗，通过以逐渐增加激素治疗剂量为特征的剂量方案来诱导与经验性别认同一致的青春期以模拟生理性青春期，例如性腺功能低下的患者的治疗。或者，在青春期晚期，性别肯定治疗可以给予更高的剂量，直到达到预期的成人剂量 [7]。

这种逐渐增加的性类固醇剂量的治疗方案，不会有效地抑制内源性类固醇

表 14.2 青春期诱导方案

诱导女性青春期

· 17β – 雌二醇透皮贴片（基质贴片，25 μg/d，每周更换 1~2 次贴片）：开始使用 3 μg，每天 12 h，
连续 6 个月；然后 3 μg，24 h。每 6 个月逐渐增加剂量：6 μg，12.5 μg，最高 25 μg，50 μg/d，
75 μg/d，直到成人剂量（100 μg/d）

· 口服 17β – 雌二醇：从 5 μg/（kg·d）开始，每 6 个月逐步增加剂量 5 μg/（kg·d），直至成
人剂量（2~4 mg/d）

· 口服戊酸雌二醇：从 8 μg/（kg·d）（0.5 mg/d）开始，每 6 个月逐步增加剂量 8 μg/（kg·d），
直到成人剂量（2~4 mg/d）

· 口服半水雌二醇：从 6 μg/（kg·d）（0.4 mg/d）开始，每 6 个月逐步增加剂量 6 μg/（kg·d），
直到成人剂量（1.5~3 mg/d）

诱导男性青春期

肌内注射睾酮酯，每 6 个月增加 1 次剂量：

25 mg/m^2，1 次 /2 周

50 mg/m^2，1 次 /2 周

75 mg/m^2，1 次 /2 周

100 mg/m^2，1 次 /2 周

的分泌。出于这个原因，建议在性腺切除之前继续使用 GnRHa 治疗，虽然需要
进一步的研究来评估其长期效果。

此外，变性青少年及其父母 / 其他照顾者需要清楚地了解激素治疗可能导
致生育能力丧失（精子发生和卵母细胞成熟受损），以便做出合理和平衡的决定，
并有可能获得生育保护的机会。

14.3.1 跨性别女孩

在跨性别女孩中诱导女性青春期的治疗包括口服或经皮雌激素制剂。

17β – 雌二醇的开始剂量为 5 μg/（kg·d），每 6 个月增加 1 次，每次
5 μg/kg[至 20 μg/（kg·d）]，直到维持剂量达到 2 mg。

17β – 雌二醇透皮给药可替代口服给药，起始剂量为 6.25~12.5 μg/24 h 到
37.5 μg/24 h，直至达到成人剂量（50~200 μg/24 h），每 6 个月增加 1 次。透皮
替代疗法的使用正在增加，但缺乏特定的低剂量雌激素贴片可能会让人感到不舒
服：需要自己切割贴片以获得与适当剂量对应的尺寸，这有时很难计算和实现；
贴片胶可能会引起过敏反应；需要每 3.5 d 在一天的同一时间放置新的贴片 [36]。

性腺抑制 3~6 个月后，雌激素开始剂量为 1 mg/d，6 个月后增加到 2 mg/d[7]。

对 28 名跨性别女孩使用 17 β – 雌二醇的效果进行了前瞻性研究[37]。GnRHa 单一治疗的中位持续时间为 24.8 个月，雌激素治疗开始的中位年龄为 16 岁。当在中位持续时间内达到成人 2 mg/d 雌二醇量时，血清雌二醇值的中位数为 27 pg/mL（100 pmol/L）[范围为 6.5~103 pg/mL（24~380 pmol/L）]，催乳素水平、血红蛋白、红细胞比容、糖化血红蛋白（HbA1c）、转氨酶及肌酐没有变化[38]。此外，还观察了乳房发育（开始于 3 个月内，1 年后中位数乳房 Tanner 分期从 3 期进展到 5 期）、臀围增加和腰围减少等生理变化[38]。虽然 BMI 增加了，但 BMI SD 评分并没有增加：腰椎（不是髋部）的绝对 BMD 和 Z 评分增加了[27-28]，但在服用雌激素 2 年后，Z 评分仍然低于年龄和性别匹配的正常对照组[28]。

尽管关于长期结果的数据仍然很少，但关于雌激素治疗青春期发育和短期安全性的研究表明，身体女性化没有不良事件[38]。

14.3.2 跨性别男孩

对于男性青春期诱导，推荐使用睾酮酯注射。起始剂量为 25 mg/m²，每 2 周肌内注射 1 次，每 6 个月递增 25 mg/m²。睾酮单酯的维持量为每 2 周 100~200 mg，混合睾酮酯为每 3~4 周 250 mg。对于在青春期晚期开始治疗的跨性别男孩，睾酮可以每 2 周注射 75 mg，6 个月后开始维持剂量[7]。使用雄激素治疗，身体的男性化发生在最初的 3~6 个月，包括声音变低沉、面部、体毛生长、肌肉发育（特别是上半身）及阴蒂生长[7-8]。在月经初潮后的变性青少年中，可以添加孕激素来停止或减少月经频率；成人剂量就足以抑制性腺轴。

有关 GnRHa 和雄激素联合作用的预期数据仍然很少。已有两项研究对跨性别男孩的临床效果（包括这些代谢参数）进行了回顾性调查，一项是单中心研究（n=42）[39]，另一项是多中心研究（n=72）[40]。只有一项单中心研究报告了不良反应有疲劳和痤疮。临床上，体重增加表现为 BMI[40] 和 BMI SD 得分增加[39]。尽管睾酮制剂和剂量不同，但两项研究都报告了血红蛋白和红细胞比容以及丙氨酸氨基转移酶、天冬氨酸氨基转移酶和肌酐的增加（即使它们保持在正常范围内），血脂状况的恶化（胆固醇和低密度脂蛋白增加，高密度脂蛋白减少）；血糖稳态参数（HbA1c、胰岛素、血糖、稳态模型评估指数）没有受到影响[41]。在跨性别男孩中，腰椎和股骨区域的骨密度和 Z 评分在睾酮治疗 2 年后增加，即使它们没有达到治疗前的水平[28,42-43]。

14.4 结 论

在过去 10 年中，治疗 GD/GI 的青少年的相关认知水平稳步提升[44-45]。目前关于跨性别青少年治疗的研究大多基于横向研究，纵向数据有限，缺乏关于不同族裔和社会经济人口的信息（主要来自西欧和高收入国家，许多参与者接受了手术并放弃了随访）。然而，在青少年中可获得的少数人体数据是有利的，并且事实证明跨性别青少年中早期医疗干预的心理获益超过了潜在的医疗风险[36]。

参考文献

[1] American Psychiatric Association, American Psychiatric Association, editors. Diagnostic and statistical manual of mental disorders: DSM-5. 5th ed. Washington, D.C: American Psychiatric Association, 2013.

[2] Wallien MSC, Cohen-Kettenis PT. Psychosexual outcome of gender-dysphoric children. J Am Acad Child Adolesc Psychiatry, 2008, 47: 1413–1423.

[3] Bradley S, Zucker KJ. Gender Identity Disorder and Psychosexual Problems in Children and Adolescents. Canadian journal of psychiatry Revue canadienne de psychiatrie, 1990, 35: 477–486.

[4] Drummond KD, Bradley SJ, Peterson-Badali M, et al. A follow-up study of girls with gender identity disorder. Dev Psychol, 2008, 44: 34–45.

[5] Steensma TD, McGuire JK, Kreukels BPC, et al. Factors associated with desistence and persistence of childhood gender dysphoria: a quantitative follow-up study. J Am Acad Child Adolesc Psychiatry, 2013, 52: 582–590.

[6] The 2011 WPATH Standards of Care and Penile Reconstruction in Female-to-Male Transsexual Individuals [Internet].(2023-01-18). https://www.hindawi.com/journals/au/2012/581712/.

[7] Hembree WC, Cohen-Kettenis PT, Gooren L, et al. Endocrine Treatment of Gender-Dysphoric/ Gender-Incongruent Persons: An Endocrine Society Clinical Practice Guideline. J Clin Endocrinol Metab, 2017, 102: 3869–3903.

[8] Delemarre-Van D, Cohen-Kettenis PT. Clinical management of gender identity disorder in adolescents: a protocol on psychological and paediatric endocrinology aspects. European Journal of Endocrinology, 2006, 155: S131.

[9] Roth CL, Brendel L, Rückert C, et al. Antagonistic and agonistic GnRH analogue treatment of precocious puberty: tracking gonadotropin concentrations in urine. Horm Res, 2005, 63: 257–262.

[10] Roth C. Therapeutic potential of GnRH antagonists in the treatment of precocious puberty. Expert Opin Investig Drugs, 2002, 11: 1253–1259.

[11] Treatment of central precocious puberty - PubMed [Internet].(2023-01-18). https://pubmed.ncbi. nlm.nih.gov/16634688/.

[12] Fisher AD, Ristori J, Castellini G, et al. Psychological characteristics of Italian gender dysphoric adolescents: a case-control study. J Endocrinol Invest, 2017, 40: 953–65.

[13] Schagen SEE, Cohen-Kettenis PT, Delemarre-van de Waal HA, et al. Efficacy and Safety of Gonadotropin-Releasing Hormone Agonist Treatment to Suppress Puberty in Gender Dysphoric Adolescents. J Sex Med, 2016, 13: 1125–1132.

[14] Cohen-Kettenis PT, Delemarre-van de Waal HA, Gooren LJG. The treatment of adolescent transsexuals: changing insights. J Sex Med, 2008, 5: 1892–1897.

[15] de Vries ALC, Steensma TD, Doreleijers TAH, et al. Puberty suppression in adolescents with gender identity disorder: a prospective follow-up study. J Sex Med, 2011, 8: 2276–2283.

[16] Manasco PK, Pescovitz OH, Feuillan PP, et al. Resumption of puberty after long term luteinizing hormone-releasing hormone agonist treatment of central precocious puberty. J Clin Endocrinol Metab, 1988, 67: 368–372.

[17] Cohen-Kettenis PT, van Goozen SH. Sex reassignment of adolescent transsexuals: a follow-up

study. J Am Acad Child Adolesc Psychiatry, 1997, 36: 263–271.

[18] Smith YL, van Goozen SH, Cohen-Kettenis PT. Adolescents with gender identity disorder who were accepted or rejected for sex reassignment surgery: a prospective follow-up study. J Am Acad Child Adolesc Psychiatry, 2001, 40: 472–481.

[19] Cohen-Kettenis PT. Transgenderism and intersexuality in childhood and adolescence: Making choices. SAGE, 2003. DOI: 10.4135/9781452233628

[20] Coleman E, Bockting W, Botzer M, et al. Standards of Care for the Health of Transsexual, Transgender, and Gender-Nonconforming People, Version 7. International Journal of Transgenderism, 2012, 13:165–232.

[21] Van Coeverden SC, Netelenbos JC, Roos JC, et al. [Reference values for bone mass in Dutch white pubertal children and their relation to pubertal maturation characteristics]. Ned Tijdschr Geneeskd, 2001, 145: 1851–1856.

[22] Finkelstein JS, Klibanski A, Neer RM. A longitudinal evaluation of bone mineral density in adult men with histories of delayed puberty. J Clin Endocrinol Metab, 1996, 81: 1152–1155.

[23] Bertelloni S, Baroncelli GI, Ferdeghini M, et al. Normal volumetric bone mineral density and bone turnover in young men with histories of constitutional delay of puberty. J Clin Endocrinol Metab, 1998, 83: 4280–4283.

[24] Darelid A, Ohlsson C, Nilsson M, et al. Catch up in bone acquisition in young adult men with late normal puberty. J Bone Miner Res, 2012, 27: 2198–2207.

[25] Saggese G, Bertelloni S, Baroncelli GI, et al. Reduction of bone density: an effect of gonadotropin releasing hormone analogue treatment in central precocious puberty. Eur J Pediatr, 1993, 152: 717–720.

[26] Neely EK, Bachrach LK, Hintz RL, et al. Bone mineral density during treatment of central precocious puberty. J Pediatr, 1995, 127: 819–822.

[27] Klink D, Caris M, Heijboer A, et al. Bone mass in young adulthood following gonadotropin-releasing hormone analog treatment and cross-sex hormone treatment in adolescents with gender dysphoria. J Clin Endocrinol Metab, 2015, 100: E270-275.

[28] Vlot MC, Klink DT, den Heijer M, et al. Effect of pubertal suppression and cross-sex hormone therapy on bone turnover markers and bone mineral apparent density(BMAD)in transgender adolescents. Bone, 2017, 95: 11–19.

[29] Pasquino AM, Pucarelli I, Accardo F, et al. Long-term observation of 87 girls with idiopathic central precocious puberty treated with gonadotropin-releasing hormone analogs: impact on adult height, body mass index, bone mineral content, and reproductive function. J Clin Endocrinol Metab, 2008, 93: 190–195.

[30] Magiakou MA, Manousaki D, Papadaki M, et al. The efficacy and safety of gonadotropin-releasing hormone analog treatment in childhood and adolescence: a single center, long-term follow-up study. J Clin Endocrinol Metab, 2010, 95: 109–117.

[31] Juraska JM, Sisk CL, DonCarlos LL. Sexual differentiation of the adolescent rodent brain: hormonal influences and developmental mechanisms. Horm Behav, 2013, 64: 203–210.

[32] Romeo RD. Puberty: a period of both organizational and activational effects of steroid hormones on neurobehavioural development. J Neuroendocrinol, 2003, 15: 1185–1192.

[33] Staphorsius AS, Kreukels BPC, Cohen-Kettenis PT, et al. Puberty suppression and executive functioning: An fMRI-study in adolescents with gender dysphoria. Psychoneuroendocrinology, 2015, 56: 190–199.

[34] Calcaterra V, Mannarino S, Corana G, et al. Hypertension during therapy with triptorelin in a girl with precocious puberty. Indian J Pediatr, 2013, 80: 884–885.

[35] Siomou E, Kosmeri C, Pavlou M, et al. Arterial hypertension during treatment with triptorelin

in a child with Williams-Beuren syndrome. Pediatr Nephrol, 2014, 29: 1633–1636.

[36] T'Sjoen G, Arcelus J, Gooren L, et al. Endocrinology of Transgender Medicine. Endocr Rev, 2019, 40: 97–117.

[37] Laron Z, Kauli R, Zeev ZB, et al. D-TRP5-analogue of luteinising hormone releasing hormone in combination with cyproterone acetate to treat precocious puberty. Lancet, 1981, 2: 955–956.

[38] Hannema SE, Schagen SEE, Cohen-Kettenis PT, et al. Efficacy and Safety of Pubertal Induction Using 17β-Estradiol in Transgirls. J Clin Endocrinol Metab, 2017, 102: 2356–2363.

[39] Consecutive lynestrenol and cross-sex hormone treatment in biological female adolescents with gender dysphoria: a retrospective analysis - PubMed [Internet].(2023-01-19).https://pubmed.ncbi. nlm.nih.gov/26885361/.

[40] Jarin J, Pine-Twaddell E, Trotman G, et al. Cross-Sex Hormones and Metabolic Parameters in Adolescents With Gender Dysphoria. Pediatrics, 2017, 139: e20163173.

[41] Crowley WF, Comite F, Vale W, et al. Therapeutic use of pituitary desensitization with a long-acting lhrh agonist: a potential new treatment for idiopathic precocious puberty. J Clin Endocrinol Metab, 1981, 52: 370–372.

[42] De Roo C, Lierman S, Tilleman K, et al. Ovarian tissue cryopreservation in female-to-male transgender people: insights into ovarian histology and physiology after prolonged androgen treatment. Reprod Biomed Online, 2017, 34: 557–566.

[43] Fertility preservation for trans men: frozen-thawed in vitro matured oocytes collected at the time of ovarian tissue processing exhibit normal meiotic spindles - PubMed [Internet].(2023-01-19). https://pubmed.ncbi.nlm.nih.gov/28647785/.

[44] Puberty suppression in a gender-dysphoric adolescent: a 22-year follow-up - PubMed [Internet]. (2023-01-19).https://pubmed.ncbi.nlm.nih.gov/21503817/.

[45] Cohen-Kettenis PT, Klink D. Adolescents with gender dysphoria. Best Pract Res Clin Endocrinol Metab, 2015, 29: 485–495.

青少年生育力保存

Marco Marasco, Francesco Pallotti, Marianna Pelloni,
Andrea Garolla, Andrea Lenzi, Francesco Lombardo,
Donatella Paoli

第 **15** 章

15.1 引　言

　　抗肿瘤治疗会对精子发生造成短暂或永久性损伤。在年轻人中，精子发生的恢复取决于治疗类型。采用阿霉素 – 博来霉素 – 长春碱 – 达卡巴嗪（ABVD）治疗的霍奇金淋巴瘤（HL）患者，在结束治疗后 2 年内精液质量达到治疗前水平；而采用其他化学治疗（简称化疗）方案的患者，如博来霉素 – 依托泊苷 – 阿霉素 – 环磷酰胺 – 长春新碱 – 丙卡巴肼 – 泼尼松（BEACOPP），环磷酰胺 – 长春新碱 – 丙卡巴肼 – 泼尼松（COPP）/ 阿霉素 – 博来霉素 – 长春碱 – 达卡巴嗪（ABVD）或氯雷他明 – 长春新碱 – 丙卡巴肼 – 长春新碱（MOPP）治疗的患者一般永久丧失精子发生的能力，仅有较少一部分化疗周期短的患者在治疗 3~5 年后才有轻

M. Marasco · F. Pallotti · M. Pelloni · A. Lenzi · D. Paoli (✉)
Laboratory of Seminology—Sperm Bank "Loredana Gandini", Department of Experimental
Medicine, "Sapienza" University of Rome, Rome, Italy
e-mail: francesco.pallotti@uniroma1.it; marianna.pelloni@uniroma1.it;
andrea.lenzi@uniroma1.it; donatella.paoli@uniroma1.it

F. Lombardo
Department of Experimental Medicine, Laboratory of Seminology - Sperm Bank "Loredana
Gandini", Sapienza University, Rome, Italy
e-mail: francesco.lombardo@uniroma1.it

A. Garolla
Section of Andrology and Reproductive Medicine & Centre for Male Gamete
Cryopreservation, Department of Medicine, University of Padova, Padova, Italy
e-mail: andrea.garolla@unipd.it

© Springer Nature Switzerland AG 2021
C. Foresta, D. Gianfrilli (eds.), *Pediatric and Adolescent Andrology*, Trends in
Andrology and Sexual Medicine, https://doi.org/10.1007/978-3-030-80015-4_15

度恢复[1]。治疗睾丸肿瘤的放 / 化疗方案在治疗后 3~6 个月内对精子发生的影响最大，精子发生的恢复与治疗结束时间有关，97% 的化疗患者和 94% 的放射治疗（简称放疗）患者在 24 个月后恢复良好[2]。根据目前已发表的国际癌症研究机构数据无法预测患者生育力的恢复或丧失，也没有精子指数可以帮助预测永久不育的患者。然而，恶性肿瘤对青少年有重大影响，是 19 岁前死亡的第二大常见原因。14 岁前发病的人数为每年 200 166 例（10.2/100 000），15~29 岁发病的人数为每年 397 000 例（22.1/100 000）。白血病是 14 岁以下儿童最常见的癌症，淋巴瘤是 15~19 岁儿童最常见的癌症（图 15.1）。

诊断和治疗方法的发展使这些癌症患者的预后和生存有了很大的改善，5 年生存率超过 80%。近年来，青少年抗肿瘤治疗的中长期并发症（包括生育力受损）受到广泛关注。

迄今为止，只有少数研究描述了青少年癌症患者治疗前后的精液质量。一些研究调查了治疗前的精液质量，而另一些只评估了垂体—睾丸轴的激素水平。这些研究通常将老年患者和年轻患者合并在一个"生育年龄"组，因此难以准确了解青少年的生育力情况[4]。青少年的特征不同于儿童和成人，尤其是在心理发展和社会融入方面。

非肿瘤患者也可能需要保存生育力，例如需要造血干细胞移植而使用骨髓抑制性化疗药物的患者，以及骨髓再生障碍或地中海贫血患者。精子发生也可

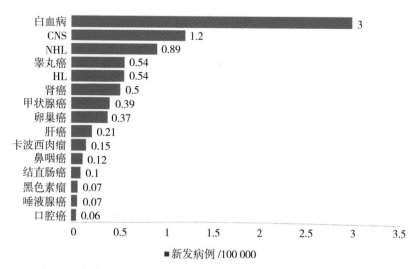

图 15.1　2018 年 0~19 岁年龄组癌症新发病例的发病率（国际癌症研究机构数据）。这些值指的是每 100 000 名受试者中的新发病例数。CNS：中枢神经系统；NHL：非霍奇金淋巴瘤；HL：霍奇金淋巴瘤

能受到其他药物的影响，如用于男女性别重置的药物。在这种情况下，药物治疗导致的变化在停止治疗后是部分可逆的，而双侧睾丸切除术是不可逆的。

在上述的所有情况中，青少年生殖健康受损本质上是医源性的，其损伤与采取的保障身体和心理健康的药物或手术治疗有关。然而，在某些情况下，睾丸损伤可能是由疾病本身引起的。例如，对于克兰费尔特（Klinefelter）综合征的患者，由于疾病的进展性，需要在年轻时进行精液或睾丸组织的冷冻保存[5]。

15.2 精子发生

精子发生受下丘脑—垂体—性腺（HPG）轴的调节，该轴在胎儿期就已经活跃，在出生后早期仍然活跃并在3个月时达到峰值，引起所谓的"小青春期"。随后相对静止，直到青春期，下丘脑脉冲式分泌促性腺激素释放激素（GnRH）使其重新激活（图15.2）。这种情况似乎依赖于 kisspeptin 的作用，kisspeptin 是位于1号染色体 *KISS1* 基因产生的激素，是 GPR54 的 G 蛋白偶联受体的配体。kisspeptin 与其受体结合刺激下丘脑神经元释放 GnRH，在青春期启动中起重要作用[6]。

GnRH 是下丘脑视前区产生的一种多肽激素，主要分布于正中隆起。GnRH 结合垂体前叶促性腺细胞质膜上表达的受体，刺激黄体生成素（LH）和卵泡刺激素（FSH）的产生。LH 刺激间质细胞产生雄激素，FSH 刺激生精小管细胞，

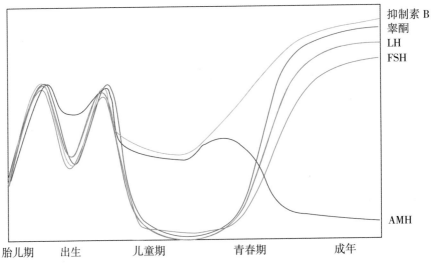

图 15.2 男性受试者的激素变化。LH：黄体生成素；FSH：卵泡刺激素

从而调节精子发生[7]。

睾丸产生的主要雄激素是睾酮，也产生雄烯二酮和硫酸脱氢表雄酮（DHEAS）。睾酮的活性代谢物是双氢睾酮（DHT），由 5α - 还原酶介导的睾酮外周转换产生。睾酮和双氢睾酮通过激活雄激素受体（AR）在男性化过程中发挥重要作用，并负责第二性征的发育。间质细胞也产生胰岛素样因子 3（INSL3），负责睾丸下降。支持细胞产生抑制素 B，抑制素 B 的释放在两个阶段增加：小青春期和青春期。在成人中，抑制素 B 对 FSH 产生负反馈作用，是精子发生的间接标志物。抗米勒管激素（AMH）是由支持细胞在胎儿期分泌的，引起米勒管的退化。

HPG 轴的重新激活是由遗传、种族、营养和环境因素决定的，可能发生在不同的时期，通常认为在 9~14 岁的男孩中是正常的[8]。因此，青春期不是一个特定的时刻，而是一个生理、心理和生殖方面动态变化的时期，其开始时间和持续时间可变。完全的生殖潜能只有在青春期结束时才能实现，但精子发生是在非常早期的阶段（在具有射精能力之前）。

首次遗精的确切时间很难确定，因为它与任何临床指标均无相关性。一般来说，精子在阴毛发育之前或期间就已经产生了，此时睾丸的体积只是略微增加。血浆促性腺激素和睾酮浓度不是遗精的有效指标。一个更可靠的指标可能是尿液中的精子：5% 的临床青春期前期男孩和 50% 的 Tanner 2~3 期男孩的尿液中有精子。

在青春期，精子的完全成熟受到 HPG 轴重新激活的调节，但精子发生过程本身在胎儿期就开始了。原始生殖细胞起源于卵黄囊周围的胚外组织。在发育的第 3 周和第 5 周，它们沿着性腺嵴迁移并分化为生殖细胞，在细胞周期的 G0 阶段停止，直到出生。在出生后的前 6 个月，生殖细胞分化为精原细胞并保持静止，直到 5~7 岁时通过有丝分裂繁殖。精原细胞分为 A 型和 B 型。精原细胞的储备由 Ad 型精原细胞维持，Ad 型精原细胞在有丝分裂后产生新的干细胞（Ad 型）和分化程度更高的精原细胞（Ap 型）。Ap 型精原细胞的有丝分裂产生 B 型精原细胞，B 型精原细胞进一步有丝分裂产生初级精母细胞。直到青春期启动，生殖细胞才有进一步的发育，此时血清促性腺激素和雄激素水平的升高诱导精子发生活性恢复[9]。人类的精子发生过程，从精原细胞到成熟精子大约需要 74 d，涉及生殖细胞和支持细胞之间复杂的相互作用。支持细胞的细胞质延伸部分紧密连接构成血睾屏障[10]，从而确保生精小管内生殖细胞正确发育所需的特定微环境。

随着精子细胞在精子发生过程中的进展，它们被小管液体推向生精小管腔，在精子发生的最后阶段，成熟的精子释放到管腔中，称为精子形成[11]。最后，精子从生精小管腔通过直小管、睾丸网和传出管进入附睾。

当精子到达附睾头部时，它们没有前进运动或受精能力。这两种特性源于一个复杂的过程，该过程始于附睾传输并在女性生殖道中完成。精子功能成熟在附睾 12~15 d 发生，是精子内在加工和与附睾管上皮相互作用的结果。在射精时，精子聚集在附睾中，只与精浆接触——这是男性生殖道附属腺体（精囊、前列腺、尿道球腺、输精管和壶腹）联合分泌的产物。因此，精液中含有一种微粒部分（精子）和一种液体部分，即精子悬浮在精浆中。

在女性生殖道的运输过程中，精子经历进一步的功能成熟，称为获能。该过程通过从细胞膜上去除胆固醇，使精子更方便发生顶体反应及进一步受精。这种能力的充分获得可以被认为是青春期前期结束和青春期后期开始的标志。这种分界并不绝对，一般认为青春期是 15~19 岁，从 20 开始便被认为完全成年[12]。

15.3 性腺毒性治疗：损伤机制

肿瘤性疾病：血液肿瘤和睾丸肿瘤是 18 岁以下人群中最常见的肿瘤性疾病。对于Ⅰ期精原细胞瘤，睾丸切除术后的策略可能是观察等待，或者根据危险因素采用卡铂周期治疗，卡铂治疗不劣于在同侧主动脉旁和髂淋巴结进行放疗 [总剂量为 30 Gy，分 15 次]。对于其他Ⅰ期肿瘤，可选择顺铂、依托泊苷、博来霉素（PEB）周期治疗或腹膜后淋巴结切除术。对于较晚期的精原细胞瘤和非精原细胞瘤，根据危险因素，治疗策略可为 3~4 个 PEB 周期，可联合淋巴结清扫和（或）放疗[13]。顺铂和卡铂来源于铂类，是 DNA 合成的抑制剂，依托泊苷是Ⅱ型拓扑异构酶抑制剂，博来霉素是一种糖肽，通过结合 DNA 单链或双链而阻碍细胞分裂[2,14]。

对于局限性（Ⅰ~Ⅱ期）HL，应先进行 2 个周期的 ABVD，然后进行 20 Gy 的放疗。ABVD（最多 8 个周期），标准的 BEACOPP 或剂量递增的 BEACOPP 用于更高级的阶段[13]。阿霉素是一种可阻断 DNA 转录的蒽环类药物，并作为Ⅱ型拓扑异构酶抑制剂发挥作用，长春碱和长春新碱是与微管蛋白结合的吲哚生物碱，达卡巴嗪和丙卡巴嗪是烷化剂，泼尼松是一种主要具有糖皮质激素作用的合成类固醇。其他化疗方案也可用于治疗儿童 HL[15]，包括长春新碱 – 依托泊苷 – 泼尼松 – 多柔比星（OEPA）、环磷酰胺 – 长春新碱 – 泼尼松 – 达卡巴肼（COPDAC）与多柔比星 – 依托泊苷 – 环磷酰胺 – 长春新碱 – 泼尼松 – 达卡巴嗪（DECOPDAC）。环磷酰胺系烷化剂。

非霍奇金淋巴瘤（NHL）的治疗方法更为多样。最常见的化疗方案为利妥昔单抗 – 环磷酰胺 – 多柔比星 – 长春新碱 – 泼尼松（R-CHOP）。然而，在该类患者中，需要自体或同种异体骨髓移植的情况更为常见。这需要骨髓抑制治疗，最常见的是卡莫司汀、白消安、环磷酰胺、美法仑、依托泊苷和氟达拉滨的不同组合或全身放疗[16]。

典型骨肉瘤是一种罕见的癌症（占所有恶性肿瘤的 0.2%），但通常见于年轻患者，发病年龄从 10 岁至 25 岁不等。尤因肉瘤比骨肉瘤更常见，但也通常见于儿科患者。在这两种情况下，化疗方案涉及多柔比星、异环磷酰胺、氨甲蝶呤和顺铂[17]。氨甲蝶呤是叶酸拮抗剂，异环磷酰胺在结构上与环磷酰胺类似，是烷化剂。已有研究表明异环磷酰胺对精子发生和间质细胞功能的侵袭性低于环磷酰胺[18]。

非肿瘤性疾病：造血干细胞移植后的清髓性治疗不仅限于肿瘤性疾病；也用于血液病，如镰状细胞贫血、范科尼贫血、骨髓再生障碍性贫血、地中海贫血、先天性纯红细胞再生障碍（Blackfan-Diamond anaemia）、威 – 奥（Wiskott-Aldrich）综合征和先天性免疫缺陷综合征；以及酶疾病引起的代谢性疾病，如戈谢病、先天性糖基化障碍、肾上腺脑白质营养不良、寡糖病和黏多糖病。在性别认同障碍中，药物治疗包括使用抗雄激素（如醋酸环丙孕酮和螺内酯）及雌激素（如戊酸雌二醇和半水雌二醇）。螺内酯是一种抗醛固酮利尿剂，可以同时竞争双氢睾酮和醛固酮受体。醋酸环丙孕酮也可与雄激素受体竞争，并具有中枢抗促性腺激素作用。雌激素通过负反馈机制抑制垂体促性腺激素的产生，从而损害精子发生和睾酮的产生[19]。促性腺激素释放激素类似物（GnRHa）也可抑制 HPG 轴。这种类型的治疗适用于 Tanner 1 期或 2 期患者，并阻断与患者性别特征不一致的第二性征的发展[20]。

15.4 性腺毒性治疗：临床效果

肿瘤性疾病：化疗和放疗可通过损伤生殖细胞直接影响生育力，或通过损伤支持细胞 / 间质细胞或下丘脑—垂体功能间接影响生育力。放 / 化疗对生育力的影响取决于肿瘤类型、治疗类型、持续时间、剂量，以及患者的年龄[21-22]。

生殖细胞：低剂量的化疗或放疗可以耗尽分化的精原细胞池，而不破坏精原干细胞。细胞毒性损伤后精子发生的恢复取决于有丝分裂静止的精原细胞在治疗后存活的能力，以及重新激活有丝分裂从而产生分化的精原细胞的过程。

如果损伤严重，例如在暴露于高累积剂量的烷化剂的情况下，Ad 细胞的凋亡途径被激活，导致持续性无精子症。

目前难以确定会引发不可逆损伤的烷化剂和铂类衍生物的阈剂量。Green 等研究了 214 例接受烷化剂治疗的成年幸存者，中位年龄为 7.7 岁（范围 0.01~20.3 岁），发现累积剂量低于 4000 mg/m^2 不会影响成年期的精子发生 [23]。25% 的患者接受的平均累计环磷酰胺等效剂量（CED）为 10 830 mg/m^2，27.5% 的患者接受的平均 CED 为 8480 mg/m^2，47.5% 的患者接受的平均 CED 为 6626 mg/m^2，结果发现无精子症、少精子症和正常精子症。尽管有剂量依赖性趋势，烷化剂造成的损伤仍可能难以预测，相比之下，放疗引起的损伤更容易确定。即使小于 0.1 Gy 的单次照射也会损伤分化的精原细胞，导致精子发生的短暂停滞。累积剂量 2~3 Gy 可影响 Ap 细胞，诱发长期无精子症，而累积剂量 > 6 Gy 一般会引起持续性无精子症，累及 Ad 精原细胞 [24]。

放疗也可影响循环系统。小血管对辐射敏感，放疗会加速动脉粥样硬化进程，从而引起平滑肌变性、内膜和内膜下纤维蛋白蓄积、外膜纤维化、血管壁泡沫组织细胞聚集和血管滋养层闭塞 [25]。这些效应在接受放疗的成人中已经明确，但缺乏关于放疗对青春期患者睾丸血管化影响的数据。

间质细胞：间质细胞损伤较少见。大多数青少年在抗肿瘤治疗后不会发生性腺功能减退，大多数青春期前患者治疗后会经历正常的青春期发育。因此，睾丸间质细胞似乎不太容易受到损伤。间质细胞功能不全在临床上表现为 LH 代偿性生成增加，睾酮水平正常或轻度降低，常见于联合丙卡巴肼 / 苯达莫司汀治疗和联合白消安 / 环磷酰胺治疗的病例，特别是在骨髓移植前的化疗方案中 [26]。

支持细胞：对支持细胞损伤的定量分析更为复杂，在人类中进行的研究很少 [27]。De Rooij 等分析了恒河猴接受单剂量或分次全身照射后的睾丸和附睾，睾丸重量明显低于未暴露于辐射的同年龄受试者 [28]。

在大多数受照射的恒河猴中，生精小管中存在精子发生，表明生殖细胞在这些结构中有再生的能力。通过将再生生精小管的百分比与睾丸重量相关联，研究者猜测睾丸重量的减少可能是由于支持细胞的死亡，因为支持细胞的增殖能力有限而无法抵抗损伤。事实上，只有未成熟的支持细胞才能够增殖，支持细胞在成年之前就将达到最终数量。

因此，如果不成熟的支持细胞在青春期前受损，就会导致睾丸体积减小，换句话说，成熟的支持细胞数量减少，从而导致精子发生受损。很少有研究调查青少年癌症患者的精液质量。Kliesh 等（1996）[29] 评估了 12 例 14~17 岁患者的激素水平和精液质量，并与 17 例 18~20 岁的患者和 210 例 20 岁以上的患者进行了比较。研究发现了激素浓度的差异，青少年的 LH 值显著低于成人。3 组的睾酮水平、睾丸体积、精子浓度、活动精子百分比和畸形精子百分比均相似。需要指出的是，该研究受限于病例量少。

Bahadur 等（2002）[30] 研究了 238 例 12~19 岁的不同肿瘤患者。他们发现，除了急性髓系白血病患者的精子浓度更低之外，其他所有患者的精子浓度都相似。除尤因肉瘤和急性淋巴细胞白血病之外，所有疾病患者的精液量也相似，尤因肉瘤患者的精液量较大，急性淋巴细胞白血病患者的精液量较小。按年龄分类发现，精液量和精子浓度均随年龄增长而增加。

Daudin 等（2014）[31] 进行了一项回顾性多中心研究，研究对象为 4345 例 11~20 岁的各类肿瘤患者，包括淋巴瘤、白血病、生殖细胞肿瘤和骨肉瘤。治疗前的精液分析显示，白血病、淋巴瘤和骨肉瘤患者的精子总数与患者的年龄正相关，而在生殖细胞肿瘤患者中则呈负相关，即精子总数随年龄的增长而减少。淋巴瘤和生殖细胞瘤患者的活动精子百分比均随年龄的增长而增加，与 HPG 轴的生理性成熟相一致。

费城儿童医院肿瘤中心开展的一项研究，评估了 261 例患肿瘤性疾病的青少年的治疗前精液质量[32]。大多数无精子症患者在最小的年龄组（35% 的患者为 11~14 岁），而 19.5% 的 15~17 岁患者和 9.7% 的 18~30 岁患者在治疗前是无精子症。研究中考虑的不同疾病之间无精子症的百分比差异无统计学意义。而在非无精子症患者中，睾丸肿瘤患者的精子浓度（17.8×10^6/mL）明显低于 HL 患者（45.5×10^6/mL）[33]。最近的一项回顾性研究调查了 197 例 11~19 岁的青少年癌症患者和 95 例成人（19 岁以上）癌症患者。结果发现，8.6% 的青少年为无精子症，随着年龄的增长，无精子症的患病率呈下降趋势，95 例成人癌症患者中只有 3.2% 为无精子症。在非无精子症患者中，青少年和成人的精子浓度中位数分别为 30×10^6/mL 和 39×10^6/mL，青少年和成人的活动精子百分比中位数分别为 39% 和 45%（表 15.1）。

关于青少年患者抗肿瘤治疗前后精液质量的信息很少。Meistrich 等（1989）[34] 的一项早期研究调查了 37 例骨肉瘤患者治疗后的精液参数，但其中只有 6 例进行了治疗前的精液分析。在这 6 例中，只有 2 例的年龄在 18 岁或以下，他们的精子浓度在正常范围内。所有 37 例患者在顺铂 - 阿霉素 - 达卡巴嗪（PADIC）方案结束至少 2 年后进行了治疗后分析，治疗时年龄 ≤ 18 岁者 13 例，其中正常精子 7 例，少精子症 5 例，无精子症 1 例。应该强调的是，该研究的局限性是病例量少和缺乏治疗前精液质量的数据。

表 15.1 青少年癌症患者治疗前的精液质量

作者	年份	患者总数（例）	<18 岁的患者数（例）	年龄范围(岁)	基础评估	治疗后评估	结果
Kliesch, et al.	1996 年	239	12	>14	12 例 14~17 岁；17 例 18~20 岁；210 例 20 岁以上	无	青少年的 LH 明显低于成人，两组的睾酮值和睾丸体积相似，精子浓度、活力和形态也相似
Bahadur, et al.	2002 年	238	123	>12	238 例 20 岁以下；71 例健康捐献者	无	超过 85% 的青少年提供的精液样本足以用于未来的抗逆转灵病毒疗法；精液参数比健康捐献者的差
Daudin, et al.	2015 年	4345	无	11~20	11~14 岁；15~17 岁；18~20 岁	无	白血病、淋巴瘤和肉瘤：精子总数与年龄组直接相关。生殖细胞肿瘤：精子总数与年龄组成反比。只有睾丸肿瘤和淋巴瘤的精子活力与年龄直接相关
DiNofia, et al.	2016 年	339	140	11~30	11~14 岁；15~17 岁；18~30 岁	无	无精子症患者：在 11~14 岁组中占 35%，在 15~17 岁组中占 19.5%，在 18~30 岁组中占 9.7%。非无精子症患者：睾丸肿瘤患者的精子液度较低（17.8×10⁶/mL），低于 HL 患者（45.5×10⁶/mL）
Halpern, et al.	2019 年	292	167	>11	11~19 岁；>19 岁	无	无精子症者：青少年为8.6%，成人为3.2%。青少年无精子患者的精子浓度中位数：青少年为 30×10⁶/mL，成人为 39×10⁶/mL；青少年的活动精子百分比中位数为39%，而成人为 45%

LH：黄体生成素；HL：霍奇金淋巴瘤

2008 年，van Casteren 等调查了 80 例各类肿瘤的青春期患者治疗前后的精液质量[35]，年龄为 13.9~18.7 岁。53 例（66.7%）患者的精液标本适合冻存，14 例为无精子症患者。13 例（16.3%）第 1 次手淫无法产生精液样本。这一比例与其他研究报道的青少年手淫取精失败率（8.9%~13.9%）一致[30,36-37]。

53 例急性淋巴细胞白血病患者的精子浓度高于 HL、急性髓系白血病、自身免疫性疾病、脑肿瘤和实体瘤患者。10 例患者（中位随访时间 1.1 年）评估了治疗后的精液质量，其中 4 例（2 例肉瘤患者和 2 例 HL 患者）无精子，另外 6 例（3 例生殖细胞肿瘤患者、2 例 HL 患者和 1 例急性髓系白血病患者）的精液中有活动精子。因此，该研究提示，所有需要接受性腺毒性治疗的 12 岁及以上患者都应接受精液冷冻保存，因为他们已经进入性发育的第一阶段（表 15.2）。

在一些研究中，只调查患者治疗后的精液质量。Lopez Andreu 等（2000）[38] 调查了 43 名青少年癌症幸存者的精液质量，治疗后的中位时间为 13.6 年。无精子症占 19%，严重少弱畸形精子症占 5%，仅 37% 的人精子正常。50% 的无精子症患者出现睾丸萎缩和血清 FSH 显著升高，这提示无论癌症生存者的睾丸体积或激素浓度如何，都应常规进行精液质量检测，以确定其生育力。

Wilhelmsson 等（2014）[39] 还研究了一组造血干细胞移植患者平均移植 13 年后的治疗后睾丸功能。患者在接受移植时均不满 18 岁。31 例行精液质量检测的患者中，21 例为无精子症，10 例精子总数为（53 ± 76.9）× 10^6/ 单次射精。10 例患者中有 2 例为白血病，其余 8 例为非恶性疾病。比较两组患者的睾丸体积 [（19 ± 7.4）mL vs.（9 ± 4.9）mL] 和 FSH 浓度 [（9 ± 4.4）IU/L vs.（22 ± 20.5）IU/L]。因此，作者认为治疗后 10 年睾丸体积 ≥ 15 mL 可作为精液中精子存在的标志物，其灵敏度为 80%，特异度为 91%。

与接受全身照射的患者相比，接受环磷酰胺或白消安预处理的患者也可以观察到睾丸体积较大和血清 FSH 较低，Servitzoglou 等（2015）[40] 调查了 171 例治疗后 9.3 年（中位数）的淋巴瘤患者。作者测定了 FSH、LH 和总睾酮，发现 42.1% 的患者的 FSH 高于正常值上限（10 IU/L）。含环磷酰胺、丙卡巴肼和洛莫司汀的化疗方案诱导 FSH 水平明显升高，但未发现 FSH 和 LH 水平与诊断时的青春期状态相关。HL 患者的 FSH 水平升高与丙卡巴肼暴露相关，并受 MOPP/ OPPA 化疗周期数的影响，提示烷化剂的性腺毒性作用具有剂量依赖性。

非肿瘤性疾病：Zhao 等（2019）[41] 调查了 5 例 11~19 岁接受了造血干细胞移植的患者在治疗至少 1 年后的激素谱和精液参数。无精子症 2 例，少弱畸形精子症 2 例，少弱精子症 1 例，其中 4 例患者在治疗时处于青春期前期或青

表 15.2 青少年癌症患者接受促性腺激素治疗前后的精液质量

作者	年份	总数（例）	<18岁的患者数（例）	年龄范围（岁）	基础评估	治疗后评估[a]	结果
Meistrich, et al.	1989 年	37	10	16~47	2 例 16~18 岁；4 例 > 18 岁	13 例 16~18 岁；24 例 > 18 岁	基线：2 例 18 岁以下的骨肉瘤患者，精子浓度均在正常范围内。治疗后：13 例接受治疗时（治疗后至少 2 年）年龄在 18 岁以下的骨肉瘤患者，其中 1 例为无精子症患者，5 例为少精子症患者，7 例精子正常
Van Casteren, et al.	2008 年	80	无	13.7~18.9	68 例 13~18 岁	10 例 13~18 岁	基线：无精子症或精子无活力占 17.5%；在非无精子症患者中，急性淋巴细胞白血病患者的精子浓度高于急性髓系白血病患者。在非无精子症患者中，急性淋巴细胞白血病患者的精子浓度高于 HL、急性髓系白血病、自身免疫性疾病、脑肿瘤和实体瘤患者。治疗后：11 例患者（中位随访 3.4 年）中 4 例无精子症患者（2 例患肉瘤，2 例患 HL），7 例非无精子症患者（3 例患生殖细胞瘤，2 例患 HL，1 例患急性髓系白血病）

a：开始治疗时的年龄。HL：霍奇金淋巴瘤

春期。这项研究表明干细胞移植不影响青春期发育，但可能对精子发生有严重影响。在青春期接受治疗的变性患者中，关于保留生育力的研究也很少。Chen等（2017）[42]评估了 13 例接受了关于保留生育力评估的患者，其中 7 例为变性者（男性转女性），仅 4 例接受了精液冷冻保存。这与其他已发表的研究一致。这些研究表明，精液冷冻保存在青少年变性者中并不常见[43]。世界跨性别健康专业协会的护理标准明确建议在治疗前与患者讨论生殖选择。应该注意的是，对于男性向女性的性别转变，在激素治疗开始后只要经过一段足够时间的暂停治疗，精液仍然可以冷冻保存。

15.5 低温贮藏

综上所述，抗肿瘤治疗可能损害精子发生，对于必须接受抗肿瘤治疗的育龄期患者，精液冷冻保存是保存生育力的基本工具。对于患者而言，即将接受可能显著影响其生活质量的治疗方案，精液冷冻保存能够提供有价值的心理安慰作用[44]。低温保存通过低温（–196℃）使所有代谢过程暂停，从而使细胞和组织无限期地保持活性。细胞完整性依赖于不同生化反应的同时相互作用，其平衡受稳态控制机制的调节。因此，通过将这些反应降至最低限度，能够实现长期的细胞保存。该程度的低温会阻止化学反应的发生，形成一种"假死"状态。

为了避免冻存细胞的不可逆损伤和死亡，必须遵循特定的程序。使用冻存液可以避免细胞损伤，不同的冻存液有不同的化学成分，但均为水溶性且均有浓度依赖的毒性。冻存液直接作用于细胞膜，建立静电相互作用以降低溶液的冰点，改变细胞内外环境，用于保护精子免受脱水、高盐浓度和热休克的影响，以保护细胞膜的完整性，特别是其脂蛋白成分，并优化细胞外液中的渗透压。为了使细胞恢复正常的生物活性，必须避免解冻过程中过快升温。由于人类精子的膜流动性高，双层脂质层中含多不饱和酸，以及细胞质含量极低导致细胞低含水量（约 50%），因此精子细胞能够耐受一系列的温度变化，可以承受速冻（冷冲击）造成的损害[45]。

15.6 青春期前期

以上讨论的所有生育力保存方法都是针对已经进入青春期的患者，他们的性发育较成熟，有足够数量的精子发生。青春期前期患者的生育力保存是另一个问题。抗肿瘤药物对精子的损伤是由于精子的快速复制。化疗药物通过作用于有丝分裂，引起足够的损伤来诱导细胞凋亡。细胞系的有丝分裂活性越大，化疗药物的作用就越大。

青春期前期是激素静止和睾丸活动低下的时期，因此应该与更强的抗肿瘤损伤抵抗力相关。然而，在 2~10 岁接受过抗肿瘤治疗的成人中也观察到精子发生受损。Aubier 等（1989）[46] 研究了 30 例癌症患者，其中 19 例在性腺毒性治疗时处于青春期前期。在治疗后 9 年（中位数）进行的精液分析中，19 例青春期前期患者中的 12 例为无精子症。Dhabhar 等（1993）[47] 调查了 26 例青春期前期接受过 COPP/MOPP 治疗的 HL 患者的精液质量，治疗后 6 年（中位时间），发现其中 18 例患者为无精子症。

这两项研究表明，即使在青春期前期暴露于性腺毒性疗法，精子发生也会受损。若这种静止是绝对的，那么接受抗肿瘤治疗应该不会造成明显的损伤，因此可以推测，在青春期之前也存在一些睾丸活动。关于青春期前睾丸功能及相关激素调节机制的研究相对较少，且主要基于动物模型。Kelnar 等（2002）[48] 比较了促性腺激素释放激素拮抗剂治疗和未治疗的狒猴睾丸，在出生 25 周时开始治疗，这个阶段可以等同于人类的垂体—性腺轴静止期。接受治疗的狒猴的睾丸成熟水平降低，该结果表明静止是相对的，而不是绝对的。该结果引出了一种假说，即性腺轴在青春期前期受阻将使支持细胞和间质细胞活性降低，因此不易受到抗肿瘤损伤。然而，美国临床肿瘤学会（ASCO）2018 指南不建议在人类中使用激素疗法来保存生育力[49]。

目前尚未证明抗凋亡药物（如鞘氨醇 –1– 磷酸[50]）或免疫调节剂（如 AS101）对抗性腺毒性的有效性[51]。因此，唯一可能的策略是冷冻保存睾丸组织（TT），目的是移植精原干细胞（SSC）或未成熟的睾丸组织，或使用体外成熟的细胞[52]。精原干细胞移植、睾丸组织移植以及近年来发展的动物体外精子发生技术，为恢复人类生育能力提供了新的可能性。然而，这些技术仍然是实验性的[53]，其效率取决于可用于恢复生育力的精原干细胞的数量。因此，维持精原干细胞的数量是人类生育力保存的关键步骤。在任何生育力恢复的临床应用成功之前，对睾丸组织和睾丸细胞悬液的成功冷冻保存方法进行标准化是最重要的[54]。

15.7 讨 论

精液冷冻保存是唯一经过验证的确保所有必须接受抗肿瘤治疗的患者，能够获得辅助生殖技术帮助的方法。该疗法常规用于成人，但较少用于青春期患者。

造成这种情况的原因有很多，包括医务人员不知情、伦理和宗教动机、父母 /
监护人的反对、对青春期前期精液质量的怀疑及手淫取精失败。现有的研究表明，
在大多数情况下，患者有足够的精子来进行冷冻保存。年轻患者由于自身疾病
或心理因素而无法采集样本的可能性很小，不应阻止这一操作。快速诊断和治
疗是患者对疾病的首要需求，保护生育力只是次要考虑因素，但临床工作者应
向年轻患者及其家人提供充分的咨询，以便他们在充分了解事实的情况下决定
是否冷冻患者的精液。已有研究证明，Tanner 分期较晚的青少年及接受过充分
的专家咨询和受到家庭成员支持的人，收集冷冻保存的精液样本的比例更高[55]。
2018 年 ASCO 指南[49] 重申了这一概念，强调医务人员必须告之成人和儿童患者
治疗后生育力受损的风险，将有意向的患者转诊至生殖医学专家。

15.8 结 论

精液冷冻保存应该提供给所有即将接受潜在性腺毒性治疗的患者，而不考
虑其诊断时的年龄，因为这是目前保存其未来生育力的唯一策略。在大多数情
况下，年轻患者的精液质量足以提供足够的样本。关于青春期抗肿瘤治疗效果
的信息仍然很少，对这方面应进一步研究，以了解儿童患者的精子发生的损伤
和潜在恢复是否与年轻成人相似。

致 谢

感谢 Marie-Héléne Hayles 提供的手稿英文翻译。

基 金

该研究由意大利教育和研究部（MIUR-PRIN 2017–2017S9KTNE_003）及罗
马大学"Sapienza"医学院资助。

利益声明

作者声明没有利益关系。

参考文献

[1] Paoli D, Rizzo F, Fiore G, et al. Spermatogenesis in Hodgkin's lymphoma patients: a retrospective
study of semen quality before and after different chemotherapy regimens. Hum Reprod, 2016,
31(2):263–272.

[2] Gandini L, Sgrò P, Lombardo F, et al. Effect of chemo- or radiotherapy on sperm parameters of
testicular cancer patients(2006-09-22). Hum Reprod, 2006, 21(11):2882–2889.

[3] International Agency for Research on Cancer. Globocan, 2018.http://gco.iarc.fr.

[4] Levine J, Canada A, Stern CJ. Fertility preservation in adolescents and young adults with cancer. J
Clin Oncol, 2010, 28(32):4831–4841.

[5] Mattawanon N, Spencer JB, Schirmer DA III, et al.Fertility preservation options in transgender
people: a review. Rev Endocr Metab Disord, 2018, 19(3):231–242. https://doi.org/10.1007/s11154-

018-9462-3.

[6] Trevisan CM, Montagna E, de Oliveira R, et al. Kisspeptin/GPR54 system: what do we know about its role in human reproducTion(2018-09-11)? Cell Physiol Biochem, 2018, 49(4):1259–1276. https://doi.org/10.1159/000493406.

[7] McLachlan RI. The endocrine control of spermatogenesis. Baillieres Best Pract Clin Endocrinol Metab, 2000, 14:345–362.

[8] Villanueva C, Argente J. Pathology or normal variant: what constitutes a delay in puberty(2014-07-07)? Horm Res Paediatr, 2014, 82(4):213–221. https://doi.org/10.1159/000362600.

[9] Gandini L, Lenzi A. Biotecnologie della riproduzione umana: "Assetto morfologico strutturale e substrutturale dello spermatozoo". Carocci Editore, 2013:113–117.

[10] Meinhardta A, Hedgerb MP. Immunological, paracrine and endocrine aspects of testicular immune privilege. Mol Cell Endocrinol, 2011, 335(1):60–68.

[11] O'Donnel L. Mechanisms of spermiogenesis and spermiation and how they are disturbed. Spermatogenesis, 2015, 4(2):e979623. eCollection 2014 May–Aug.

[12] Barr RD, Ferrari A, Ries L, et al. Cancer in adolescents and young adults: a narrative review of the current status and a view of the future. JAMA Pediatr, 2016, 170(5):495–501. https://doi.org/10.1001/jamapediatrics.2015.4689.

[13] Associazione Italiana di Oncologia Medica. Manuale metodologico, linee guida AIOM 2019, 2019.

[14] Ghezzi M, Berretta M, Bottacin A, et al. Impact of Bep or carboplatin chemotherapy on testicular function and sperm nucleus of subjects with testicular germ cell tumor. Front Pharmacol, 2016, 7:122. https://doi.org/10.3389/fphar.2016.00122. eCollection 2016.

[15] European Network-Pediatric Hodgkin Lymphoma Study Group. Second international intergroup study for classical Hodgkin lymphoma in children and adolescent, 2015.

[16] Zahid U, Akbar F, Amaraneni A, et al. A review of autologous stem cell transplantation in lymphoma. Curr Hematol Malig Rep, 2017, 12(3):217–226. https://doi.org/10.1007/s11899-017-0382-1.

[17] Meyers PA. Systemic therapy for osteosarcoma and Ewing sarcoma. Am Soc Clin Oncol Educ Book, 2015:e644–647. https://doi.org/10.14694/EdBook_AM.2015.35.e644.

[18] Garolla A, Pizzato C, Ferlin A, et al. Progress in the development of childhood cancer therapy. Reprod Toxicol, 2006, 22(2):126–132.

[19] Unger CA, et al. Transl Androl Urol, 2016, 5(6):877–884. https://doi.org/10.21037/tau.2016.09.04.

[20] Cheng PJ, Pastuszak AW, Myers JB, et al. Fertility concerns of the transgender patient. Transl Androl Urol, 2019, 8(3):209–218. https://doi.org/10.21037/tau.2019.05.09.

[21] Brignardello E, Felicetti F, Castiglione A, et al. Gonadal status in long-term male survivors of childhood cancer. J Cancer Res Clin Oncol, 2016, 142:1127–1132.

[22] Ghezzi M, De Toni L, Palego P, et al. Increased risk of testis failure in testicular germ cell tumor survivors undergoing radiotherapy. Oncotarget, 2017, 9(3):3060–3068.

[23] Green DM, Liu W, Kutteh WH, et al. Cumulative alkylating agent exposure and semen parameters in adult survivors of childhood cancer: a report from the St Jude Lifetime Cohort Study. Lancet Oncol, 2014, 15:1215–1223.

[24] Rowley MJ, Leach DR, Warner GA, et al. Effect of graded doses of ionizing radiation on the human testis. Radiat Res, 1974, 59:665–678.

[25] Fajardo LF. Is the pathology of radiation injury different in small vs large blood vessel?Cardiovascular radiation medicine, 1999.

[26] Bramswig JH, Heimes U, Heriermann E, et al. The effects of different cumulative doses of chemotherapy on testicular function. Results in 75 patients treated for Hodgkin's disease during childhood or adolescence. Cancer, 1990, 65:1298–1302.

[27] Stukenborg JB, Jahnukainen K, Hutka M, et al. Cancer treatment in childhood and testicular function: the importance of the somatic environment(2018-01-19). Endocr Connect, 2018, 7(2):R69–87. https://doi.org/10.1530/EC-17-0382.

[28] de Rooij DG, van de Kant HJ, Dol R, et al. Long-term effects of irradiation before adulthood on reproductive function in the male rhesus monkey. Biol Reprod, 2002, 66(2):486–494.

[29] Kliesch S, Behre HM, Jürgens H, et al. Cryopreservation of semen from adolescent patients with malignancies. Med Pediatr Oncol, 1996, 26:20–27.

[30] Bahadur G, KLE L, Hart R, et al. Semen quality and cryopreservation in adolescent cancer patients. Hum Reprod, 2002, 17(12):3157–3161.

[31] Daudin M, Rives N, Walschaerts M, et al. Sperm cryopreservation in adolescents and young adults with cancer: results of the French national sperm banking network (CECOS)(2014-12-17). Fertil Steril, 2015, 103(2):478–486.e1. https://doi.org/10.1016/j.fertnstert.2014.11.012.

[32] DiNofa A, Wang X, Yannekis G, et al. Analysis of semen parameters in a young cohort of cancer patients(2016-09-13). Pediatr Blood Cancer, 2017, 64(2):381–386.https://doi.org/10.1002/pbc.26221.

[33] Halpern JA, Thirumavalavan N, Kohn TP, et al. Distribution of semen parameters among adolescent males undergoing fertility preservation in a multicenter international cohort(2019-02-13). Urology, 2019, 127:119–123. https://doi.org/10.1016/j.urology.2019.01.027.

[34] Meistrich ML, Chawla SP, Da Cunha MF, et al. Recovery of sperm production after chemotherapy for osteosarcoma. Cancer, 1989, 63:2115–2123.

[35] van Casteren NJ, Dohle GR, Romijn JC, et al. Semen cryopreservation in pubertal boys before gonadotoxic treatment and the role of endocrinologic evaluation in predicting sperm yield(2007-10-01). Fertil Steril, 2008, 90(4):1119–1125.

[36] Muller J, Sonksen J, Sommer P, et al. Cryopreservation of semen from pubertal boys with cancer. Med Pediatr Oncol, 2000, 34:191–194.

[37] Postovsky S, Lightman A, Aminpour D, et al. Sperm cryopreservation in adolescents with newly diagnosed cancer. Med Pediatr Oncol, 2003, 40(6):355–359.

[38] Lopez Andreu JA, Fernandez PJ, Ferris i Tortajada J, et al. Persistent altered spermatogenesis in long-term childhood cancer survivors. Pediatr Hematol Oncol, 2000, 17:21–30.

[39] Wilhelmsson M, Vatanen A, Borgstrom B, et al. Adult testicular volume predicts spermatogenetic recovery after allogeneic HSCT in childhood and adolescence. Pediatr Blood Cancer, 2014, 61:1094–1100.

[40] Servitzoglou M, et al. Dose-effect relationship of alkylating agents on testicular function in male survivors of childhood lymphoma. Pediatr Hematol Oncol, 2015, 32:613–623.

[41] Zhao J, Beebe K, Magee K, et al. Adolescent male fertility following reduced-intensity conditioning regimen for hematopoietic stem cell transplantation in non-malignant disorders(2019-05-23). Pediatr Transplant, 2019, 23(6):e13496. https://doi.org/10.1111/petr.13496.

[42] Chen D, Simons L, Johnson EK, et al. Fertility preservation for transgender adolescents(2017-03-28). J Adolesc Health, 2017, 61(1):120–123. https://doi.org/10.1016/j.jadohealth.2017.01.022.

[43] Nahata L, Tishelman AC, Caltabellotta NM, et al. Low fertility preservation utilization among transgender youth(2017-02-01). J Adolesc Health, 2017, 61(1):40–44. https://doi.org/10.1016/j.jadohealth.2016.12.012.

[44] Pacey AA, Merrick H, Arden-Close E, et al. Monitoring fertility (semen analysis) by cancer survivors who banked sperm prior to cancer treatment(2012-08-27). Hum Reprod, 2012, 27(11):3132–3139. https://doi.org/10.1093/humrep/des300.

[45] Lenzi A. Lombardo F. Biotecnologie della riproduzione umana, 2012.

[46] Aubier F, Flamant F, Brauner R, et al. Male gonadal function after chemotherapy for solid tumors in childhood. J Clin Oncol, 1989, 7:304–309.

[47] Dhabar BN, Malhotra H, Joseph R, et al. Gonadal function in prepubertal boys following treatment for Hodgkin's disease. Am J Pediatr Hematol Oncol, 1993, 15:306–310.

[48] Kelnar CJ, McKinnell C, Walker M, et al. Testicular changes during infantile 'quiescence' in the marmoset and their gonadotrophin dependence: a model for investigating susceptibility of the prepubertal human testis to cancer therapy? Hum Reprod, 2002, 17(5):1367–1378.

[49] Oktay K, Harvey BE, Partridge AH, et al. Fertility preservation in patients with cancer: ASCO clinical practice guideline Update(2018-04-05). J Clin Oncol, 2018, 36(19):1994–2001. https://doi.org/10.1200/JCO.2018.78.1914.

[50] Suomalainen L, Hakala JK, Pentikäinen V, et al. Sphingosine-1-phosphate in inhibition of male germ cell apoptosis in the human testis. J Clin Endocrinol Metab, 2003, 88:5572–5579.

[51] Carmely A, Meirow D, Peretz A, et al. Protective effect of the immunomodulator AS101 against cyclophosphamide induced testicular damage in mice. Hum Reprod, 2009, 24:1322–1329.

[52] Radaelli MRM, Almodin CG, Minguetti-Câmara VC, et al. A comparison between a new vitrifcation protocol and the slow freezing method in the cryopreservation of prepubertal testicular tissue. JBRA Assist Reprod, 2017, 21(3):188–195. https://doi.org/10.5935/1518-0557.20170037.

[53] Jurewicz M, Hillelsohn J, Mehta S, et al. Fertility preservation in pubertal and pre-pubertal boys with cancer. Pediatr Endocrinol Rev, 2018, 15(3):234–243. https://doi.org/10.17458/per.vol15.2018.jhmg.fertilitypubertalboys.

[54] Onofre J, Baert Y, Faes K, et al. Cryopreservation of testicular tissue or testicular cell suspensions: a pivotal step in fertility preservation. Hum Reprod Update, 2016, 22(6):744–761.

[55] Klosky JL, Lehmann V, Flynn JS, et al. Patient factors associated with sperm cryopreservation among at-risk adolescent newly diagnosed with cancer. Cancer, 2018, 124:3567–3575.